隔離與回歸：

戰後東亞的漢生病政策與醫療人權

Isolation and Return: the control policy of Hansen's disease policy
and patients' human rights in postwar East Asia

范燕秋　主編

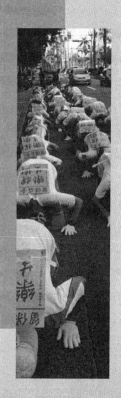

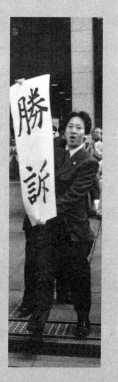

巨流圖書公司印行

國家圖書館出版品預行編目（CIP）資料

隔離與回歸：戰後東亞的漢生病政策與醫療
人權 / 范燕秋主編. -- 初版. -- 高雄市：巨
流，2020.06
　　面；　　公分
　　ISBN 978-957-732-595-2（平裝）

1. 麻瘋　2. 病人　3. 衛生政策　4. 文集
415.277607　　　　　　　　　　109003989

隔離與回歸：
戰後東亞的漢生病政策
與醫療人權

主　　　　編　范燕秋
責 任 編 輯　姚惠耀、林瑜璇
封 面 設 計　毛湘萍

發 行 人　楊曉華
總 編 輯　蔡國彬

出　　　版　巨流圖書股份有限公司
　　　　　　802019 高雄市苓雅區五福一路57號2樓之2
　　　　　　電話：07-2265267
　　　　　　傳眞：07-2264697
　　　　　　e-mail: chuliu@liwen.com.tw
　　　　　　網址：http://www.liwen.com.tw

編 輯 部　100003 臺北市中正區重慶南路一段57號10樓之12
　　　　　　電話：02-29222396
　　　　　　傳眞：02-29220464

劃 撥 帳 號　01002323 巨流圖書股份有限公司
購 書 專 線　07-2265267 轉236

法 律 顧 問　林廷隆律師
　　　　　　電話：02-29658212

出 版 登 記 證　局版台業字第1045號

ISBN / 978-957-732-595-2（平裝）
初版一刷·2020年6月

定價：580 元

2018年科技部補助學術性專書寫作計畫　計畫主持人范燕秋
計畫名稱「全球視野下的樂生療養院與臺灣漢生病政策變遷」

目錄

主題四　博物館展示作爲人權運動的策略

推薦序：當漢生病走入歷史，我們學到了什麼？

陳耀昌｜國立臺灣大學醫學院名譽教授

　　范燕秋教授專研臺灣醫療史多年，她早在 2005 年 3 月就出版《疾病、醫學與殖民現代性》，到了 2010 年又出了新版，可見她一直在追求與時俱進。現在，她聚焦於疾病人權議題。漢生病正是醫療人權的代表，自 2,000 年前迄今，由夏威夷到臺灣。范教授以過去二十多年樂生療養院之病人相處、文物收存與疾病人權的經驗累積，出版這本《隔離與回歸：戰後東亞的漢生病政策與醫療人權》，爲這個潛藏於臺灣歷史數千年，在近代臺灣曾有數千人不幸罹患，而終於在 21 世紀即將絕跡的接觸感染惡疾，做了完整回顧。未來若能伴隨「臺灣漢生病醫療人權文化園區」（以下簡稱「漢生人權園區」）的建立，融建築、史料、影像於漢生病博物館內，將是世界疾病人權的標竿與創舉。

　　人類平等的人權觀，在 1968 年的思潮以後成爲世界共識，但是醫療人權的觀念與實踐卻要更晚。至少在臺灣，甚至迄 2000 年代也未完全落實。

　　漢生病（Hansen's disease）過去在西方叫 Leprosy，希臘文是「鱗片症」之意，指病人皮膚病變外觀，並無明顯歧視意涵，現在也仍有「World Leprosy Day」（每年 1 月份最後一個星期天）。可是到了漢語「痲瘋」，日語「癩病」，臺語甚至直接稱爲「癩痼」（thái-ko），就很明顯造成歧視了。幾千年來，不幸罹患此病者被譏諷、被隔離、自我放逐，或甚至因對人生絕望而自我終結生命。病人在民間已受到種種不堪歧視，而到了 1930 年「樂生病院」落成以後，病人更遭受被以公權力強迫與社會永久隔離的坎坷命運。

　　在古代，這個病被認爲是病人觸犯上天而被「天刑」。1873 年，挪威醫師 Gerhard Henrik Armauer Hansen 發現此病是由一種分支桿菌 Mycobacterium 所

引起，乃稱「*Mycobacterium leprae*」，後來也通稱為漢生氏分支桿菌。大家終於瞭解此病實為與病人之接觸感染，不料反而引發官方及民眾更大恐慌，導致世界各地病人陷入被長期隔離的厄運。

漢生氏分支桿菌有一種很相近的親屬，就是大家甚為熟悉的「結核分支桿菌」（*Mycobacterium tuberculosis*），所以兩者的感染方式很相似，都因為近距離接觸而感染。因為細菌生長緩慢，兩種疾病的進展都很慢，在長時間不知不覺中變嚴重。不同的是，結核菌會感染肺部而致死；漢生病菌的侵襲部位則是在皮膚及神經，導致駭人外貌（癩）及感覺、行動（麻）不便。但因不侵犯重要內臟器官，病人不會直接因器官衰竭而致命，卻反而因此形成一個肉體的慢性酷刑及精神的長期折磨。

怪異的是，結核分支桿菌的傳染力絕對不遜於漢生氏分支桿菌，而且更為致命。在 19 世紀末、20 世紀初，有多少東、西方名人因結核病致死，但人類對結核菌卻沒有恐懼感，在古代有黛玉葬花，美化了結核病；日本明治維新的英雄，更有多人死於肺結核，而讓民眾對肺結核病人每每產生「淒美」或「憐惜」的感覺，而對漢生病人則如見鬼魅而迴避、厭惡，甚至拘之禁之而永遠隔離之。在無知的年代，人類對致命的結核病人不避不諱，卻又對不甚致命的漢生病人過度反應。

所幸，此病既是細菌引起，現代醫學就有可能去研發有效治療藥物。在20 世紀初，民間已知古方之「大風子油」可以治療此病，樂生療養院才種植了「大風子樹」，日本的藥廠也有製造大風子油的針劑。但因注射部分疼痛及病人視力會受損，因此療效不佳。到了戰後，1953 年，美援經由農復會送來DDS（Dapsone），於是漢生病成為可治癒之病。此外，醫界也研發出其他藥物，如 Rifampicin 等。

因此，即令 19 世紀漢生醫師就破解了「天譴」的惡名；即令 20 世紀特效藥 DDS 的發明，就為此症帶來解藥，幾乎都可完全治癒，但是病人卻因為肢體及功能的殘缺，社會經驗的凍結，又飽受生活周遭民眾的歧視，絕大多數不敢回歸社會，而寧願永遠自我放逐於當初被隔離的小天地。

2008 年，筆者有幸擔任「行政院衛生署漢生病病患人權保障及推動小組」召集人。這是我與范燕秋教授及蘇惠卿教授這 2 位資深樂生人權關懷學者共事之始。她們 2 位，一在文史，一在法律，對漢生人權運動都挹注了多年的心力

而貢獻良多。在樂生院內，她們為我介紹了 1 位當時已年近 80 的女院民周黃女士。她笑瞇瞇地向我說她原來的居處是「臺南濱町」。巧的是，這個「濱町」正是我臺南老家日本時代的地名。我再問她是何年來院，她的回答竟是「昭和 18 年」（即 1943 年）。她還向我抱歉，說她不會換算成民國年代，也無法轉換成今日地名。這讓我極為震撼，原來這位住我家厝邊的少女，在我未出生時，就已被迫離開臺南鬧區濱町的家，而送到這遙遠陌生又與世隔絕的「臺北州新莊郡新莊街頂坡角」的樂生病院。她在這荒野半山上被隔離的日子，竟比年過 70 的我還多好幾年。她的人生，已凍結在她 14 歲被送入樂生的那一刻。雖然她的病已痊癒，她的人生經驗已無法銜接院外的世界，因此，她寧可長居於此。

漢生病人用他／她們的苦難人生教導了世人，什麼叫做「病患人權」。在這樣的反省思維下，有識之士逐步修正了過去有歧視意味的病名，如「精神分裂」等。社會對病患人權或疾病人權的反省，要遠遠比種族平權、性別平權、婚姻平權要晚得多。但因甚為複雜，有些牽涉到宗教及民俗等等，迄今未能完全落實，有待我們繼續努力，在此就不贅述了。

我們可預見，數十年後，漢生病和漢生病人在臺灣甚至在全球，俱將走入歷史，這絕對是人類文明史的大事。回首人類史，2,700 年前，孔子與弟子去探望冉伯牛時說的「斯人也而有斯疾也」，或電影《賓漢》中，二千多年前羅馬時代的漢生病人集體流放畫面，我們會嘆息、會震驚。但後世的人類將很難體會，歷史上曾有這樣的可怕疾病在人群中肆虐，曾有這樣的可憐病人在地球上走過。預計 2024 年落成「漢生病醫療人權文化園區」，會成為全球文明史的標竿，館內的漢生病史料與影音，會成為世界疾病史寶貴記憶。而這本文集，則會是最好的註解。

導言：漢生病人權教育的新紀元

范燕秋｜國立臺灣師範大學臺灣史研究所教授
姚惠耀｜國立臺灣師範大學臺灣史研究所碩士

緣起

　　2017 年 6 月，衛生福利部樂生療養院（以下簡稱樂生院）提出的「漢生病醫療人權文化園區」發展計畫，獲得國家發展委員會支持而正式通過，成為自 2008 年 7 月「漢生病病患人權保障及補償條例」立法以來，[1] 政府落實該條例附加「漢生病人權文化資產保存」的重要決策，也是促進漢生病人權教育的具體方案。此文化園區計畫的確立，預告臺灣於 10 年之內將有一座「漢生病醫療人權文化園區」誕生。本論文集即基於此園區計畫之確立，彙整晚近學術及文化界相關研究成果，作為文化園區的協力方案，以營造漢生病醫療人權文化園區所需的文史內涵。

　　基本上，樂生院「漢生病醫療人權文化園區」的設立，重大意義之一是 2008 年 7 月立法院通過「漢生病病患人權保障及補償條例」，也就是國家承認戰後漢生病政策造成對病患人權的壓迫，而給予相關補償及保障之立法，成為國內醫療人權立法的里程碑。另一深層意義，則是 2004 年以來國內外兩種因素促成漢生病人權受到的關注與成果，包括：新莊捷運維修機廠工程引發的樂生院史蹟保存運動，以及日本人權律師來臺協助樂生院民，以追究戰前漢生病政策的遺害，並成功獲得日本政府的相關補償。[2]

---

[1] 2008 年 7 月 16 日，立法院三讀通過「漢生病病患人權保障及補償條例」。

[2] 2004 年日本人權律師來臺，為戰前入院隔離的樂生院民進行跨國人權訴訟，及後續引發的人權運動，參見本書張蒼松的文章。

　　基於漢生病醫療人權文化園區建置的人權運動背景，本論文集編輯方向是：戰後臺灣漢生病政策與人權發展，並邀請曾投入漢生病史蹟和人權運動的人士貢獻文章，爲營造漢生病醫療人權文化園區而共同行動。其實，在本世紀（2000 年）初以來，爲漢生病人權運動努力的學者、文化工作者，爲了協助爭取漢生病人權，或者爲釐清漢生病政策、法規所造成的人權侵害，先後以不同形式撰寫、記錄樂生院民人權相關文章。其後，在長達十餘年間，又有爲數不少的年輕學子進入樂生院學習、記錄或研究，使得樂生院成爲漢生病人權教育的重要場域。而本論文集各篇作者多數爲發起院區保存和人權運動的人士，其所貢獻的文章作爲建置漢生病醫療人權文化園區之基礎素材，也具有重大的意義和價值。

　　就本書主題「戰後東亞漢生病政策與人權」的內容、範圍及目標而論，核心問題是戰後東亞漢生病政策所造成的人權侵害及晚近漢生病人權運動成果，其中含括四個在時序變化與政策連動的問題層次，即「戰後東亞國家漢生病政策的延續與變革」、「漢生病政策變革下的醫療實作與患者樣貌」、「晚近臺灣社會民主化後的樂生院保存與漢生病人權運動」，以及「博物館展示作爲人權運動的策略」。整體而言，本論文集所收錄的文章主題環繞這四個問題層次，總計收錄 11 篇相關文章，且各篇文章之間具有相互關聯及延展的關係。至於這些文章如何對於本論文核心議題有所貢獻，以下再逐一簡要說明與分析。

主題一：戰後東亞國家漢生病政策的延續與變革

　　何謂「戰後」？何以「東亞」？「戰後」與「東亞」作爲本書重要的時間和空間分析向度，具有歷史文化與地緣政治的意義。正如日本學者山室信一所述，「亞洲」是歐洲創造的空間場域，而「東亞」的國家與地區（中國、日本、韓國、臺灣、沖繩等）之間因地緣政治及歷史淵源而相互依存，彼此競合。[3] 本主題以「東亞」作爲比較的架構，探討日、韓、臺、沖繩四地，如何

---

[3]　山室信一以「基軸」、「連鎖」、「投企」，分別指涉亞洲諸國之間的認識（conceived）、聯繫（linked），以及規劃（projected）的空間。參見山室信一，《思想課題としてのアジア：基軸・連鎖・投企》（東京：岩波書店，2001），頁 6-7。

面對殖民遺緒，規劃新政策，以及各地間的經驗參照。而「戰後」代表的不僅是二次大戰結束的時間點，更意味著東亞社會在面臨的諸種難題與挑戰，一方面是未被及時清理的殖民遺緒，另方面則是隨著冷戰到來，各國政權利用反紅、反共的情緒及輿論，建立威權體制，二者共構戰後的東亞漢生病政策體制。[4]

如前文所述，東亞的日本、韓國、臺灣因戰前日本帝國統治結構的關係，漢生病政策及患者人權問題有其共通的源頭，因此日、臺、韓三國為討論主軸的，具比較分析重大的意義。戰後（1945 年之後）由於東亞國際政治局勢變動，特別是冷戰局勢的發展，日、臺、韓三國在一定程度上都受到美援醫療的影響；其中，臺灣與韓國進入「後殖民時期」（postcolonial period），漢生病政策變革及患者人權處境既有相同，也有相異之處，具有相互參酌以及比較研究的意義。藉由這個比較，我們應當進一步發掘「殖民」帶來了什麼樣的影響與衝擊？而在戰爭結束之後，這些殖民遺緒又如何經由新的統治者之手，轉化為新的（或部分延續舊的）治理型態？

本主題共有 3 篇文章，包括：鄭根埴、森川恭剛、張鑫隆的論文。其中，鄭根埴以〈戰後韓國漢生病政策與患者人權〉為題，[5] 探討韓國在 1945 年殖民地解放之後，漢生病政策的變動及持續存在的人權侵害問題。如該文所述，2005 年韓國國家人權委員會進行漢生病人權實態調查，2007 年制定「漢生特別法」，近期又組成此特別法相關的真相調查委員會。然而，漢生特別法仍舊消極處理人權侵害的問題，顯示人權問題未獲得充分理解及適切的解決，這也是鄭根埴的研究關懷。該文從兩個層次分析戰後韓國的漢生病政策發展，首先概觀韓國社會的漢生病政策的基本結構，包括漢生患者的管理體系以及患者存在方式。其次，則分析漢生病管理體系的歷史變動，特別是 1954 年以及 1963 年 2 次傳染病法規修改而帶動的制度變化。據此，該文批判的指出，1960 年

---

4 關於冷戰體制的敵我分界如何助長東亞諸國國內的威權政體，參見 Masuda Hajimu, *Cold War Crucible: The Korean Conflict and the Postwar World* (Boston: Harvard University Press, 2015).

5 韓國首爾大學社會學系鄭根埴教授是研究韓國漢生病人權的重要學者，他以強烈社會關懷的社會學家立場，早在 1990 年代就前往小鹿島進行收容者的口述歷史記錄，並發表相關人權調查研究成果。

代隔離制度雖已緩和，並施行積極治療，在表面上獲得許多成果；然其過程緩慢且重蹈覆轍，不僅先前的社會性差別待遇沒有改善，且又持續出現新的人權侵害問題，包括：集團虐殺、隔離和強送、五馬島的開墾和勞動力的動員、收容機構中的人權侵害、痊癒者定居事業和定居村的困難等。而爲處理這些人權問題，該文最後稱許眞相調查委員會的努力，以及漢生病痊癒者以社會運動爲自己爭取權利。要言之，該文不僅對於政策所引發的人權侵害進行歷史及社會性的剖析，也導引解決人權問題可能的方向與作爲。

森川恭剛[6]〈戰後日本本土復歸前沖繩的漢生病隔離政策〉一文，探討沖繩自戰後被美軍佔領到 1972 年的 27 年間，施行漢生病隔離政策的樣貌。該研究試圖回應一個現實的問題：2001 年日本漢生病國賠訴訟熊本判決認爲，美軍佔領期間沖繩的漢生病政策與日本本土有極大的不同，因此其人權侵害的狀態並不明確。爲回應此說法，該文的目的即是探討沖繩歸還日本之前漢生病隔離政策的變遷，以釐清其政策運作的實際狀況。首先，作者將美軍統治下的沖繩漢生病政策區分爲三個時期，第 1 階段是美軍承襲戰前日本隔離政策的1940 年代後半；第 2 階段是琉球政府延續前述政策的 1950 年代；第 3 階段則是轉換政策方向後美國民政府和琉球政府相互折衷之下，隔離政策試圖日本化之 1960 年代。其中，1961 年琉球政府所制定的「漢生病預防法」與 1953 年日本的「癩病預防法」有所不同，即設有「出院」和「門診治療」等相關規定。然而，「漢生病預防法」仍然有強制隔離之規定，實際上和日本的「癩病預防法」一樣，產生維持漢生病歧視之社會結構的作用。最後，作者指出琉球政府雖然在 1960 年代修正患者隔離政策，但仍受當時日本癩病預防法的影響，並不重視門診治療，而持續施行以「發現」和「隔離」患者爲優先的隔離政策。因此，沖繩地區同樣維持隔離政策，製造並助長近代漢生病歧視的結構。

張鑫隆[7]所撰〈從戰後日本漢生病政策變革看臺灣漢生病患的人權問題〉

---

[6] 森川恭剛教授爲日本九州大學法學博士，任教於琉球大學法文學部，1998 年以來直接參與日本漢生病國賠訴訟的過程，研究沖繩的漢生病隔離政策，提供沖繩漢生病人權訴訟法學的論據。參考他的重要論著：森川恭剛，《ハンセン病差別被害の法的研究》（京都：法律文化社，2005）。

[7] 張教授爲日本京都大學法學博士，在 2004 年樂生院人權運動之中代表台灣人權促進會積

一文，整合〈漢生病基本人權之侵害及其救濟〉及 2010 年版之〈從戰後日本漢生病政策變革看臺灣漢生病患的人權問題〉二文重點，並聚焦於戰後臺灣漢生病政策。[8] 作者借重日本戰後漢生病政策變革以及熊本地方法院國賠訴訟案的觀察，回到臺灣脈絡，分析臺灣相關政策法規所造成的人權侵害。除此之外，該文著重檢視戰後臺灣政府在漢生病患人權問題所應負的責任和應有的作為，檢討臺灣的漢生病政策及患者遭受人權侵害的情形，進而提出漢生病人權發展的課題。此篇論文尤值得注意的觀點，是認為患者和其家屬不可盲目相信國家或專家的權威，在法律政策上為防止這種事態發生，除了消極的加諸國家和專家的義務和限制外，在積極面應立法，確立醫療參與權、自我決定權、醫療資訊權等病患權利。

綜觀上述 3 篇文章，分別談論到日、韓、臺、沖繩四地的政策方針，以跨國比較、殖民遺緒，描繪宏觀的政策框架，並進一步的思索在此框架下的漢生病患者人權，藉此反省近代東亞對漢生病患者的不公不義，以及民主轉型的未來課題。

主題二：漢生病政策變革下的醫療實作與患者樣貌

承接上文，第 2 個主題「漢生病政策變革下的醫療實作與患者樣貌」從公共衛生及醫療政策的發展出發，分析公衛政策與醫藥的研發成果如何衝擊我們對疾病與人權的想像？而漢生病患者作為醫療主體，又面臨怎樣的困境？受到哪些層面的人權侵害？其中，戰後漢生病化學治療的進展，引進 DDS 藥物治療漢生病，象徵新時代的來臨，然而，這個「輝格史觀」（Whig historiography）[9] 的醫療衛生發展史卻忽視了患者的生命經驗及其聲音，實際

極投入患者人權之爭取，擅長漢生病法規的比較研究。

[8] 2 篇文章參見張鑫隆，〈漢生病基本人權之侵害及其救濟〉，《律師雜誌》329（2007 年 2 月），頁 67-85；張鑫隆，〈從戰後日本漢生病政策變革看臺灣漢生病患的人權問題〉，收於范燕秋主編，《東亞近代漢生病政策與醫療人權國際研討會論文集》（臺北：臺灣師範大學臺灣史研究所，2010），頁 95-138。

[9] 「輝格史」由英國史學家 Herbert Butterfield 提出，乃借用英國「輝格主義」、「輝格黨」

上，不少患者仍無法擺脫久居於收容機構──樂生院──的命運。此事所反映的患者醫療難題及人權問題便是本主題所欲討論的。在此問題意識下，本主題收錄 3 篇文章，分別關注漢生病醫療實作、樂生院內患者的生活樣貌及生命經驗。

范燕秋撰寫的〈臺灣的美援醫療、漢生病政策變動與患者人權問題（1945 至 1960 年代）〉一文，從戰後美援醫療的角度切入，探討戰後臺灣的漢生病政策的變革，並追究在政策變動中，收容機構樂生院發生的人權侵害事件。此篇文章首先檢視戰後初期臺灣漢生病防治法規的 2 次修改，即 1949 年 2 月及 1962 年 3 月，並指出：至 1950 年代中期爲止，戰前日本強制隔離措施在政權轉移的過渡期仍持續運作。而後於 1960 年代初，因美援衛生計畫的介入，以及國際教會組織的協力，始啓動政策變革，轉向建立門診治療系統；其中，教會組織「台灣痲瘋救濟協會」在門診治療上，尤其扮演舉足輕重的角色。文中也指出，在美援時代結束之際，樂生院發生患者醫療實驗傷害事件，足以反映戰後臺灣漢生病政策變革中不可忽視的患者人權問題。

洪意凌〈疾病因果網絡的重構及病人的雙重消失：DDS 如何成爲臺灣漢生病治療藥物〉一文，從醫療工作的社會學（sociology of medical work）觀點，探討 DDS 這個化學物質如何成爲治療藥物及其醫療實作。據此，該研究發現 DDS 串聯起一個以特定疾病因果論爲核心的漢生病醫療技術物網絡，這個網絡促成兩個層次上病人的消失，即在醫療世界觀之中病人作爲人的整體消失，以及漢生病疾病歷史的消失。在此雙重消失之情形下，病人被外加一個與其疾病歷程並不相符的疾病定義，且被課予對自己疾病的責任。這篇由洪意凌的博士論文改寫而成，[10] 精彩而細緻分析戰後臺灣漢生病醫療實作，也論證因

的用詞，批判以當代眼光對過去進行評價的歷史敘述，參見 Herbert Butterfield, *The Whig Interpretation of History* (New York: Norton, 1965). 科學史領域延續此討論，置疑帶有目的性、進步的科學史觀，如孔恩著，程樹德、傅大爲、王道還譯，《科學革命的結構》（臺北：遠流，2017）。

10 洪意凌，加州大學洛杉磯分校（UCLA）社會學研究所博士，以樂生療養院爲田野完成博士論文，論文題目爲 "Not Yet Cured: Taiwanese Hansen's Disease Patients Living with Sickness after Treatment"，以臺灣樂生療養院的漢生病人爲例，探討醫學知識及實作的變遷如何伴隨著醫病關係的重新安排以及新的病人身分的形成。參考：洪意凌，〈還沒

病人身分雙重消失的樂生院民、長期以來所遭遇的人權問題，包括醫療人權長期嚴重缺損，以及個人基本人權所遭受的侵害。

陳歆怡〈監獄或家？樂生院漢生病患者的隔離生涯與自我重建〉一文，企圖揭示人如何從受苦經驗中製造、轉化出意義？以樂生院內的患者爲分析焦點，探究特定歷史時空中遭遇到疾病污名與社會隔離的人們，如何面對自我認同與社會污名的問題，活出自我人生？以「家」作爲癩瘋病患「身體受苦」、「身分受污」與「社會隔離」的「反題建構」，特別顯現弱勢社群自我維持的能力。簡言之，即是探究樂生院由「監獄」朝向「家」的轉變過程。進一步，回到樂生院的特定社會及歷史脈絡，希望更細緻地理解，自成社區如何可能是一種「自我培力」（self-empowerment）？它有何侷限或兩難？在象徵意義及實質上，樂生院對院民而言如何既是監獄又是避難所，又像公社又像家？

樂生院呈顯弱勢社群的特殊處境，他們被隔離居住幾十年的老地方，是醫院也是家，從群聚到集體生活，樂生院民控制了外來歧視的穿透，但也同時侷限了生涯轉換的可能，疾病身分成爲主要的社會認同。

從樂生院改建到轉型爲地區醫院的滄桑過程來看，患者的受苦經驗並未與醫療行政發生關連，衛生主管對於癩瘋病患的歷史與生命經歷欠缺關懷，社會長期與患者的疏離導致集體的盲目，才會借捷運建設之名驅趕癩瘋患者，再以脫離土地與生活脈絡的醫院大樓收納年老患者。於此，日治時期對癩瘋病患的隔離手段雖更爲殘酷，但補償這些人權受剝奪的患者之人道態度，卻值得借鏡與反思。

上述 3 篇文章皆探討「醫療人權」的基本課題，即何謂「醫療人權」？在以人口的健康治理爲核心的公衛政策或醫療實作過程中，往往著重人口統計數字，勝於患者的生命經驗與病痛敘述。更有甚者，患者可能在不知情的情況下，成爲藥物實驗的白老鼠。[11] 從政策失當、醫療品質不佳、醫療研究倫理問題到社會歧視，共構成對樂生院民的壓迫體制，直至 1990 年代末期、21 世紀初，隨著民主化的開展，這樣的問題才逐一被揭露出來。

被治癒的病人：病患 STS 探索〉，「台灣科技與社會研究網站」網站：http://sts.org.tw/archives/156，檢索日期：2020 年 2 月 24 日。

[11] 關於樂生院的人體醫療實驗事件，詳見本書范燕秋論文。

主題三：晚近臺灣社會民主化後的樂生院保存與漢生病人權運動

　　1987 年臺灣解除戒嚴，這是臺灣重要的歷史時刻，威權體制瓦解，隨之而來的民主轉型舉步維艱，諸如原住民權益、性別平等、轉型正義，及不當黨產處理等各項議題，至今仍持續進行。與此同時，發展主義的都市更新、交通建設等在全臺各地如火如荼的展開，地處臺北縣（今新北市）郊外的迴龍，也受到都市發展影響，被納入臺北市捷運工程一環，而樂生療養院也被指定為捷運機廠所在地。學者、文史工作者、社運人士，及學生們集結起來，阻止機廠開發影響院民的居住權益。正如前述陳歆怡所觀察的，院民早已將樂生院視為「家」，而捷運局的開發案，形同在未經同意之下，拆除他們賴以維生之所在。當發展主義失去了威權體制的靠山，必然遭遇民主、人權、文化保存、環境保育等價值的挑戰。依循這段樂生院保存與患者人權運動，本書收錄以下 3 篇相關文章：

　　潘佩君與范燕秋的〈「樂生療養院保存運動」的影像紀要〉，以圖文搭配的方式，敘述樂生療養院保存運動的始末，從最早的保護老樹運動至 2005 年捷運施工前的公聽會、座談會、研討會，乃至日本律師訪臺，邀請仍居住在樂生院的戰前收容院民赴日本提起國賠訴訟一事。儘管是轉瞬即逝的歷史片段，這些「事件」卻影響深遠，在保存運動層次上，挑戰發展主義至上的城市想像，守護院民的家園，及文化、環境的保護；而在人權方面，日、臺律師的跨國合作，以及多場的抗爭運動、會議，更逼使政府反省過去人權迫害，同時也讓院民深刻的理解「人權」，簡言之，達到自我賦權的效果。除此之外，本文針對晚近臺灣漢生病人權運動，著重從樂生院保存運動之中考察患者人權運動，特別重視患者為中心的運動能量，以及這場運動背後的跨時代、跨國界、跨領域與跨世代意義。

　　張蒼松〈一場壯美的痲瘋人權運動〉一文與前文相互呼應，這篇文章屬於報導文學性質，在記錄漢生病人權運動上具有里程碑的意義，對於本論文集主題亦有著重大貢獻。作者以紀實報導，記錄 2004 年初一群日本人權律師遠道來臺灣，為仍生活於樂生院的戰前被收容院民爭取權益的原委以及成果。文中除說明 2001 年 5 月日本人權律師針對其國內漢生病隔離政策的錯誤，獲得國

家賠償訴訟成功的背景與成果之外，[12] 聚焦於日本人權律師來臺，說服戰前被強制收容、隔離於療養所的受害者向日本政府提起訴訟，要求日本政府比照其國內漢生病患的補償，直至最終贏得東亞國際漢生病人權的訴訟過程。[13] 就晚近臺灣漢生病人權運動而言，這場國際人權訴訟的成功，誠然有里程碑上的意義，為臺灣，乃至東亞漢生病人權寫下歷史的一頁。

　　顏亮一〈都市規劃、公共利益與社會正義：從樂生療養院保存運動談起〉論文，以樂生院保存運動作為思考的起點，探討都市規劃理論中幾個重要課題，包括規劃實踐的模式、公共利益的界定以及城市發展與文化保存之關係。該文首先回顧都市規劃專業的發展，並指出「理性全盤規劃」預設的公共利益所遭遇的困局。其次，作者借用「多元公共領域」的概念，提出多元公共利益的分析架構。接著，從多元公共利益角度，辨識不同團體對樂生院這個歷史性場所提出的都市論述，分析它們所反映的公共利益，同時也說明它們對樂生院保存運動的影響。最後，研究者主張規劃專業者應依社會正義原則提出規劃策略，並正視新規劃實踐與新規劃主體的浮現。在「都市發展」與「文化保存」的二元對立之下，顏亮一提出多元公共領域，試圖在兩造對立的想像中，尋找突破口，以實現符合社會正義的都市規劃。

　　上述 3 篇文章聚焦於樂生院保存與漢生病人權運動範疇，在 20 世紀末期到 21 世紀初期，以漢生病院民為中心，集結人文社會、法學、醫學以及都市設計領域的專家學者、文史工作者、社運工作者以及學生們，藉由過程中與院民的溝通交流，體察其處境，深刻的反省其所受的壓迫問題。這場運動激起政

---

[12] 日本律師團在 1998 年 7 月針對在日本國內採取漢生病隔離政策之錯誤，提起國家賠償訴訟，2001 年 5 月法院認定隔離措施為錯誤政策而判決被告（厚生省）敗訴。因此，日本政府制定「對於漢生病療養所入所者等補償金支給等之相關法律」（「ハンセン病療養所入所者等に対する補償金の支給等に関する法律」，簡稱漢生病補償法），補償所有曾經在漢生病療養所入院的人。而後，2003 年日本人權律師開始轉向處理日本戰前殖民地漢生病問題。

[13] 這次跨國人權訴訟包括 2005 年 4 月 13 日、6 月 15 日以及 8 月 29 日 3 次開庭。同年 10 月 25 日初步裁決審理結果，臺灣的 25 名原告勝訴，但南韓的 117 名原告敗訴；臺灣和韓國最終判決結果完全不同，乃是日本東京法院 2 組法官，各自引用日本漢生病補償法不同法條與精神的結果。但日本政府提交至國會討論的結果，對臺、韓兩國患者給予一致的賠償處理。

府、學者，乃至臺灣人民，共同反思「醫療人權」的諸種課題。

主題四：博物館展示作爲人權運動的策略

前一主題回顧漢生病患人權運動，在這場社會運動的過程中，不難看到律師、學生、專家學者的身影，而後，亦有院民組成團體，推舉代表現身說法。非院民的聲音往往被質疑不具代表性，而院民代表是否能代表整體，亦備受爭議，這牽涉到「政治代言」的問題。易言之，學者如何能不失知識分子的社會責任，替弱勢者發聲，又適時地將話語權交給院民，使之能「爲自己發聲」？與之相似的另一個問題是「文化再現」，包括媒體、文學、藝術，以及本主題的核心——博物館，所謂文化再現，不僅是將物質或影像呈現給閱聽眾，更重要的是留意其隱含的意義。簡言之，這個展示的再現視角是官方的、獵奇的，又或者富含人文關懷，設身處地同理院民處境的，皆影響、形塑民眾對漢生病的想像。[14] 以此省思爲出發點，本主題收錄 2 篇文章，分別呈現日本與臺灣的漢生病博物館展示經驗，特別是展示如何作爲患者人權運動的策略。

首先，是日本漢生病史料館的策展經驗，由日本國立漢生病資料館學藝員西浦直子發表的〈日本漢生病患者、痊癒者的歷史：以當事人爲中心的展示〉一文，介紹 1993 年 6 月創立的「高松宮記念漢生病資料館」的展示轉變。以 2001 年 5 月「癩病預防法違憲國家賠償請求訴訟」的原患者（原告）勝訴爲契機，資料館得以擴充規模，並且於 2007 年 3 月更名爲「國立漢生病資料館」之後重新開幕。

2001 年日本漢生病熊本國賠訴訟之勝利，在東亞國際漢生病人權歷史具有重大意義。這場訴訟以日本漢生病政策反省以及人權賠償爲起點，隨後延展推向日本戰前殖民地的韓國、臺灣等亞洲國家，包括向日本政府提出訴訟，爭取人權侵害的補償，以及促臺、韓等政府面對戰後漢生病人權議題。在此東亞漢生病人權發展背景之下，這個因熊本國賠勝訴而新建的「國立漢生病資料

---

[14] 關於再現（representation）的討論，可參見史碧華克，張君玫譯，《後殖民理性批判：邁向消失當下的歷史》（臺北：群學，2006）。

館」，其展示構成和核心理念，乃由漢生病痊癒者親身完成，以及「將漢生病患自身的歷史流傳至後世」，作爲其生存證據及社會殷鑑。其實，該館這樣的策展經驗，可說是臺灣建置漢生病醫療人權文化園區之典範。

回到該論文架構，作者對於 2007 年該館的展示內容，提出兩項核心概念：一、資料館從資料收集、展示的故事構築到製作，皆由漢生病痊癒者一手完成；開館之後的導覽活動及展示解說等資料館的營運工作，也是他們親自參與持續至今。二、該館展示重點是爲將漢生病患自身的歷史流傳至後世，作爲他們生存證據及質問社會正確態度的重要設施。而且，伴隨當事人邁向高齡化，作者提出博物館營運面對一個嚴肅的問題是：「非當事人」（我們）終究要擔負起流傳他們的歷史與人生的任務。作者從策展者的立場，深切反思如何承擔這樣的任務。

陳佳利的文章〈漢生病患之再現與發聲：論「樂生博物故事館」之展示建構與詮釋〉，旨在探討 2007 年底樂生博物故事館的展示建構，並藉由兩個相關展示分析，討論博物館再現漢生病患者的意義、策略，以及倫理議題。作者首先說明樂生博物故事館設立的背景，在於樂生院民爲抗爭捷運工程要拆除樂生院，而展開各種守護家園的行動，該館設立即是其中行動策略之一，也成爲弱勢族群挑戰權威與歧視的發聲空間。就相關展示分析，該文比較的展示之一是周慶輝在北美館舉辦「停格的歲月──痲瘋村紀事」攝影展，該攝影作品聚焦在院民「異於常人」的肢體，雖然成功地吸引觀眾目光，卻造成院民成爲美學欣賞與凝視的客體。該展覽也因此引發院民的不滿。相較而言，樂生博物故事館以院民及保存運動爲敘事主體，在歷史脈絡中展示各種物件與影像，部分院民也參與規劃及導覽，使民眾較能貼近其生活討論。

就漢生病人權運動的角度，該篇論文有兩方面的重要性，其一，作者藉由解析樂生博物故事館展示建構，強調博物館應該透過蒐藏與展示手法，積極挑戰社會的偏見與歧視，並朝向以漢生病患爲主體的博物館實踐。其二，樂生博物故事館作爲弱勢族群挑戰權威與歧視的發聲機會與場域，不僅展現他們守護家園的行動與主動性，也印證漢生病人權運動對院民「賦權」的成果。

以上，陳佳利與西浦直子就臺灣、日本的案例分析，使我們深切反省以院民經驗爲核心的歷史建構之重要性。博物館的展示作爲再現漢生病患者日常生活的場域，富含人權教育意義。如同西浦及多位學者不斷強調的，從漢生病患

者的隔離經驗來看，壓迫者不僅是政府，人民亦須反省自己對疾病的恐懼、錯誤的想像與諸種社會歧視。[15]

小結：隔離／回歸

　　總括而言，本書藉由 11 篇文章及所涵蓋的四個主題層次，即「戰後東亞國家漢生病政策的延續與變革」、「漢生病政策變革下的醫療實作與患者樣貌」、「晚近臺灣社會民主化後的樂生院保存與漢生病人權運動」，以及「博物館展示作爲人權運動的策略」，主要目的在闡明戰後臺灣漢生病人權問題及晚近漢生病人權運動成果。另一務實的目的，則爲營造臺灣漢生病醫療人權文化園區盡一份心力。

　　本書從各篇文章及所含括的主題層次，歸結出一些值得深思的歷史現象與課題。首先，是東亞國家戰後漢生病政策的跨國比較研究結果，即 1945 年之後無論日本、韓國或者臺灣因國際間化學治療進展，皆試圖改變漢生病強制隔離而轉向門診治療政策，然而此種制度的變革卻困難重重、進度緩慢，其結果不僅無法消除疾病的社會偏見與歧視，更造成新的人權侵害事件。透過此一跨國比較研究的結果，不得不令人深切思考公衛政策影響之深鉅。其次，是 2001 年日本漢生病熊本國賠訴訟之勝利，在東亞國際漢生病人權運動上，確實有重大意義。其中，不僅顯示戰前日本帝國與戰後東亞社會之間隱然存在的連結關係，也可見藉由晚近東亞跨國漢生病人權運動，在處理殖民遺緒的過程，促成後殖民政策的反省與人權實踐。

　　再者，樂生院如何從原本隔離療養的醫學研究機構，轉化爲新時代漢生病醫療人權展示教育園區，仍是極具挑戰性的文化工程。誠如本書陳佳利的論文所示，樂生院最初作爲「身心障礙之文化場所」，扮演著持續標示並強化社會標籤，即社會偏見與歧視的作用；不過，新時代的樂生院（漢生病醫療人權文化園區）則必須透過博物館的角色與功能，積極挑戰社會的偏見與歧視，朝向以患者、當事人爲主體的博物館實踐。究竟未來樂生院的展示構成及核心理念

---

[15] 疾病的想像可參見蘇珊・桑塔格，程巍譯，《疾病的隱喻》（臺北：麥田，2012）。

為何？是否如陳佳利所憂心的：「公部門的介入與操作，並以醫療史料館爲定位的博物館，似乎宣示將側重官方醫療史的建構；而並非以院民及保存運動爲敘事主體」？又，是否能「延續古蹟與記憶，創造批判性與省思的空間」？另一種思考方向，是官方與院民歷史是否必然二元對立？當然，這些都有待時間的考驗與檢證。

　　另一重要的現象是：晚近臺灣漢生病人權運動方向，歷經多重轉折，從樂生院老樹保存、樂院區建築史蹟保留、守護家園，以至漢生病人權。從最終結果觀之，就如本書張蒼松的文章所示，日本人權律師發動的、處理戰前日本殖民時期人權侵害問題，其成果及影響最大，包括使身受重層殖民的樂生院民獲得精神及實質的慰藉，喚醒臺灣社會在後殖民時代正視殖民負面遺產問題，同時，也促成臺灣政府連帶檢討戰後漢生病政策貽害問題。從漢生病人權本身的角度，在戰前殖民時期即被收容、隔離於樂生院，又承受戰後隔離政策之壓制，歷經超過半世紀以上無法回歸鄉里的「老一輩院民」，由於他／她們遭受最爲長期的國家政策侵害，在這場人權運動中，其感受如何也最爲重要。在2004 年 10 月 25 日，代表臺灣樂生院戰前入院者出席東京法庭，以鏗鏘有力的日文，在法庭上發表證詞的周黃金涼女士有以下的陳述：

> 這麼長的一段時間裡，我根本就不知道自己有所謂的人權。因爲一直被國家所扶養、照顧著，所以用一種極其卑微的方式過著生活。只有基督教的信仰支撐著我，每天就是很簡單地，不去回想以往的一切的生活著。在我聽到關於補償請求的說明的時候，我也還是抱持著如此的想法。不過，在這一年裡，透過很多人的話語，我才第一次瞭解到其實像我們這樣的人也是可以有人權的。我才終於知道原來我也有資格說出希望像人一樣生活著、被對待著的話。[16]（底線爲筆者所加）

當時她的證詞感動許多在法庭內的日、臺人士，包括裁判長。而這或許是日本法庭判決臺灣院民勝訴的重要原因。

---

[16] 李宜靜（臺大法律系）譯，〈周黃金涼日本辯論庭發言稿〉。

　　此外，在戰後漢生病人權史上，還有一個弔詭的課題是：隔離與回歸的二元矛盾問題。誠如洪意凌的研究指出，DDS 在戰後漢生病治療被視爲有神奇療效的藥物，但卻促成病人的雙重消失，即病人作爲人的整體消失，以及漢生病疾病歷史的消失。對於漢生病患本身而言，這種疾病的雙重消失所面對的，即是當細菌學診斷上爲陰性，也就是被判定爲痊癒者之後，就失去留在隔離機構樂生院的病患身分，而被迫必須回歸社會，甚至是被院方驅趕著「痊癒出院」。然而，洪意凌的論文指出：對於一些在 DDS 時代開始之初（或之前）成爲漢生病人，並以之爲主要社會認同的人而言，他們卻從來沒有被治癒過。當然，他們很難回歸社會。而犀川一夫的相關研究也指出，樂生院有不少肢體障礙嚴重者，他們也很難回歸社會。如這些研究所提醒的，對於戰後臺灣的漢生病患而言，隔離與回歸終究只有相對而非絕對的意義。而且，從樂生院民的口述訪談中，顯示隔離與回歸的矛盾也引發複雜的院內人權侵害問題，成爲探討戰後漢生病人權史不可忽略的一頁。

　　本書得以出版，有賴各領域學者對漢生病醫療人權議題的關懷與支持，特別感謝本書 14 位作者、譯者的不懈努力，以及臺大醫院陳耀昌教授、中研院臺史所許雪姬所長、歷史語言研究所李尙仁研究員、民族所劉紹華研究員等人的推薦。而樂生院民作爲歷史主體，其生命歷程乃本書之主軸，本書不僅是「爲他們」所撰（written for them），更是「與他們」共同書寫的過程（written with them），謹以此致上謝意與敬意。除此之外，必須感謝巨流圖書協助本書的校對、編輯及出版工作。最後，本書爲 2018 年科技部補助學術性專書寫作計畫「全球視野下的樂生療養院與臺灣漢生病政策變遷」之相關成果，特此致謝。

主題一
戰後東亞國家漢生病政策的延續與變革

鄭根埴｜戰後韓國漢生病政策與患者人權

森川恭剛｜戰後日本本土復歸前沖繩的漢生病隔離政策

張鑫隆｜從戰後日本漢生病政策變革看臺灣漢生病患的人權問題

戰後韓國漢生病政策與患者人權 [*]

鄭根埴｜首爾大學社會學系教授、韓國國家人權委員會委員

范燕秋　校訂｜國立臺灣師範大學臺灣史研究所教授

姚惠耀　校訂｜國立臺灣師範大學臺灣史研究所碩士

一、前言

　　近年來，由於韓國社會的政治民主化，與殖民時期強制隔離在小鹿島的收容者相關補償訴訟事件，韓國的漢生病問題備受關注。該如何解決過去漢生病患者所受到的人權侵害，引起諸多爭議。2005 年由國家人權委員會進行人權實態調查，並於 2007 年制定「漢生特別法」，而後組成與此法相關的真相調查委員會。但此特別法對韓國政府所造成的人權侵害，並未做出積極的補償。因此，為求解決根本問題，認為必須再次修訂該法律的意見紛紛出現。然而，解決此一問題所需要的資料與專家人力皆不足，因此造成許多困難。

　　眾所周知，東亞，尤其日本、韓國以及臺灣，都承接了戰前日本殖民主義下漢生病政策的負面遺緒，然而，在 1950 年代前半，由於各自施行不同的政策，導致今日各國漢生病患者與恢復者在社會意識、福利水平，以及該恢復的人權等層面上，都各自有著不同的景況。本文以韓國為主要的觀察對象，並以此為基礎，分析日、韓、臺三地之漢生病患者的異同之處，藉此提供東亞學界在戰後漢生病政策與人權實態上的比較與檢討。首先，筆者將概述韓國漢生病政策的基本結構，以及漢生病歷者的存在方式，接著，透過考察

---

[*] 本文原刊於范燕秋主編，《東亞近代漢生病政策與醫療人權國際研討會論文集》（臺北：國立臺灣師範大學臺灣史研究所，2010），頁 13-39，韓文版刊於同書，頁 40-70。

1950 至 1960 年代，受現實結構影響的法律和制度，探討有待恢復的人權侵害
之主要內容。

　　不只東亞，近期國際社會對於漢生病人權議題的關注亦逐漸提高。2004
年 10 月，聯合國人權高等主委室人權委員會，決議對漢生病歷者及其家屬們
所經歷的差別對待與偏見等人權侵害，做一全球性的調查。然而，以韓國來
說，對於漢生人的人權之關注，與其說來自於漢生人內部的覺醒，不如說是受
到日本政府對漢生人的訴訟及補償，以及隨之而來的小鹿島訴訟之影響。韓國
的漢生人人權問題，來自國家權力下之擱置、社會的差別待遇及排斥、共同體
的疏遠（漢生人居住共同體、社會團體、教會共同體、家族等），在許多層面
上浮現。其對策亦可分為消極和積極兩個層面，若說消極層面是指從差別待遇
中保護他們，或使其免於受害，則積極層面就是基於人權的生活保障，以及確
立其在市民社會中的主體價值，這包含了一些醫療問題、社會心理問題、政治
經濟問題等。

二、韓國漢生病政策的基本體系

（一）針對漢生病患者的管理體系

　　依據在韓國承辦漢生病相關醫療福利政策的漢生福利協會提出的漢生事業
相關保健社會指標（2004），漢生事業經營體系如下圖：

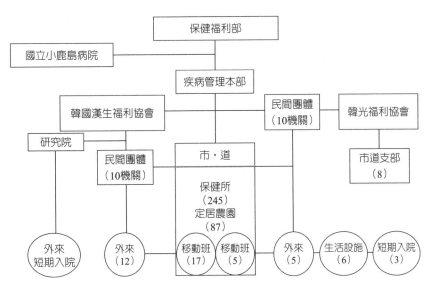

漢生事業經營體系圖

圖 1　漢生事業經營體系圖

此體系圖以隸屬政府（保健福利部）組織的國立小鹿島醫院及疾病管理本部爲中心，疾病管理本部分爲兩個主軸，其一爲以醫療專家爲主的韓國漢生福利協會，以及漢生病歷者組織的韓光福利協會。漢生病管理體系的前線有「外來、收容保護、住院、移動班」等標示。與1999年的資料比較，疾病管理本部是「國立保健院」改名而來，「韓國漢生福利協會」（左側）的前身是「大韓防癩協會」，「韓光福利協會」（右側）的前身是「韓星協同會」。韓國漢生福利協會有12個支部，韓光福利協會是以病歷者組織設立了8個市道支部。

此圖是以機構或團體爲中心畫出來的，因此，患者及病歷者的位置顯得分散且模糊，漢生福利協會在「2009年漢生事業現況及主要指標」以漢生福利協會及韓光福利協會爲主軸，再次整理，但是問題依舊存在，這顯示出韓國在漢生病的管理及統治政策上還是相當的混亂。

如圖1所示，韓國的漢生病政策在醫療以及福利領域和社會經濟領域上是分歧的，且專家和當事人的組織體有所區分，以此採取雙元管理，而直接性的管理及間接性的統治互相糾結在一起。

　　韓國的漢生人全部登記在「漢生福利協會」。「漢生福利協會」是主要承辦漢生人醫療問題的組織。根據此登記制度，漢生人被分爲患者及病歷者，病歷者再分爲「要治療者」、「要觀察者」、「要保護者」。活動性患者及病歷者中，要治療者就成爲服藥管理對象。

　　2003 年底的狀況，以圖表所示如下：

登錄現況圖（2003）

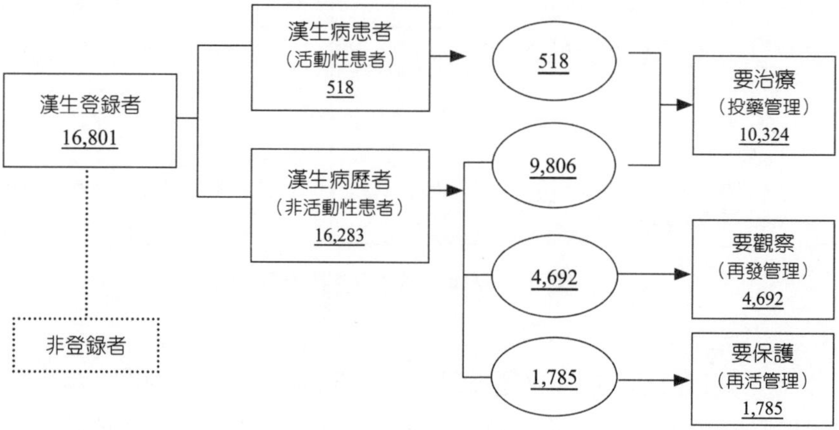

漢生登錄者 16,801

漢生病患者（活動性患者）518 → 518

漢生病歷者（非活動性患者）16,283 → 9,806 → 要治療（投藥管理）10,324

非登錄者

4,692 → 要觀察（再發管理）4,692

1,785 → 要保護（再活管理）1,785

圖 2　登錄情況圖表

　　韓國漢生福利協會將漢生病政策的建立視爲「患者登記制度」的觀點，並將漢生病政策區分爲圖 2 所示的「要治療者」、「要觀察者」、「要保護者」等三個範疇。

　　直到 2005 年，漢生人權實態調查過程中，「登錄制度」有關侵害人權的議題抬頭，因此在用語方面做了少許更改。而如表 1 所示，「漢生事業對象」區分爲「要治療者」以及「漢生服務對象」，並將「要治療者」分爲「活動性患者」和「痊癒階段治療者」，而「漢生服務對象」分爲「防再發病者」及「更生服務者」（圖 2 稱之爲「再活管理」）。這與之前的分類做出比較時會發現，漢生病歷中，之前的「要觀察者」改稱「防再發病者」，「要保護者」則改爲「更生服務者」。

2008 年底到 2009 年，全體漢生事業對象有 14,207 人，要治療者有 8,341 人、漢生服務對象有 5,866 人。如下列表 1 所示：

表 1 漢生事業對象的分類（2009）

要治療者	8,341 人	活動性患者	332 人
		痊癒階段者	8,009 人
漢生服務對象	5,866 人	防再發病者	4,409 人
		更生服務者	1,457 人

參考資料：漢生福利協會（2009：6）。

隨著這樣的登錄制度，住在定居農園的漢生人是隸屬韓光福利協會的各支部。韓光福利協會是在 1970 年代，由韓星協同會轉型而來，屬於病歷者們自助的合作組織，偶爾也會扮演國家在漢生病政策的下階夥伴，因此維持定居農園的秩序以及一部分的經濟資源分配功能。此組織具備連接地方支部和個別定居農園的連接網。

（二）病歷者的存在方式

要瞭解漢生病歷者的存在方式最重要的是「居住型態」，「居住型態」分為居家病歷者、定居農園、生活設施、國立小鹿島醫院的居住者。2003 年居家的漢生人佔全體登記者的 55%，全國的定居農園共有 87 個，佔全體登記者的 35%，生活設施或收容於小鹿島醫院的漢生人則佔 10%。全國的定居農園曾經有 100 個，自 1990 年起由於都市開發或上水源的環保等因素而關閉的定居村逐漸增加，因此，定居農園減為 87 個。民間團體的收容設施有 10 個，其中包含安東聖座院等 6 個生活設施。

根據 2009 年的資料，生活設施分為國立小鹿島醫院（收容者人數 617 人），以及 6 個私立生活設施（收容者人數 654 人），這些設施為聖拿撒路村、麗水的愛養醫院、大邱的愛樂院、戴米安的家、安東聖座院、山清的聖心院，皆由基督教或天主教團體經營。此外，同時有 89 個定居農園，慶尚南道和慶尚北道及京畿道尤為密集。韓國的漢生病歷者大部分為老齡層，2003 年底平均年齡為 65 歲，2009 年為 69 歲。

表 2　居住型態別漢生病歷者的分布（2003/2008）

區分	合計	居家	定居農園 87 所（89）	生活施設 6 所	國立 小鹿島病院
全體	16,801 （14,207）	9,280 （7,993）	5,873 （4,943）	925 （654）	723 （617）
良性患者	382 （224）	348 （207）	22 （8）	- （1）	12 （8）
平均年齡	65 （69）	63 （67）	66 （69）	72 （74）	72 （73）
60 歲以上 比率	71% （80%）	66% （75%）	76% （85%）	87% （90%）	85% （87%）

　　有趣的是，被登記的漢生人會隨著居住型態，其平均年齡有相當差距。居家患者的平均年齡最低，定居農園、生活設施及小鹿島住院者的年齡則偏高。在 1970 年代，新發現的患者平均年齡是 40 歲初，在 1980 年代是 40 歲中半，1990 年代是 50 歲群。2008 年新發現的患者有 51 人，他們的平均年齡是 68 歲。

三、漢生病管理體系的歷史變動

（一）法令規定的變化

　　韓國漢生人的居住別存在方式，是經過長久歷史過程所形成的。為瞭解這樣的歷史過程，首先要考察與漢生病相關的法令規定。1945 年從殖民地解放後，韓國的漢生病相關法令規定，是 1954 年 2 月 2 日制定、形成的傳染病預防法。從漢生法令的歷史來看，政府公布「傳染病預防法」，將癩病列為第三類傳染病，也代表著日本帝國 1935 年 4 月制定的「朝鮮防癩令」之作廢。在制定傳染病預防法之前，韓國政府已經察覺漢生相關法制定之必要。這從 1949 年製作的保健社會部資料可窺知一二：

制定防癩法規並依此作爲國家管理癩患者的原則，並將患者及違反行
爲者舉發或取締後收容在醫療機關。由於癩患者有醜陋的外表，一般
民衆會迴避所以要選擇與一般社會隔離的場所。這會同時帶來患者本
身信心的建立以及提升自我滿足感，他們大多數尚須被對待爲重病
患。

　　這份資料可以看出，防癩法規以及患者隔離的必要性。但是由於韓戰而使
此一法規的制定往後展延。

　　1954 年傳染病預防法中，「癩病」、「結核」及「性病」被規定爲「第三類
傳染病」，這樣的法令具備了戰前漢生病政策的持續以及斷裂的雙重面向。換
句話說，此法律規定癩病爲第三類傳染病，就是傳染力較低的傳染病，從先前
對痲瘋病的各種誤解以及大衆化的恐怖有所改變（斷裂的一面），但其又保留
對於漢生病患者的所在地之掌握以及移動的相關情報之申報、健康診斷義務、
預防設施的設置、療養所的秩序維持、隔離收容規定、屍體的處理、強制執
行、療養設施的經費、罰款等的規定，維持先前強制隔離規定的意義。

　　更具體來說，第 4 條「醫師的申告及提報」規定中的第一類、第二類傳染
病及癩病，當發現患者時就要即時申報行政機關的主管；第 6 條「患者的轉規
申告」規定中，也規定「癩患者的出院、治療、死亡、地址變更」需要申報給
行政機關的主管；第 8 條則規定，居住在癩病隱憂地區的居住人，每年要接受
1 次以上的健康檢查；第 24 條規定第三類傳染病預防設施的設置義務；第 26
條規定第二類療養所的秩序維持，並且認定療養所主管的具有秩序維持權力；
本法第 29 條規定與第一類傳染病患者一樣，「癩患者需隔離收容於傳染醫院、
隔離病床、隔離所、療養所」，或在指定場所隔離收容後接受治療；第 30 條起
至 33 條規定，患者禁止就業、禁止出入公共場所、禁止就學（無傳染憂慮者
例外）、受染患者需隔離；第 34 條和 35 條規定禁止移動屍體並要火葬；第 41
條規定，第三類傳染病的療養所內需建立防止蔓延法規，而療養所的主管需
「禁止或限制貨幣流通、發行傳票來兌換」，在規定的距離內，「禁止或限制人
車、船隻的接近」、「療養所內部限制家屬同居」、「可限制持有、移動或受理傳
播傳染病媒介的物品」；第 42 條規定，公務員得以「強制執行」，而公務員可
至「癩患者的住家、船隻及其他場所……執行必要調查及診察」，診察結果認

為「是癩患者時，得以同行後，使其接受治療或隔離」；第 47 條規定，療養所或診療所經費是由地方行政機關負擔；第 50 條規定對於私立的癩療養所由國庫提供補助；第 56 條規定拒絕接受隔離收容或逃脫隔離收容所懲處罰款等。

此傳染病預防法是在 1963 年 2 月 9 日修訂公布。依據此修訂法令第 4 條，癩病從即時申報對象中排除，改為患者的紀錄需要保存以及患者人數需要每個月提報 1 次以上疾病狀況。雖然刪除了第 6 條的轉歸申告義務，但仍舊維持每年 1 次以上的健康診斷義務。第 29 條的隔離收容對象中亦解除了。即使如此，主治醫師指定的日期若有 3 次以上沒有對應者、流浪患者、不聽從主治醫師的指示者，或不合作的患者，則可能被提出隔離收容，此將其反映在保健社會部的法令中。第 34 條和 35 條的禁止移動屍體或火葬的規定也刪除了。第 41 條的療養所內部防止蔓延的四個事項中，禁止及限制流通貨幣規定被廢除。第 42 條的強制規定也被刪除。

表 3　1950 到 60 年代傳染病預防法上的「癩病」處理規定

法條	1954 年 傳染病預防法	1963 年修訂
2 條	第三類傳染病	同左
4 條	醫師有申告和提報義務（即時申告）	緩和（保存紀錄）
6 條	轉歸申告	刪除
8 條	每年 1 次以上健診義務	維持
24 條	地方行政區設置療養所、診療所義務	維持
26 條	療養所主管具有維持秩序權	維持
29 條	隔離收容	刪除（保健社會部令規定）
30-33 條	禁止就業、禁止出入公共場所、禁止就學（一部分例外）、受染者隔離	維持
34 條	患者及屍體禁止移動	刪除
35 條	屍體火葬	刪除
41 條	療養所內防止蔓延（貨幣、限制接近、限制家族同居、限制傳播物品）	貨幣法規刪除
42 條	公務員強制執行（調查、診察、隔離）	刪除
47 條	地方行政機關的療養所負擔經費	維持
51 條	私立療養所由國庫補助經費	緩和
55-56 條	違反申告義務之醫師、拒絕隔離收容之患者、逃脫隔離收容所的患者皆處罰款	緩和

1963 年修訂的傳染病預防法，後來成爲 1960 到 70 年代韓國漢生病政策的基本法，之後更詳細的政策變化反映於 1969 年 11 月制定的傳染病預防法實施令，以及 1977 年 8 月制定的傳染病預防法實施規則，而不是法令的修訂。

1969 年的傳染病預防法實施令中，第 6 條「未感染兒童的養育設施」以及第 10 條的患者移動時須通知的規定。1977 年制定的實施規則中，第 3 條規定製作患者名單；第 13 條規定須設置第三類傳染病預防設施；第 16 條規定第三類傳染病患者的隔離收容範圍（流浪乞食中會有隱憂傳染他人的患者）；第 17 條規定禁止就業。

（二）制度的變化

殖民地解放之後的美國軍政迥異於朝鮮總督府的壓抑政策，對於漢生病採行的政策方針轉變爲自由主義。此時負責美國軍政漢生病政策方向的，是 1941 年返美後，於 1946 年再度來韓的愛養園院長威爾森。他回到愛養園之後，兼任美國軍政的癩病政策顧問，並讓自己培育的醫師擔任小鹿島的院長。但是，他在 1948 年回去美國之後，韓國政府的癩病政策又退回殖民時期的方式。

由於在殖民地解放之後，國家統治的能力一時尚未恢復，導致許多患者離開了收容設施，其後被美國軍政重新收容。朝鮮總督府在 1930 年代雖然實施強制隔離政策，但是在這個時期收容設施只有小鹿島更生園，以及宣教師經營的釜山相愛園、麗水的愛養園、大邱的愛樂園等 3 所私立療養所。其中，釜山的相愛園於 1940 年關閉。根據朝鮮總督府統計，在 1941 年，韓國的漢生病患者有 13,722 人，此時收容的患者約 7,500 人，設施的收容率約超過 50%。但是，此一患者統計，若考量 1945 年之後的規模，不無低估的感覺。誠如收容的患者規模數一般，超過此人數的患者，以療養所周邊或河川流域、公墓周邊爲根據地而集團居住，過著流浪乞食爲生的日子。在這樣的狀況下，解放後出現的重要變化之一，是爲患者群體自立的動向，如在 1948 年 3 月，患者組成自助組織「星座會」。根據柳駿的回顧（1981），解放後全國約有五千多人的 23 個乞食集團，以「自立落根」爲號召進行的「希望村運動」，即是以他們作爲對象；至六二五韓戰爲止，建立 16 個自立村。這就是柳駿、房守元（音譯

名）等人當時擁戴軍政保健部長李容卨建立的防癩協會之中心事業。

韓國的漢生患者統計即是依據各設施的患者收容統計。1949 年，收容在 4 個收容設施的患者有 8,018 人，韓戰結束後，社會逐漸安定，而持續增加收容設施，收容患者也快速的增加。1951 年 9 月，小鹿島醫院改為小鹿島更生院，與此同時，甦生院、愛相院，和聖惠院也進行轉型，成為國家管理的癩病療養所。

1954 年，制定傳染病預防法後，開始實施的漢生病政策與殖民時期在許多層面有所不同。在這段期間實施的漢生病政策主軸是：一方面確保掌握患者（即搜出患者），另外一方面使「流浪乞食的患者」得以定居及被收容。隨著傳染病預防法的實施，收容機構逐漸增加，到了 1957 年收容機構為國立 5 所、縣立 1 所、私立 22 所，共計 28 所。收容於此的患者超過 2 萬人。這時，在新設立的國立設施當中，位於首爾周邊的富平成蹊園，因作為對外開放的設施而備受矚目。

除收容機構之外，門診治療所依照傳染病預防法也併設在綜合醫院或保健所、療養所等，讓居家的患者得以通勤治療。在此時期，這樣的門診治療所原定計畫設置 75 所。

傳染病預防法制定之後，依照法律，癩病患者被規定為強制隔離對象，但實際上由於設施不足，只有一部分被隔離，未隔離的患者大部分成為社會企業家，或依其自主意願形成集團定居村，並過著生活。這樣的集團定居村在 1958 年共有 32 處，住著 4,334 人；1959 年增為 35 處，定居人口 4,492 人。由於居住集團村的人非常貧困，經常為了食糧到外地乞食，再回來生活。

表 4　1950 年代 患者隔離收容狀況

年度	收容機關數	收容人員	備註
1949	4	8,018	國立 1、縣立 1、私立 2
1950	9	12,152	國立 4、縣立 1、私立 4
1951	11	13,882	國立 4、縣立 1、私立 6
1952	11	14,596	
1953	11	14,095	
1954	18	17,828	國立 5、縣立 1、私立 12

表 4　1950 年代 患者隔離收容狀況（續）

年度	收容機關數	收容人員	備註
1955	18	16,293	
1956	20	18,272	國立 5、縣立 1、私立 14
1957	28	22,165	國立 5、縣立 1、私立 22
1958	28	21,815	
1959	28	21,408	

資料來源：韓國保健社會部癩病管理事業（1959）。

　　1950 年代後期，隨著收容療養設施的增加，政府將療養所分為甲、乙、丙三類，以便管理：「甲類療養所」收容傳染性患者；「乙類療養所」是非傳染性患者的療養設施，且醫療設施較薄弱，但有一定耕作面積，居於二者之間的療養設施則被歸類為「丙類療養所」。在甲類設施得到治癒的患者就轉到乙類療養所。此外，小鹿島更生院在 1959 年首次完成 100 名非傳染性患者的「假性（暫時）出院」。

表 5　1950 年代後期 漢生病療養所分類

分類	機關數	收容人員	備註
甲類	7	12,483	國立 4、縣立 1、私立 2
乙類	18	6,162	私立 18
丙類	3	2,763	國立 1、私立 2
計	28	21,408	國立 5、縣立 1、私立 22

　　一方面，殖民地解放後政府和漢生病相關團體，沒有充分掌握患者的能力，因而不足以分辨患者和病歷者，此外，其規模也並非奠基於正確的調查，只是保持推算的水準。而後，逐漸以收容設施為中心，形成鄰近地區的診療，並藉此掌握患者。象徵政府權力體制的管理及統治的患者登記，從 1954 年傳染病預防法制定之後開始，1958 年起登記居家患者。患者登記以收容機構和集團定居村為中心，逐漸擴大。

　　從 1959 年，韓國政府（保健社會部）製作的「韓國癩病管理事業」資料中，可以看到當時韓國癩病的現實層面。根據此資料，1958 年推算的「癩

病患者」有 45,000 人，其中，除了收容於公私立療養機關 28 所，集團部落
35 所，總共 25,900 人之外，並且掌握居家患者 3,720 人，推算的隱居患者有
16,000 人。如此資料顯示，韓國政府對於未收容患者的掌握能力，自 1959 年
起逐漸成型；且開始針對居家患者提出相關統計。1962 年起透過政府的「患
者定居事業」正式展開，患者以居住地別統計，分為居家患者、定居患者、設
施收容患者等三個範疇。

表 6　漢生病登記者的存在型態別分部變化

年度	合計	居家	定居農場	設施收容
1959	23,190	1,783	-	21,407
1960	24,055	2,426 （10%）	-	21,629 （90%）
1962	23,284	6,393	-	16,891
1963	30,146	7,336	12,460	10,350
1965	32,685	9,668	13,220	9,797
1970	37,876	16,141 （43%）	15,114 （40%）	6,621 （17%）
1980	27,964	13,539 （48%）	10,067 （36%）	4,358 （16%）
1990	23,833	12,189 （51%）	8,571 （36%）	3,073 （13%）
1999	18,689	9,914	6,738	2,037
2003	16,801	9,280 （55%）	5,873 （35%）	1,648 （10%）
2008	14,207	7,993	4,943	1,271

　　1957 年，居住在收容設施的患者最多達到 23,169 人，其後持續減少，尤
其因為定居事業的實施，從 1962 年的 16,891 人，至 1963 年急速減為 10,350
人。這些減少的人是以新的生存方式成為定居村的居民。當時有一部分的定居
村是為了禁絕在集團定居地的流浪乞食者而建立的，但一部分是利用荒廢的國
有地，使比較健康的病歷者轉移出院後居住。

　　1950 年代後期，這樣的定居事業成為「難民定居事業的一環，以示範性

的在慶南義寧郡爲定居地使用,並提供設施物料、農耕牛、農器具等」,實施自立更生和職業輔導,其後持續的推行。依據 1959 年保健社會部計畫,自立更生定居地約以 300 人爲單位,本來計畫要建立 25 所,其中 1960 年要建立 8 所,這項計畫在 1962 年由朴正熙軍事政府承接,成爲國家政策而繼續實施。此一過程中,似乎採納了「防癩協會」的意見。1948 年組成的防癩協會,由於韓戰而被疏忽之後,1955 年重建,但又解散;1961 年 11 月再重建,從此定居部落運動開始萌芽。

其實,圍繞著治癒後出院者的處理方針,韓國政府及世界衛生組織(WHO)之間有頗多歧見。韓國在制定癩病政策時,西歐專家提供許多建言,主要是提出集團治療及早期發現患者、特殊診療所設置等方面的建議;他們建議治癒後的出院者可以完全回歸社會,相反的,韓國防癩協會以及專家主張採取定居村落制度。其後,後者的立場於政策上被採納。

1963 年,定居村落事業被採納爲國家政策的第 2 年,居住於定居村的居民共提報爲 12,460 人。1962 年和 1963 年的時期,登記患者也從 23,284 人增加到 30,146 人。數量的急速增加,背後的因素,與其說是患者及病歷者的增加,不如說是政府掌握能力增強了。1953 年,漢生病登記以收容者爲中心之後持續增加。1963 年數量大幅增加,1969 年達至頂點,爲 38,229 人,其後逐漸減少。

1963 年隨著傳染病預防法的修訂,隔離收容的規定轉移爲保健社會部的法令,政府掌握居家患者的能力強化。居家患者掌握事業由 1966 年增設移動診療班、市郡訪問管理等,因而逐漸擴大。

爲掌握居家患者以及正確的患者規模而進行的事業,1968 年以慶北月成郡爲範本實施調查。當時的登記患者有 37,571 人,而實際上,以月成郡自 1963 至 1965 年間的檢診成績爲基礎推算,或是以全國各地區移動診療的結果,適用於登記患者的數量推算,全國實際患者數有六萬多人。

1976 年,政府重新整頓患者登記事業,從現有的登記患者 29,880 人中,去除行蹤不明者,1979 年 1 月登記患者爲 28,295 人,推算患者數提報爲 5 萬人。此時,登記業務由保健所全權承擔。1987 至 1988 年,基於世界衛生組織的漢生病患管理概念,重新展開患者管理事業整理,漢生病登記提報爲 25,579 人、活動性患者爲 2,001 人;同時,第一線的登記業務擴大爲所有處理漢生病

的醫療機關。2003 年底，患者登記人數爲 16,801 人、活動性患者 518 人，登記患者數減爲 1970 年之後的一半以下，活動性患者降到 10% 的水準。最近 5 年漢生福利協會的「漢生事業對象」更加減少，2008 年的登記者 14,207 人、活動性患者統計爲 332 人。

漢生病政策的另一重點，是患者子女的保育及教育問題。這時期的患者子女中，未感染漢生病的兒童稱爲「未感染兒」，讓他們與父母隔離而保育是當時重要的課題。1950 年保育機關只有 1 所，收容 47 人；1955 年有 5 所，共 730 人；1958 年有 7 所，收容增爲 970 人。

日治時代，漢生病治療以大風子油爲中心，也併行許多民間療法，其中，水銀劑的副作用非常嚴重。此外，似乎也使用很多禁藥，這樣的治療慣例一直維持到 1960 年代。1947 年之後，美軍開始施行實驗性的普及化學療法。1953 年，以 DDS 爲中心引進了磺胺藥劑（Sulfones），由於它的藥效經過驗證，並逐漸擴散，患者甚至彼此打鬥，以獲取此藥劑。直至 1950 年代後期，治癒概念成爲政策的重點，隔離政策改爲隔離傳染性患者，非傳染性患者從「各療養所出院」。

1956 年，韓國政府透過韓美財團的援助，首次在慶北運用「移動預防班」，約在 1960 年，設置了癩病門診治療所，啓動患者之掌握及分類、預防和治療。移動預防班或門診診療所，皆是將患者從隔離政策逐漸轉向非隔離政策的產物。1970 年代，DDS 的抗菌問題以各種角度被討論，1982 年引進複合癩化學療法（MDT），從此，漢生病成爲可以治癒的疾病。

四、漢生病歷者的社會性差別待遇及人權侵害

殖民地解放之後的韓國漢生病政策，歷經 1950 到 60 年代隔離制度的和緩，實施積極性的治療政策等，表面上似乎獲得許多成果；然而，其過程非常緩慢，且呈現反覆前進和倒退的樣態，其內在結構仍是過去所形成的社會性差別待遇，並未得到改善，且又持續形成新的人權侵害的樣貌。1948 年 8 月，大韓民國政府成立，而傳染病預防法卻在 1954 年才制定，這是因爲韓國社會經過殖民地的解放和南北韓的分裂、韓戰等，動盪的社會混亂所致。因此解放

之後，約有 8 年時間，漢生病的社會政策基本結構一成不變，只依照日治時代留下來的法令，以「慣例」來統治漢生病患者。不僅如此，這種傳染病預防法，繼續維持以往的隔離收容制度，只是以部分的嘗試醫療的預防和治療，因此無法排除過去長時間累積的社會差別及人權侵害的有效法令。

1963 年的傳染病預防法制定比較前瞻性的方向，但其後在制度或慣例上都沒有積極保護患者人權的設置。因此殖民解放之後的三十多年，韓國社會的漢生病患者人權問題，完全沒有發展出解決過去問題的方向，反而這段期間醞釀出新的人權侵害事件。以下即探討殖民解放之後，與漢生病歷者相關的人權侵害之主要內容。

（一）社會性差別待遇及集團虐殺

殖民解放後，漢生病患者在人權上最受矚目的問題，是「集團虐殺」。此一背景是在 1930 年代形成的社會差別待遇，以及殖民帝國實施的滅絕政策，加上 1945 年 8 月之後政府權力開始鬆散，另一方面是南北韓分裂過程中造成理念上的矛盾，這些重疊作用在社會邊緣人身上，以新的樣貌展現出悲劇性人權侵害事件。

虐殺事件的參與者包括政府公權力與一般居民，原因是他們視漢生病患為社會邊緣人。此一事件以 1945 年 8 月的小鹿島收容者事件為開端，至 1957 年 8 月發生慶南咸安飛兔里事件為止，總計約有 10 件。

1945 年 8 月發生的小鹿島漢生病患被虐殺事件，是解放後由日籍院長及職員統治小鹿島的更生院時發生的。同年 8 月 21 日和 22 日，小鹿島的住院患者 84 人被韓國職員及外部進入的治安大隊所殺害，其中含有過去殖民地時期被壓抑的情緒。在日人撤退之後，醫院的管理權和食糧統治權的結構鬆散；此外，在更生院擴張時被驅逐的小鹿島原住民，及鄰近居民，對更生院的反感等綜合因素，釀成悲劇。遺憾的是，到目前為止還無法查出此事件的真相。

在殖民解放後南北韓分裂體系的形成過程中，左右派的對立也波及到漢生病人的世界。雖然尚須確認，1948-1949 年發生的全羅南道玉果和務安事件之患者虐殺，在韓戰中發生的慶南巨昌和咸安的集團虐殺，是人民將漢生病人視為社會邊緣人的偏見所引起的，並且利用左右派鬥爭為名的虐殺事件，意即，

是對漢生病人存有差別觀念的一般人把他們歸類爲左派或間諜，而由警察或軍人來進行虐殺之後，湮滅其證據的結果。

此類的典型事件，是發生在韓戰之後，北韓兵佔領南韓地區，軍人殺害 28 位患者的咸安物文里事件。1950 年 7 月，南韓軍人撤退時，即在北韓人民軍佔領此區以前，因居民的錯誤情報，導致漢生病人慘遭集體虐殺。居民供稱：漢生病人與當時在山間活動的游擊隊聯手合作，並且提供情報，其中包含著附近居民對漢生病人的差別待遇，輕視以及不安感等錯綜複雜的情緒，因認爲他們是社會邊緣人，故而將其視作共產主義者。

韓戰結束後的 1957 年 8 月，慶南泗川永福園的漢生病集團定居地居民登錄於附近的飛兔里區域，試著建立一個將來可生活的農耕地，卻引發飛兔里居民的激烈反對，而加以阻止，過程中，居民攻擊漢生病歷者，造成其約三十多人被虐殺。永福園的漢生病歷者爲建立自己的生活基礎，試著將過去日本人佔領的林野地開墾爲農地，但由於飛兔里居民對於漢生病患有所恐懼，加上對經濟損失的憂慮，因此在抵禦的過程中發生衝突，終於造成漢生病歷者集團被滅殺。其後，他們也只是受到輕微的處罰。

（二）隔離和強送

1950 至 60 年代的韓國漢生病政策，主要是以患者的早期發現及隔離爲中心，特別注重取締流浪病患。強制隔離政策在 1950 年代推廣化學治療劑見效後，始逐漸緩和。但對於流浪患者的取締則繼續維持。韓國政府經常動員警察局、保健所人員實施全面取締，大韓防癩協會也協助「流浪患者舉發移送、收容」活動。這樣的取締方法，在 1957 年找出 446 人，1958 年收容 203 人。

尋找隱藏病患成爲漢生病保健政策的核心，這也影響到軍隊。因爲韓戰實施徵兵制度，使得軍人人數大幅增加，有些在徵兵檢查過程中被診斷出來，另有些在入伍中發病。陸軍本部爲預防軍人罹患癩病，1958 年起實施「軍人罹患實態調查」，若發現病患，治療後即安排他們退伍。在服兵役中發現的病患，就收容在原州的大明救護醫院；1959 年，收容在這裡的患者有 319 人，1960 年代此醫院關閉之後，轉換爲定居村。

對漢生患者的隔離規定，在 1963 年傳染病預防法的修改下作廢，然而，

實際上是透過保健社會部法令繼續維持。因此，強制隔離逐漸不適用於所有病患，成爲選擇性的適用。選擇性的強制隔離通常代換爲「強送」這個名稱，這個用語是保健社會部的方針，以及小鹿島醫院的《年報》中出現的公式用語。

在 1969 年「癩病管理方針」也將「流浪癩病患者取締活動目標」定爲每年約 1,000 人，具體的內容記載如下：

1. 居無定所而流浪徘徊的癩病患者，由每市、道別進行取締，以期其淨化社會。

2. 由每市、道別在保健所長的責任下，編制取締指導班，每季 1 次進行特別取締。

3. 特別取締之外，也實施年中取締。

4. 取締的病患依據流浪原因和身分證，調查居住地及確認身分後實施病菌檢查。

5. 國立癩病醫院的住院對象由每市、道別保健課轉交國立癩病醫院安排住院措施。

6. 有居住地及可回歸社會者，需查明後予以生計支援、回家、善導措施，及其他可行的保護對策，防止繼續流浪。

1976 年對流浪病患的取締，大韓防癩協會和韓星協同會扮演了重要角色。當時的癩病患自助團體——韓星協同會，主要業務是流浪患者預防和宣導。也就是市、道保健課與大韓防癩協會合作來承辦此項工作，而後逐漸由漢生人團體取代這個業務。

> 居無定所、流浪徘徊且討食的癩病患，由各市、道別與大韓防癩協會和韓星協同會合作強制取締，以期清淨社會。取締病患依流浪原因及身分證查出居住地確認身分後，經過癩病管理醫師的健診，若無特別收容必要，可以移送國內癩病醫院。

上述「強送」的相關法律依據，是保健社會部法令之傳染病預防法的實施細則。傳染病預防法的實施細則（1978 年）明定，具傳染他人的傳染病，由市長、郡守認定的患者、流浪討食等而預防傳染病需要隔離收容者，得以採取強制隔離。

　　流浪患者的取締持續成爲癩病管理方針和韓星協同會的績效。1980 年代起，將強送這個名稱改爲「善導事業」。1982 年發行的《癩病事業編覽》，及1980 年代後期的月刊《韓星》，收錄有關韓星協同會的支援金額以及宣導事業的績效。政府爲韓星協同會的善導事業提供預算，1977 年爲 17,285 元、1982年爲 59,096 元等。由此可見，政府將流浪患者的取締工作委任給韓星協同會，藉此維持間接統治的樣貌。

　　強送不僅適用於流浪病患，也適用於在定居村「違反秩序者」，在政府的核准之下移送到小鹿島，這也屬於「善導事業」的範疇。1960 到 70 年代，國立機構或定居地經常發生病歷者的強送，類似於殖民時期的強制隔離。在定居地或其他機構，若一般院生對於經營者有所批判或抵抗，大部分被視爲違反規則，就遣送到小鹿島。小鹿島的功能及形象在日治時代或殖民解放後都是相同的。然而，「強送」違反市民基本權利之居住自由。

表 7　韓星協同會的流浪癩病患者「善導事業」

年代	合計	移送	歸鄉	保護
1977	421			
1978	1,266			
1979	520			
1980	375			
1981	504			
1986	263	37	0	226
1987	400	39	142	219
1988	318	26	102	190
1989	324	34	129	161
1990	239	27	100	112

　　1980 年的「癩病管理方針」中規定，「爲求定居民的全體和諧及自立基礎的建立，若成爲妨礙因素之不良定居民，在經過居民大會決議代表人的建議下，由管轄市道首長責任下，可將其安排離開定居村或收容於國立癩病醫院」。這個規定在 1983 年和 1985 年的規定中也持續登場。

在 2005 年實施的漢生病人權實態調查中，住過小鹿島療養所的應答人之中，被強制移送而到小鹿島的比例佔 31.9%。實施強送的主體是各市道的保健人員、政府許可的善導人員等。特別是善導人員來說，各支部選出 1 個人左右。依照保健福利部癩病管理方針，由韓星協同會會長分發善導人員證。根據證詞，善導人員的角色並不僅侷限於取締在社會造成問題的病患，也包含大多在定居村內在維持秩序的名義下所發揮統治力。

（三）五馬島的開墾和勞動力的動員

戰後艱難的經濟狀況和政府的擱置，使漢生人為了討生活需要確保自己的農地。漢生人為生存的經濟性努力及社會對他們的壓制，在飛兔里事件和小鹿島院民的五馬島開墾事業中反覆出現。

1961 年韓國軍方發生動亂事件後，小鹿島更生院來了 1 位現役軍人擔任院長，他根本性地改革小鹿島院民的生活，1962 年起實施開墾附近五馬島沼澤地作為農地的計畫案。他透過這樣計畫將小鹿島患者中已經治癒的院民 2,500 人和一般小耕農 1,000 戶安排移居此地，並計畫每一戶分配 1,500 坪農地。此項計畫案動員健康的小鹿島院民，計畫以他們的勞力來完成，而認同此計畫案的一般人民或國外人士，亦可以志工身分參與。然而，此勞動力的動員雖有自發性的一面，但也有強制的一面，加上自然環境的惡劣，在建設過程中造成相當大的犧牲。

建設工程進行了 2 年，但 1964 年韓國政府解任院長，將此農地建設計畫案轉交給地方政府（全羅南道道政府），然而，這樣的舉措引發小鹿島所屬高興郡村民的反對，由當地政治勢力介入替人民申願。五馬島開墾事業的非自願性終結，也顯示選舉文化的多數和少數之間的勢力差距。基本上，它的性質和飛兔里事件雷同。這些事件的真相經過漫長時間的沉澱後，最近又成為討論的議題。對於此項計畫案的評價雖眾說紛紜，但有人提出：有必要補償小鹿島漢生病歷者的犧牲，與其付出的勞力代價。

（四）收容設施中的人權侵害

漢生病患雖受到家族和社會的差別待遇，而在收容他們的「療養所」也常受到控制，這往往成為日常性的人權侵害。近代的收容機構，其功能是雙重的，漢生病人隔離收容機構，一方面雖可以提防社會帶來的差別待遇，但也形成了另一種型態的壓抑和統治。外出或出院的自由、身體的自由常被剝奪。日本型態的癩病療養所，給予院長懲戒管束權，如以維持秩序為名設置「監禁室」，尤其在小鹿島，不僅有臨床治療，也有以優生學觀點實施「不孕手術」。

而且，以維持秩序為名所實施的嚴格控制，經常伴隨著物理性的暴力，並對院民實施更生者勞動，此種勞動又經常轉型為違反收容者意願的強制勞動。這一類的強制收容和終生隔離、身體自由的拘束、強制勞動、院長肆意的懲戒管束權，在韓國是 1930 年代由小鹿島開始的。在殖民解放之後，這些持續以傳統統治方式往下紮根，成為許多侵害人權的源泉。

1945 年殖民解放之後，小鹿島的營運引進與日治時代的管理模式截然不同。第 1 任院長金亨太（音譯名）准許藉由選舉建立患者自治體系，並實施中學教育，開設醫學講習所，大幅撤廢日治時代的壓制性制度。這樣的自由化，引起慣於壓抑院民的職員的不滿，他也因此被撤職。第 2 任院長是姜大憲（音譯名），他在威爾遜宣教師身邊學習醫療技術和營運方法，並引進愛養園式的管理模式，但是其方針也無法持久。1948 年 4 月就任的第 3 任院長金相泰（音譯名）上任後，以恢復秩序為口號，恢復日治時代的治理模式，嚴格要求「患者遵守事項」，壓抑性的管理重新復活。這時期在小鹿島發生很多人權侵害事件，如骨髓穿刺檢查等引起患者不滿，進而觸發了1953年的撤換院長運動。

其後，日治時代留下來的壓抑性統治，逐漸被淡化及去除，但過程很緩慢、漸進。強制勞動和監禁室的制裁慣例，一直延續到 1960 年代初期，這透過 1962、63 年的五馬島開墾事業的證詞可獲得證實。監禁室通常是處罰試圖逃走或不服從院長命令的患者。小鹿島中，非人性的鐵絲網及監禁室，直至 1974 年才被廢止。屍體解剖及火葬的慣例，則持續很久。屍體解剖到 1990 年代初期為止，常作為學術目的使用；火葬的慣例則延續至今。

殖民地性遺緒、侵害人權的「優生學斷種手術」又是如何呢？殖民解放後小鹿島醫院中的人權侵害事件之一，就是日治時代例行實施的斷種手術。1945

年解放後 3 年的時間，小鹿島容許較自由的婚姻。隨著這期間夫妻同居數量增加，患者新生兒人數也隨之增加，此現象引起負面批評，批評者主張恢復過去措施。1948 年，金相泰院長就任之後，即恢復斷種手術。他抨擊此現象爲「這有隔離收容的意念，在癩病斷絕政策上是不可或缺的。1948 年（檀記 4281年）6 月，自由同居的夫妻需全數實施斷種手術，以後若希望夫妻同居者，可採取許可制」，因此，這個方針被恢復了。據此，夫妻同居的許可標準，第 1是希望同居者出席患者會議，其次，必須先經斷種，方可同居。

1953 和 1956 年版的《小鹿島年報》，也規定「希望擁有夫妻生活者，限於當事者意願下完成結紮手術者」。根據 1958 年小鹿島更生院的《年報》的記載，1949 年至 1958 年只有 1,191 人接受手術，但手術名稱改爲「精紮手術」。這時期的結紮手術是在 1960 年代起，以國家政策推行的家庭計畫實施之前就有的，足以證實這是延續日治時代慣例，亦屬於人權侵害。

雖爲少數，但仍有患者生兒育女，這意味著日治時代那種極端的墮胎手術減少許多。在這期間出生在小鹿島的漢生病人子女有 153 人，由表 8 新生兒數可知，金相泰院長時期幾乎沒有新生兒，1954 年該院長交替之後，新生兒的數量才逐漸增加。

表 8　1950 年代小鹿島中的「結紮手術」

年度	收容患者數	同居夫妻數	結紮手術數	新生兒數
1949	6,111	959	181	45
1950	5,299	967	175	1
1951	6,124	978	126	5
1952	5,825	984	206	4
1953	5,608	996	90	2
1954	5,470	1,333	116	27
1955	5,587	1,011	127	29
1956	5,963	1,016	71	23
1957	5,886	1,118	59	4
1958	5,583	1,064	40	13
合計	-	-	1,191	153

　　1959 年，保健社會部獎勵各療養所採用「限制出產兒」方針，1960 年代成為家庭計畫實施的一環，而持續這種手術。據《小鹿島年報》記載的手術實施績效，手術並不侷限於男性，也施行於女性患者，如針對女性的避孕手術等。

　　小鹿島的狀況有別於 1960 年代之後的一般家庭計畫，其主要差異在於：小鹿島完全禁止生育。無論當事者是否計畫懷孕，醫院院方以結紮手術作為婚姻關係的前提。而對單身患者來說，在院內結婚，意味著從惡劣的單身宿舍，轉移到情況好一些的家庭宿舍。為改善居住品質，很多人接受結紮手術。此結紮手術一直延續到 1980 年代後期，直到 1992 年，《小鹿島年報》仍刊登夫妻同居，建議採納家庭計畫手術的文章。此處雖用「建議」2 字，但依據患者的證詞，實則為必要條件。

　　除了避孕手術以外，許多受孕的女性患者為了住院，只好接受墮胎。孕婦若要生產，必得安排出院。1964 年《小鹿島年報》的〈家庭計畫〉欄寫著：「住院期間受孕女性，需實施墮胎手術，並每年 1 次由護士診斷有可能受孕的女性。且原則上住院治療期間禁止生育，但不得已情形下生產的孩子，則需於產後馬上安排到外國人承辦的嬰兒院，以隔離收容來養育。」的內容。

　　孕婦要接受墮胎手術，但有時候，他們選擇隱瞞事實，偷偷生出小孩。很多是在鄰居協助下祕密進行。孕婦只能選擇離開小鹿島醫院或墮胎。一旦產下孩子，孩子就被遣送到小鹿島醫院內的「未感染兒」收容所。這種狀況不僅發生在小鹿島，在外面的國立醫院也有相同的情況。2005 年的漢生病人權實態調查之中，問項「自己或伴侶是否有被強迫接受結紮手術」，答覆者中有 26.3% 回答「有」。

（五）定居事業和定居村的困難點

　　不管是 1948 年開始的「希望村」運動，或是其後展開的集團定居地之建立，以及 1960 年代初，由政府主導、正式的定居事業，漢生病歷者感受到反對他們的那些定居處附近的居民，其抗爭和糾葛。他們面對自己的下一代無法與其他人（健康人）共同學習，以及社會大眾強力反對其共同受教育的困境。

　　漢生病歷者們的定居事業，首先是在完全沒有政府的勞力支援或建材等供

應之下，僅憑自己的力量開墾農地和定居地。這時，定居村附近居民對漢生病歷者定居一事表達強烈反對。再說，定居者中有的本是流浪患者、有的從收容所出院後回到定居村，因此，當這兩個不同集團結合在一起，建立一個共同體的時候，將引起內部眾多歧見。職是之故，他們承受雙重，甚至多重的折磨和痛苦。即便他們在定居方面度過難關，仍得面對子女的教育問題。附近居民強烈的反對其子女的共同接受教育。因此，許多定居區域開始設立分離式教育的分校型態國小。

在定居過程和子女教育之外，他們所生產的經濟產物成了另一問題。大部分定居農園以畜產業謀生，但他們生產的雞蛋、豬肉等，卻經常遭受社會負面的評價。在建立定居農園的過程中，結合政府權力的園長，由於獨善其身的經營模式，常常濫用職權，毆打漢生病歷者，致使死亡事件頻繁。其中，3 名園民因抵抗強制勞役而死亡的青愛園事件，是具代表性的人權侵害事件。其他因私刑致死的事件，由於警方的不作為，其真相未能被完整揭露。

定居村或收容機關中，最常見而基本的人權侵害就是「貧困」。韓戰之後，1950 至 60 年代韓國政府的財政脆弱，在收容機關裡的患者並不是每個人都得到政府的補助金。這份統計雖不敢說是非常正確，但根據 1959 年的統計，各療養所和集團村 63 所的 25,900 人之中，只有 13,430 人取得收容補助。而收容在 5 所國家機關的 9,757 人中，則有 8,200 人得到補助；相對的，在 58 所民間團體 16,143 人之中，僅 5,230 人得到補助。他們多數以自己的勞力來謀生，並仰賴國外機關的支援。私立機關更為了營運透明化，鼓勵以財團法人模式經營。

然而，到了 1970 年代和 1980 年代，韓國經濟持續起飛，加上威權主義的政治勢力，漢生病問題就此被隱匿而未能被公開討論。而以畜產業為媒介，及政治條件為支援，漢生人的定居經濟相對的變得安定。漢生人一方面隱蔽自己，透過子女教育的選擇間接的回歸社會；另一方面，他們試圖透過教會活動，逃避自己的痛苦或克服障礙。這些因素也促使韓國漢生人的社會運動走向低調。直至 1990 年代，漢生人的老齡化、市場開放引起的畜產業危機，以及環保意識抬頭，加上政治的民主化而無法繼續維持侍從者的受惠關係。此外，從韓星協同會的跳票及破產也可瞭解當時情形。許多農舍租給家具工廠或改為其他用途。

韓光福利協會會長對於漢生人受到的差別待遇列舉了八項，如下：

1. 畜產業經營過程中的差別待遇。

2. 日常生活中的差別待遇和偏見。

3. 利用醫院時的差別待遇。

4. 居住及生活層面的差別待遇。

5. 教育權力的侵害。

6. 子女們的受難。

7. 第 2 代婚姻的痛苦。

8. 媒體言論帶來的傷害等。

五、韓國的漢生病政策及制度相關的批判性省察

自 1970 年代起，規定漢生人生存方式的制度，對漢生人的日常生活，至少影響了 30 年以上，且被視爲理所當然。即使在引進初期是一個理想制度，但其後因沒有持續努力的改善，很可能轉化爲壓抑性的制度，因此極有必要省察其中涵蓋的組織原理及人權意義。當民主主義被壓抑，並持續在絕對貧窮的狀況下採用的制度，至民主化的時代，經濟與生活水平提高的情境底下，會有不同的解讀。

漢生人在日常生活中經歷的社會性差別待遇，可分爲一般人民對漢生人的看法和態度，以及漢生人在實際的生活共同體中遇到的壓抑和統治。目前韓國除了有一萬四千多人的漢生病歷者以外，還有遠遠超過這些人數的漢生人家族及其第 2 代，皆生活在偏見、隔離、差別待遇之中。他們的人權和社會實態之調查，必須在歷史、社會、社會福利、法律、醫療等綜合性觀點下進行。

首先，對漢生病的根深蒂固的社會偏見及差別政策，可以說沒有完全的導正。從漢生福利協會的活動中可知，以往對漢生病的政策，以發現新病患及治療爲中心，並未有以完全更生及回歸社會爲中心的政策轉向。基於漢生人的人權和社會整合（social inclusion）觀點，重新探討現行制度的動向，是在 2000 年之後才開始的。但在收容「病歷者」而不是「患者」的「醫院」，其背負的矛盾以及趨向「保護」的制度性「差別」效果等，也都是值得愼思的主題。

　　另一不容易解決的問題是漢生人的「登記制」。漢生人可以區分為：政府作為政策對象的集團、其範圍之外的集團，以及患者和病歷者。國家引進登記制執行政策，因此政策對象就成為登記集團。更詳細的說：患者人數並不指實際病理學之狀態，而是以此為基礎、政府掌握能力之比例。登記制度雖為人權保護而有其必要，但也隨之帶來負面的烙印效果，所以常常出現迴避登記的人。因此，國家有必要週期性的點檢登記狀態，及備有與現實不符的登記簿。直到 1977 年 11 月，保健社會部將中央登記制移交給防癩協會。

　　評價定居村制度是困難的。1950 年代，世界衛生組織或漢生病相關團體對於韓國的漢生病政策提供許多支援。1962 年，由國家主導，開始實施定居事業時，世界衛生組織雖持反對立場，但以國家的財政狀況、人民的偏見、病歷者本身的迴避露臉，仍採取此一「漸進式」的接觸方針。它的特徵是相對性的隔離及經濟獨立，而其背後支撐的是政治性的侍從受惠結構，即國家提供他們醫療服務和土地，以及物資援助、畜產業技術和市場，並藉此防止他們展開社會運動，及獲得政治上的支持。但是，在「漸進式、階段式」的方針之後，便沒有進展了。對於定居農園的些許特權，從其建築物或畜產業可看出其結果，而對漢生人的相對性隔離、持續的差別待遇，卻也影響了第 2 代的教育機會和婚姻生活。

　　若欲對配合實施漢生病政策的兩個基本組織：防癩協會和韓星協同會，提出正確的評價，也是微妙且困難的。1960 至 70 年代，國家主導的定居村建立計畫，及其後相對安定的漢生政策的媒介體是防癩協會和韓星協同會。前者很明顯是延續著前身之日治朝鮮總督府主導的癩病防治協會。防癩協會在形式上是民間團體，實質上是由國家收集人民的募款來經營的機構。1965 年，依據行政官署支援下的準租稅模式經營的防癩協會、結核協會、寄生蟲消滅協會、紅十字社，都成為怨聲載道的對象。直到 1973 年，防癩協會從人民募款集資預算方式，改為政府預算支援的方式。

　　韓星協同會是在 1975 年 2 月由韓星協會轉型而來的，以「定居村的淨化、自助更生、提高所得、流浪患者的預防及宣導」為成立的宗旨。韓星協會是接續 1948 年的聖座會、1954 年的大韓漢生總聯盟等，而以 1969 年 10 月組成的韓國漢生聯合會為母體。這是將定居事業、流浪患者的「取締和宣導」並非透過政府權力直接執行，而是由漢生人本身自律處理的方式的思維所形成。

基於此想法，在 1971 年組成韓星協會。

此一漢生人的自律性組織取代了政府的權力，擁有取締和維持秩序的權力，且又介入經濟資源的分配過程，統治每個漢生人。經濟上的優惠因而轉化為貪污的可能性。此外，隨著漢生人組織規模的擴大，其支配心態與官僚作風就越加明顯。上述的隱憂終於在 2002 年爆發。之後，漢生人組織改組為秉持新理念的「韓光福利協會」，重新出發。

1960 年代以後，在韓國的漢生政策核心的定居村制度，其經濟來源是畜產業。漢生人共同體的畜產業起源於日治時期的宣教癩病療養院政策，1960 年代多為養雞業，1970 年代後，改以養雞和養豬為中心，並以飼料供應和確保市場銷售為關鍵。初期，政府協助安排交貨給軍中，從而解決銷售問題，對韓星協同會又提供金援來營運飼料工廠。但在飼料分配過程中不斷出現雜音。1990 年代，由於畜產市場的開放而造成其畜產業遭到決定性的打擊，經濟基礎的動搖和崩潰，更進一步弱化了定居村制度的永續性。

維持定居村制度的另一個軸心是，定居村內佔有土地的轉移所帶來的所有權認定。大部分的定居村是開墾荒蕪的國有地，或由防癩協會收購土地後，再將耕作權交給定居民。居住於荒蕪地的漢生人靠著雙手建立定居地和農地，並佔為己有，排他性的加以利用。防癩協會開始關注定居村的土地所有權是在 1980 年代的初期，此時已有相當數量的土地所有權轉移到定居農園的負責人或定居民。雖然無法查明定居農園全部的土地所有狀況，但確定的是定居民擁有土地所有權，從而穩固了此一漢生政策。然而，首都圈和地方的土地價格差距懸殊，造成了定居村之間經濟差異之核心因素。相對於此，小鹿島或民間團體法人旗下的漢生人，則沒有機會取得土地所有權。

漢生人的政治權利又是如何呢？小鹿島收容者第 1 次參加投票，是在 1950 年 5 月 30 日的選舉。1948 年 5 月 10 日殖民解放後的首次選舉，由於制度不完善致使收容者無法參與。根據小鹿島的居民所言，1950 年代算是有較自由的投票權。在 1960 年 3 月 15 日的選舉，出現嚴重的選舉不公。1963 年，小鹿島居民或漢生人的投票變成社團主義模式，其背景是當時的軍政府和共和黨政權，在正式實施定居事業後，開始散布他們是在政府協助之下才有得吃、有得住，所以理應支持政黨的理論。在國會議員選舉中，當小鹿島隸屬的市道出身國會議員成為有力的政黨領導人之後，這種趨勢更加嚴重。漢生病

政策受惠於總統夫人成功執行象徵政治，因而在 20 年間維持強力的侍從受惠（patron-client）關係。這種社團主義（corporatism）關係是全國性的，這不僅透過政治宣傳也由漢生人的自動動員組織（AMO）作為後盾支持。由於這些遺留產物，目前漢生人組織還是被擱置在社會領域的外圍。

六、結語

　　20 世紀韓國社會中，身為社會的弱勢族群及邊緣人，漢生病歷者所經歷的生命之苦是無法言喻的。我們不僅需要調查在過去確實發生的人權侵害事件的真相，並藉此恢復受害者的名譽，也需關注當前漢生人的生存型態之類別之差異性，以及更趨嚴重之問題，以期建立出具意義的對策。此外，也期待 2008 年依漢生特別法組成的委員會之機能。

　　需要查明真相和恢復名譽的是在解放後的人權侵害事件，整體來說有以下三項：

　　第 1、從殖民解放後到 1957 年為止發生的各種集團虐殺事件。

　　第 2、小鹿島在殖民地時遺留下來的慣例性及延續的人權差別待遇。

　　第 3、在定居村建立的過程及在定居村內發生的人權侵害。例如強送小鹿島、強制施以不孕手術、強制拆散家族，以及侵害受教權等皆屬之。

　　若說這些問題是屬於「過去史」，那麼現在的制度也該成為探討對象。其中，包含國立小鹿島醫院的院民管理方式、漢生人登記制度、從 1960 年代初期形成的定居村制度、漢生人的自律性統治制度、政府和漢生人社團間的關係等，都需要重新給予歷史評價。雖然，1962 年起形成的政府主導的定居事業，為漢生人帶來自由，從而擺脫「監獄般的小鹿島」，但也留下半邊的隔離和半邊的自由。當時的定居事業，雖說是頗為進步的措施，但就以現在的觀點來看，這項政策也留下許多問題。

　　與此同時，韓國社會地區間之不均衡發展，也發生在漢生定居村之間。定居村的居住環境及設施，在都市近郊和鄉下的定居村之間有嚴重的差距；不僅如此，定居村和機構收容者之間的現有條件也有很大的差距，要如何解決其中的差距，是值得討論的課題。更進一步來說，以漢生人的觀點而言，長期差別

待遇造成的自虐及不信任文化，漢生人團體營運上的不連續和斷絕性，長期慣於以要求和請願來解決問題的態度等，都是未來有待克服的難題。這必須透過內部學習、討論文化的建立，以及參與社會議題的機會來解決，這是留給他們的課題。

另一該檢討的是，為管理漢生人以及作為統治手段的侍從受惠政策。約長達 30 年的時間，漢生人的自治團體在經濟發展過程中，對整體國家的營運操作是很順利的。但這種社團主義式統治模式，卻對於確立以社會運動為基礎的主體性造成阻礙。此外，還包括了處於衰退期的「漢生產業」之均衡性縮小問題、病歷者第 2 代承受的差別待遇和心理層面問題等。

漢生病歷者的人權伸張，大體而言，仍有待加強，包括過去的差別待遇、虐待與虐殺相關的真相調查及恢復名譽，以及現今的社會福利等。韓國社會雖已開始嘗試用特別法來解決問題，然而長期慣於侍從受惠關係的漢生人，不知是否能逐步運用具主體性的社會運動來為自己爭取。若漢生人團體的領導部門能夠擺脫過去只會要求的態度，而嘗試自助運動的可能性，也將提升解決上述人權問題的可能性。但以他們現在所處的條件而言，看起來並不樂觀。

參考文獻

大韓癩病管理協會。1988。《韓國癩病史》。

大韓癩病管理協會。1999-2000。《漢生病事業相關保健社會指標（4）》。

朴贊雲（音譯名）。2004。〈有關漢生病的人權問題和解決方案之提示〉，漢生病人權報告大會發表文，大韓律師協會。

林斗星（音譯名）。2004。〈有關漢生病歷者的基本差別待遇實態〉，漢生病人權報告大會發表文，大韓律師協會。

柳駿。1981。〈回想〉，柳駿博士退任紀念，《延世大學醫學系微生物學教室研究論文目錄集》。

國立小鹿島醫院。1996。《小鹿島 80 年史》。

鄭根埴。2005。〈漢生人人權、福利實態和漢生特別法制定之研討會〉，首爾大學社會發展研究所。

鄭根埴。2005。〈漢生人人權實態調查〉，國家人權委員會、首爾大學社會發展研究所。

鄭根埴。2009。〈東亞漢生病統治體系和 Post colonial〉，東亞漢生病國際會的發表文。

韓國漢生福利協會。2004。《漢生病事業相關保健社會指標（8）》。

韓國漢生福利協會。2009。《漢生事業現況及主要指標》。

戰後日本本土復歸前沖繩的漢生病隔離政策 *

森川恭剛｜琉球大學法文學部教授

張安琪　翻譯｜國立政治大學臺灣史研究所博士

蘇惠卿　審訂｜國立海洋大學海洋法律研究所副教授

姚惠耀　校訂｜國立臺灣師範大學臺灣史研究所碩士

　　第二次世界大戰後，美軍佔領沖繩，直至 1972 年歸還給日本。2001 年，漢生病國賠訴訟的熊本地方裁判所判決中指出，在此期間沖繩的漢生病隔離政策和日本有所差異，且其受害實情尚未明朗。因此，本報告將探討此 27 年間沖繩漢生病隔離政策的變遷過程。

　　美軍統治下的沖繩漢生病政策，大致可區分為以下三個時期：第 1，1940 年代後半，美軍繼承戰前日本的隔離政策；第 2，1950 年代，琉球政府承襲前階段政策；第 3，1960 年代，在方針轉變後的美國民政府 [1] 和琉球政府的相互折衷之下，沖繩的漢生病隔離政策遭到再日本化。

---

* 本文原刊於《東亞近代漢生病政策與醫療人權國際研討會論文集》（臺北：國立臺灣師範大學臺灣史研究所，2010），頁 72-81。日文版〈戰後本土復帰前の沖繩のハンセン病隔離政策〉，刊於同書，頁 82-94。

[1] 校註：美國民政府（U.S. Civil Administration of the Ryukyu Islands，簡稱 USCAR）為美國依據舊金山和約，於 1950 年 12 月 15 日起統治沖繩群島的機構，並以此取代 1945 年以降的「美國軍政府」。參見岩垣真人，〈アメリカ支配下での沖繩の統治構造と法制度〉（美國支配下沖繩的統治結構與法律制度），《沖繩大学法経学部紀要》28（2018 年 3 月），頁 1-23。

一、美軍的隔離政策

（一）從廢墟中出發

1943 年末的國頭愛樂園（現在的沖繩愛樂園），相對於 450 個床位，院民則有 503 人。在此階段，沖繩島內的未入院患者數量推估約有 600 人，1944年 9 月，由日本軍負責實施所謂「軍隊收容」，院民人數增至 913 人。從同年10 月 10 日到隔年（1945 年）4 月，愛樂園因持續受到美國空襲而損毀，甚至喪失療養院的功能。因此，推估約三分之一的院民逃走，約三分之一的院民則於空襲開始的 1 年內死於糧食困難、瘧疾等。[2]

美軍在 1945 年 4 月 21 日進入愛樂園，同月 27 日，視察愛樂園的美國軍醫們報告：「除了男性醫師的房舍和部分護士宿舍之外，所有的建物都在美軍登陸前的空襲下破壞殆盡」、「患者們如今住在洞穴中」、「有 4 人是癩病患者（『4 人中有 3 人是原來的院民』）已強制遷往愛樂園」。同時，美軍執行「在海軍陸戰隊之管理下，繼續維持地處屋我地島之療養院的運作……為了達成隔離和治療的目的，將移送沖繩的所有癩病患者」等五項措施。[3]

1 個月後的 5 月 27 日，美軍再行視察，並提出以下三點報告：「1. 嚴重的糧食不足，以致有癩病患者必須離開療養院前往沖繩本島。2. 房舍不足。這個結果是，超過 500 位患者依舊生活在洞穴之中，以致無從管理。3. 醫藥品和醫療器具的不足，因而妨礙適當的治療。」[4]

（二）美軍法令

美軍登陸沖繩後，發布尼米茲（Nimitz）公告並施行軍政。關於公共衛生公報 9 號 1 條 1 項規定：「在佔領地持有執照的醫師、牙科醫生、藥劑師、護

---

[2] 早田皓，〈戰時和敗戰之後的沖繩之癩病〉，《レプラ》（痲瘋）42：2（1973），頁 120-129。

[3] Report on Reconnaissance to Yagachi Shima and Taira（ワトキンス文書刊行委員会編，《沖繩戰後初期佔領資料》41 卷，綠林堂書店，1994）。

[4] Report on Conditions at Yagachi Shima（ワトキンス文書刊行委員会編，前揭書 41 卷）。

士、產婆，及其他從事治療病人、進行疾病預防治療，或調配藥劑者，於軍政府發布其他命令前，應繼續執行其業務。」第 2 項進一步規定軍政府針對上述業務執行者應「授予執照」。據此愛樂園的醫療相關人員於戰後得以持續其業務。

　　有關漢生病隔離政策，美軍最初發布的法令是 1946 年 2 月 8 日的海軍軍政府指令 115 號「癩病患者的隔離」，和同 116 號「對屋我地癩病療養院之進出管制」（1953 年 11 月根據民政府指令 12 號而廢止）。前者是「指示將所有確診的癩病患者隔離到目前修復中的屋我地島癩病療養院」、「收容於軍政府醫療設施中的癩病患者，立即移送到名護的診療所，由該診療所運送到屋我地島」。

　　然而，療養院的隔離機制無法恢復，很多院民為了糧食等需求而離開療養院，因此，美軍於 1947 年 2 月 20 日發布軍政府特別公告 13 號「癩病療養院的設立」（關於包含北緯 30 度以南的奄美和光園、宮古南靜園等三個療養院的法令，1964 年 2 月根據民政府公告 20 號廢止），除設有關於患者的治療、隔離的義務規定（6 條），和禁止未經許可者擅自進入、居住於療養院之規定（8條）（這些是承襲前述兩個海軍軍政府指令之規定）外，並新設禁止協助隱匿患者、幫助逃亡及妨礙收容的規定（7 條），及相關罰則（9 條）。其中隱匿患者、協助逃亡、妨礙收容之罪責，雖然在 1949 年 6 月 28 日依據軍政府特別公告 32 號被廢止，但其他規定則於同日發布的軍政府布令 1 號「刑法及訴訟程序法典」中，第 2、6、2 條所沿用（同布令 1 號為 1955 年 3 月的民政府布令144 號「刑法及訴訟程序法典」第 2、3、1 條所承襲）。美軍持續施行戰前日本實施的隔離政策，因此，1945 年約有 650 名院民的愛樂園，到 1951 年時院民人數再次超過 900 人。

（三）琉球的自治政府

　　實際負責實施美軍隔離政策的是琉球自治政府。前述 1947 年軍政府特別公告 13 號之第 3 條規定，漢生病療養院屬「該民政府公共衛生部長」管轄，依據同第 4 條之規定，其職務是「為診斷、隔離、養護及治療具感染可能之癩病侵襲之病患或其疑似患者，設置適當之設施」。當時擔任沖繩民政府（1946

年 6 月設置）公共衛生部長的是大宜見朝計，他以原沖繩縣地方技師的身分，在 1944 年 9 月執行「軍隊收容」業務。嚴格來說，美軍規定，將隔離對象的範圍，從 1946 年海軍軍政府指令 115 號的「所有確診的癩病患者」修正爲「具感染可能性的癩病患者及疑似者」。但是，如下所述，琉球自治政府並未在實際運作上將此點反映出來。

戰後第 1 期的患者集團收容，是 1946 年 11 月來自臺灣樂生院的 17 位沖繩人；其後依次爲 1947 年 5 月來自日本本土療養院的 218 位沖繩、奄美人；1948 年 12 月來自沖繩島離島的久米島 27 人，及 1949 年 7 月來自八重山 61 人。其中來自本土療養院的約有 218 人，不論其病型爲感染性或非感染性，僅以沖繩、奄美等出身背景爲由，而將其轉至愛樂園（其中的 107 位奄美人又在 1948 年 9 月被轉至奄美和光園）。即使 1949 年在八重山的集團收容，也包含被分類爲非感染性的「神經癩」患者，此點可在紀錄上獲得確認。[5]

1950 年 9 月，美軍政府對於臨時琉球諮詢委員會（1950 年 1 月設置），在諮問 6 號「關於癩病病院管理」中，要求檢討琉球列島內約計 660 位「未收容患者」一事。就此問題，琉球政府回應：「應有足以收容所有患者的充足設備。」1951 年 4 月，沖繩群島議會（沖繩群島政府於 1950 年 11 月成立）亦決定向美國民政府（1950 年 12 月成立）提交陳情書，主張針對約計 600-700 位的「園外患者能儘早收容」，以及將療養院的員額增至 1,500 人左右。

在 1950 年代的八重山保健所資料之中，保存著有趣的文書。在群島政府時代，將前述 1947 年的軍政府特別公告第 2 條至第 9 條譯爲全 6 條條文。其第 2 條規定：「群島政府對於全部的癩病患者，與疑似罹病者有診斷隔離、看護及治療的法律義務。」此舉明顯擴大了隔離對象的範圍。[6]

---

[5] 「1948 年以降　癩患者台帳　防疫課」所收的健康診斷書（沖繩縣福祉保健部健康增進課所藏）。

[6] 「關於 1956 年癩病預防的文件（癩病關係文件）保健預防課」所收（參照後註 11）。

二、琉球政府的隔離政策

（一）美國民政府的方針轉變

　　1950 年代有關漢生病療養院的經費係由美軍方面全額負擔，因此，運作方法是美國民政府稍微關心的事情。1952 年 10 月，Leonardo Wood 紀念財團的 J. Miller，以及在 1953 年 3 月極東軍司令部公眾衛生福祉局的 Albert P. Knight 視察療養院後，提出報告，指出有醫師不足、重建進度緩慢，及人口過剩等問題。對於 Miller 提出的整合療養院一案，[7] Knight 則指出愛樂園的院民中有「58% 是不具傳染性的，在一定管理之下，可於一般社會中生活」。[8] 其後，政府明確的改變政策方針，引進出院制度，此即所謂的 Doull 報告書。

　　從 1954 年 7 月到 9 月，Leonardo Wood 紀念財團的 James A. Doull 和 Fred C. Kluth 視察、調查沖繩愛樂園和宮古南靜園，並對美國民政府和琉球政府提出如下建議：實施漢生病防治對策的「核心活動場所應爲保健所，而非癩病療養院」、「只有針對有感染性的症候，而在療養院外時難以實施治療的患者，或因身體障礙之故無法在家裡照顧的患者，才有住院或安置於癩病療養院的必要。其他患者則接受門診治療……且政府必須提供免費的口服劑」。[9]

（二）琉球政府的自相矛盾

　　然而，琉球政府並未遵循美國民政府的政策轉向。在 1954 年 5 月的立法院全體協議會中，琉球政府社會局長山川泰邦答辯：「我認爲，（漢生病）預防的重點仍舊在於癩病患者的完全隔離。」並在 1956 年 6 月提及，「大致上到 1960 年度在愛樂園擴充至 1,200 床、南靜園則有 400 床，共計以 1,600 床爲

---

[7] LEPROSY IN THE RYUKYU ISLANDS; in Leprosy Ryukyus (1952-53), GHQ/SCAP Records PHW03088-03089.

[8] Staff Visit by Dr. Albert P. Knight to Public Health Department USCAR in RG: 331/SCAP, Box: 9437.

[9] James A. Doull and Fred C. Kluth, *LEPROSY IN THE RYUKYU ISLANDS-1954*, U.S. Department of the Army. Office of the Chief of Civil Affairs and Military Government, 1954.

目標……完全隔離的收容設備」正在擴充中。[10] 更有甚者，同局在 1950 年代至少兩度模仿日本於 1953 年制定的癩病預防法，因而完成的「癩病預防法草案」。[11]

當然，該法案應是在與美國民政府的事前協議中被廢止，也未排入立法院議程。雖然琉球政府曾經同樣效法日本於 1948 年成立的優生保護法，制定包含涉及優生手術、人工流產等「癩病條款」的「優生保護法」（1956 年立法 42 號），但該法立刻被美國民政府廢除（民政府布告 158 號）。另一方面，由美國民政府負擔經費實施的療養院的重建與擴充規模工程有所延遲，1950 年代的愛樂園院民人數仍維持在九百多人，療養院的病床數慢慢持續增加，一直到 1960 年病床數才增至 960 床。

琉球政府原本倡導完全的患者隔離並試圖承襲戰前日本的隔離政策，但卻未能在美國民政府改變方針之前獲得預期的成果，於是琉球政府著手進行對患者的徹底調查。

（三）琉球政府的患者調查

在前述 1954 年的立法院，社會局長山川泰邦提到：「我考慮在各保健所的轄區內徹底實施調查，並製作完整的名簿，以期待收容計畫能萬無一失。」從 1950 年代的八重山保健所的資料來看，可以確認在這期間至少進行了 7 次的患者調查。[12] 所謂患者調查，不只是為了制定隔離政策的前置作業而已，在漢

---

[10] 琉球政府，《議會時報》1：2，頁 81；同 9 號，頁 122。

[11] 「1955 年　關於癩病預防法文集　院民總會」（愛樂園自治會所藏）所收，「諸文書編（自 1958 年以降至 1961 年 11 月 10 日）」（愛樂園自治會所藏）所收。

[12] 詳參森川恭剛，《漢生病歧視被害的法令之研究》（法律文化社，2005），頁 213。所參照之八重山保健所的資料，乃沖繩縣福祉保健部健康增進課所保管的以下 9 冊：八重山保健所「癩病關係文件編（1953 年）」、八重山保健所「癩病關係文件編（1954 年）」、保健預防課「關於癩病預防的文件（癩病關係文件編）（1956 年）」、八重山保健所「關於癩病預防文件（關於癩病病患文件）（1957 年）」、八重山保健所「關於癩病預防文件（關於癩病病患文件）（1958 年）」、八重山保健所「關於癩病預防文件（關於癩病病患文件）（1959 年）」、衛生課「關於癩病預防文件癩病患者名簿（南靜園）」、八重山保健所「愛樂園癩病患者名簿」、八重山保健所「關於癩病預防文件癩病患者藥品收付簿（1959 年）」。

生病隔離政策被認為製造並助長近代對漢生病歧視的階段，患者調查本身即具有製造及助長歧視的作用。近代的漢生病歧視，是以預防感染為名將患者自社會排除，而患者調查便是指定被排除對象的行為，琉球政府所實施的患者調查舉例說明如下。

社會局於 1953 年 7 月 10 日對八重山保健所發出社公 144 號「未收容的癩病患者及疑似患者的調查」，同保健所收到此通知後，在同年 7 月 23 日，以八保 170 號委託轄區內各鄉鎮、保健所分所、開業醫、石垣地區警察署，與那國地區警察署實施調查。首先，同年 8 月 2 日，石垣地區警察署對於「擅自離開」宮古南靜園的 A 君（29 歲）做出調查報告：「今年 7 月 6 日與其妻一起搭乘宮古籍開洋丸前來八重山……現在他的家庭有／妻○○○ 25 歲／長女○○ 4 歲／妻舅○○○○ 20 歲／等 4 名共同生活，前揭 A 君雖然幾乎都未外出，但鄰居卻希望早日將他遣送回療養院。」其次，石垣市也有關於 A 君之報告，如下。

1953 年 9 月 25 日石總 598 號／對於未經許可而返家的癩病患者／本籍宮古郡○○村字○○○○○／現住所八重山郡石垣市字○○○○○○／（○○○寓）／○○○○ 29 歲／家族住所八重山郡石垣市字○○○○○○／右為在宮古南靜園治療中的癩病患者，在 1953 年 8 月中旬未經許可而返回前揭家族住所，因被妻子拒絕共同生活而遷移到現住所，左揭為陳述之返家理由／記／1953 年 3 月因為被強制送還到南靜園，為照顧家庭而屢屢申請暫時返鄉，卻無法獲得許可，因此擅自偷溜返家。／處置／由其未獲得返家許可證，可視為尚有傳染之虞，勸告其盡早歸返園區。該患者表示從 1 星期前已準備回院區，只要可以搭上開往宮古之船班，在 2、3 日中即可歸園。

患者調查乃如以下資料所示，是在警察積極的介入下執行的。前者是接到宮古南靜園「患者逃走」之聯絡後，八重山保健所向八重山警察署提出尋人委託，後者則是八重山警察署通報八重山保健所發現「疑似癩瘋患者」。

1956 年 10 月 23 日八保第 1724 之 2 號／所長／八重山警察署長先生／各出張所／委託搜索逃離的癩病患者／被收容於宮古南靜園的左揭患者，14 日自南靜園逃走，疑似搭乘南州丸號進入八重山，敬請各單位協助搜索。／記／一、本籍 宮古都平良市字○○○○○番地／一、氏名 ○○○○／一、年齡 昭和 6 年○月○日生／一、性別 男／一、病型 神經癩／一、備考 本人膚色

淺黑，身高約 5 呎 1 吋 5 分，身體肌肉緊實，外貌幾乎與常人無異，難以自其外貌知其爲患者，在乘船名簿上使用假名。

　　1959 年 6 月 18 日八警保第 793 號／八重山地區警察署長／八重山保健所長／有關疑似痲瘋患者居住於聚落內／關於前揭標題所述，當署員有如下之報告，請實地調查後妥善處理，故據此通報／記／一、患者／住所○○町字○○○○番地（號）／姓名○○○○ 40 歲左右／二、病狀／前揭之人乃是從 1957 年時便被聚落之居民私下謠傳爲痲瘋患者，從 1958 年開始因爲其癥狀持續惡化，到了連其家人也沒有人與其交往的情況，聚落之居民希望盡早採行治療處置／此外，該員姊姊的兒子現年約 24 歲，在 1957 年時健康檢查的結果也被診斷爲癩病患者，現在收容於沖繩的愛樂園治療中。

三、隔離政策的再日本化

（一）漢生病預防法

　　1961 年琉球政府制定的「漢生病預防法」，和 1953 年日本的癩病預防法有所不同，設有痊癒出院和門診治療等相關規定。一般認爲難以釐清沖繩漢生病隔離政策的被害實態，即是因該法的設置。然而，僅限於觀察該法制定的經過和此後實際運作的情況，並無法評價沖繩的隔離政策有大方向的政策轉換。

　　美國民政府對於試圖推動全患者隔離政策的琉球政府，於 1950 年代末期再次督促其改變政策方向。1958 年 11 月在東京舉辦的第 7 次國際癩病會議，出席的美國民政府公共衛生福祉部長 Irvin A. Marshall 主張，沖繩應該實施漢生病的居家治療，並在隔年（1959 年）7 月左右，視察八重山的漢生病防治政策實施情形。以此爲契機，八重山保健所對部分非感染性患者開始實施漢生病的投藥治療。此外，Marshall 否定琉球政府針對漢生病單獨立法的想法，建議應制定一般性的「傳染病預防法」。

　　但是，基於日本厚生省的見解，琉球政府仍排斥這個提案。同樣在制定「漢生病預防法」時，成爲琉球政府基礎資料的是，爲了調查沖繩漢生病的實際情形與制定相關政策，由厚生省派遣來的難波政士和滝沢正所做的調查報告

書。在調查報告書中，除了建議針對漢生病的單獨立法外，也提到法案應引進①在一般醫院實施漢生病的住院治療、②門診治療、③出院等三個制度。[13] 以上幾點涵蓋了在 1961 年 5 月被提議應予立法的「漢生病預防法案」。

　　儘管如此，在立法院的法案審議中，確認①的對象區域限定在沒有療養院的八重山，然而，即使在該法制定後，仍未於一般醫院設有任何漢生病的病床。

　　②雖落實該法案第 14 條之門診治療規定（「當政府認為有必要預防或治療漢生病時，對於無傳染他人之虞的患者，得實施必要的門診治療。」），卻被變更為該法第 8 條第 1 項的門診預防措施之規定（「行政主席對於無將漢生病傳染他人之虞的患者，在預防上有必要之時，得以門診採行必要的措施。」）。「預防或醫療上」必要之門診治療，被修正為「預防上」必要之門診措施。後者所預設的情形，應該是指健康檢查。雖然同條第 2 項規定「實施前項措施的必要事項，以細則定之」，但 1962 年 2 月制定的該法施行細則，並未設有關於門診預防措施的規定。

　　③的出院制度落實在該法第 7 條第 1 項，行政主席對痊癒者出院的許可。1964 年 6 月，接受琉球政府業務委託的沖繩癩病預防協會（1958 年設立，通稱為「沖繩癩病預防協會」），設置、營運「後保護指導所」，並且對療養院的出院者實施汽車執照講習等就業輔導。但是在法規上，此為命令出院而非自由出院，亦即所謂「周轉病床方式」，換言之，這是為了讓未住院患者得以收容於療養院的出院制度，由於沒有其他配套的福利政策協助出院後的社會生活，1970 年代之出院患者人數銳減。

（二）學童體檢

　　「周轉病床方式」的前提是，前述難波、滝沢於調查報告書中提出的建議：琉球全部的居家患者約 800 人，其中約 300 人有住院之必要，甚至其中有感染之虞者約 150 人。因此，琉球政府應該確實實施「癩病健檢」，致力於早

---

[13] 難波政士、滝沢正，〈關於琉球癩病對策調查報告書〉，琉球政府厚生局醫務課編，《漢生氏病關係報告集》（1963），頁 31。

期發現、早期治療，如此一來，琉球的癩病可在數年內解決。[14] 簡言之，琉球政府放棄以隔離全部患者為目標的療養院擴增病床計畫，採行的新政策，先令約 300 名院民出院，空出之病床即可使約 300 人住院。根據這份報告書的統計，琉球全體的罹病率是每 1 萬人有 30.0 人，為日本本土每 1 萬人對 1.2 人的約 30 倍。[15]

依據 1963 年琉球政府厚生局制定的「漢生病對策」，一旦「接獲發現患者的通報時，應立刻做好隨時可將患者收容至癩病療養院的準備」。因此，其後將收容患者的業務，委託給沖繩癩病預防協會。至於作為收容業務前提的健康檢查，則自 1961 年起以 3 年起，同樣將對琉球全區域實施實態調查的業務委託給沖繩癩病預防協會。但這「並非根據專業醫生的診察，主要是根據採訪調查」。因此，「漢生病對策」是預定於「獲得本土政府以技術支援長期派遣專業醫生」後，實施健康檢查。[16]

此政策始於 1967 年實施的「學童體檢」。從同年 4 月到 7 月所實施的第 1 次宮古、八重山健康檢查，共檢查 29,696 人，當中「發現患者」54 人，其中 7 人於「發現後不久，即被收容至療養院」。該報告書的結論提及：「殷切期望能以此為契機，根本性的建立沖繩癩病防治政策，並藉由確實施行防治政策，早日達成撲滅沖繩癩病之目標。」[17] 同年 10 月第 2 次沖繩島中北部體檢報告書則建議：「原則上，不論發現患者的病型如何，一律都應送到癩病治療中心的療養院，在一定期間內進行完整治療。」[18]

受到這些調查報告的影響，琉球政府厚生局醫務部長，1969 年在立法院答辯：「雖然顯示非常高的發生率……但會盡可能地早期發現感染源，並強化

---

[14] 難波、滝沢，前揭報告書 32 頁。

[15] 難波、滝沢，前揭報告書 32 頁、37 頁。

[16] 〈漢生氏病對策〉（厚生局醫務課「1964 年漢生氏病關係資料結核、精神衛生關係（1964 年）」所收）、〈漢生氏病患者收容業務委託契約書〉（厚生局病院管理課「關於 1956 年度補助金等文件」所收），同為沖繩縣公文書館所藏。

[17] 厚生省公眾衛生局結核預防課，〈關於沖繩癩病調查報告書〉（1967），頁 4、9。

[18] 厚生省公眾衛生局結核預防課，〈沖繩的癩病診察等援助計畫報告書（沖繩的癩病對策援助計畫協議資料）〉（1968），頁 33 以下。難波政士也在診察報告會中提到對於體檢結果為菌陽性之患者「希望不論其病型為何，應一律收容到轉為陰性時為止」（頁 13）。

管理體制，以期早日接近本土之水平。」[19] 之所以會如此答辯，其最根本的理由是奠定於以下所述的認知吧。「為何不收容而實施門診治療呢？對此個人感到非常懷疑。發生率既然高達本土的 16 倍，沖繩的產品，在日本會被避開和拒絕購買的」。[20]

（三）沖繩的門診治療

在另一方面，美軍統治下的沖繩，於 1962 年在那霸開設「一般皮膚病免費諮商中心」，實施漢生病的門診治療。這是沖繩癩病預防協會得到原任職日本漢生病療養院東北新生園之醫官湊治郎的協助，而自行實施的業務。關於前述「漢生病對策」的門診治療，僅止於：「此制度的實施，因為須有專門醫師對患者實施定期診察，並由公衛護士進行訪問指導，所以癩病專門醫師尚且不足的現狀下，雖無法廣為適用此制度，在未來獲得本土政府的技術援助，有長期派遣的專門醫師後，將逐漸擴大並強化實施之計畫。」[21] 對於該協會 1964 年度（1963 年 7 月至 1964 年 6 月）的政府補助金 1,500 元美金中，「諮商中心費」是 300 元美金，其用途為「支付醫生的報酬 25 元美金 ×12 月」。[22] 在此階段，琉球政府是否將該協會的免費諮商中心定位為制度的一環？其立場並不明確。

在琉球政府和該協會之間，有關委託門診治療業務的資料，可以確定的是，該協會在 1970 年度（1969 年 7 月至 1970 年 6 月）的業務企劃書中，列舉了「門診患者治療」、「漢生病患者收容」、「後保護指導」等三個項目。[23] 原本該協會的門診治療，是始於 1966 年作為漢生病門診診療所使用，而建設的「スキンクリニック（皮膚診療所）」，直到 1967 年 2 月 27 日，經過琉球政府

[19] 在立法院 40 回議會（1969 年）的答辯（〈聯合審查會議錄〉6 號）。

[20] 在立法院 44 回議會（1971 年）的關於漢生病政策某議員的質詢（〈聯合審查會議錄〉23 號）。

[21] 厚生局醫務課，〈漢生氏病對策〉，頁 11。

[22] 厚生局醫務課，〈1964 年度　關於補助金文件（沖繩癩病預防協會補助金）〉，沖繩縣公文書館所藏。

[23] 〈あだんの実〉（沖繩漢生氏病預防協會編集，上原信雄發行）141 號（1969 年）。

的許可，才終於可以「眞正的運作」。[24] 據該協會機關誌的紀錄，1968 年迎接設立 10 週年紀念，載明：「在 1969 年的年度預算中，琉球政府編列了門診患者治療委託費，皮膚診療所所需經費得以維持。」[25] 因此，琉球政府的門診治療制度，是否溯及於此前即已實施的，筆者持保留意見。[26]

那霸的門診診療所，從 1966 年統計來看的話，診斷 69 位新患者，其中，「被帶到療養院住院」者有 7 人，隔年則是 85 人中有 25 人。[27] 此外，自 1962 年起 10 年間的統計，在那霸門診診療所登錄的新患者人數有 633 人，患者總數有 1,050 人，後者中進入療養院住院者有 217 人。[28] 從以上的統計數字可知：對於前述難波、滝沢的調查報告書中，認爲無住院必要的患者約 500 人，這些未被琉球政府視爲防治政策對象者，乃由沖繩癩病預防協會執行醫療活動。

四、結語

在 1971 年就任沖繩愛樂園第 8 任園長，同時兼任琉球政府首任「癩病專門官」的犀川一夫，記錄著：「琉球政府厚生局，可能只是把愛樂園……當作病患們的隔離處所而已，對園內事務毫不關心」、「不僅如此，政府對於漢生病

---

[24] 〈あだんの実〉（沖繩漢生氏病預防協會編集，上原信雄發行）144 號（1970 年 3 月）。

[25] 〈あだんの実〉（沖繩漢生氏病預防協會編集，上原信雄發行）136 號（1968 年 10 月）。沖繩癩病預防協會編，《創立 15 周年記念誌》（沖繩癩病預防協會，1973）的年表在 1968 年 7 月記錄：「本會進行的皮膚診療所業務，從本年度（69 年）轉移爲政府的委託業務。」

[26] 犀川一夫曾在其論文中提及：1962 年 5 月起沖繩癩病預防協會基於漢生氏病預防法，接受政府的委託，開始門診治療，但並未提出所根據之資料，見〈琉球政府時代的癩病管理（第 1 報）〉，《レプラ》42：3（1973），頁 165-168。

[27] 〈あだんの実〉（沖繩愛樂園宮古南靜園自治會編集，上原信雄發行）115 號（1967 年 1 月）、〈あだんの実〉（沖繩漢生氏病預防協會編集，上原信雄發行）128 號（1968 年 2 月）。

[28] 沖繩癩病預防協會編，《創立 15 周年記念誌》，頁 60。

行政也同樣完全不關心」。[29]

　　另一方面，他也寫到：「未受到日本『癩病預防法』的影響，沖繩從 1962 年開始，就沒有執行患者隔離政策，與國外一樣，已實施約 35 年門診治療制度為其防治政策」[30] 但是，這種說法並不正確。首先，沖繩依據漢生病預防法將門診治療制度化是始於 1968 年。其次，琉球政府雖然在 1960 年代修正其全患者隔離政策，但是仍受到同時期日本漢生病隔離政策的影響，對門診治療並未表示關心，而持續遂行以「發現」和「隔離」患者為優先的隔離政策。因此，在沖繩地區同樣維持隔離政策，並製造、助長近代漢生病歧視的基本架構。

---

[29] 犀川一夫，《門は開かれて》（東京：みすず書房，1989），頁 251、259。

[30] 犀川一夫，《漢生病政策的變遷》（沖繩：沖繩縣漢生病預防協會，1999），頁 247。

從戰後日本漢生病政策變革看臺灣漢生病患的人權問題 *

張鑫隆｜國立東華大學財經法律研究所暨法律學系副教授

一、前言

　　立法院於 2008 年 7 月 18 日完成「漢生病病患人權保障及補償條例（以下簡稱漢生人權條例）」立法。2009 年 2 月 12 日，行政院劉兆玄院長依據該條例第 3 條第 1 款之規定，在行政院會中代表國家正式向漢生病患者公開道歉。其中下面的一段內容被不少媒體所引用：

> 過去政府對於<u>漢生病的防治政策</u>，雖因時代的變動而有階段性的不同，但長久以來<u>缺乏積極的政策與有效的作為</u>，也未能消弭社會對於<u>漢生病的偏見與歧視</u>，不僅<u>傷害了漢生病病友的尊嚴與人權</u>，也使漢生病病友承受莫大的精神痛苦，<u>形成社會生活的重大障礙</u>。[1]（粗體字及底線為作者所加）

　　對絕大多數的漢生病患而言，這短短的幾句話，想必有無限的感觸；但是對於多數的讀者而言，卻可能是不知所云。首先可能最大的疑惑是：漢生病患何以會受到如文字所述之如此嚴重的侵害？其次，現任政府似乎不認為過去政

---

* 本文原刊於范燕秋主編，《東亞近代漢生病政策與醫療人權國際研討會論文集》（臺北：國立臺灣師範大學臺灣史研究所，2010），頁 95-138。

[1] 行政院資訊網。網址：http://gazette.nat.gov.tw/EG_FileManager/eguploadpub/eg015033/ch09/type9/gov01/num16/Eg.htm，檢索日期：2020 年 5 月 6 日。

府的漢生病防治政策本身有問題，而且肯定其在各個時代的階段性的功能，只是問題是出在欠缺「**積極、有效**」的防治政策，以及消弭社會大眾對病患之歧視。換言之，道歉文不認為過去的隔離政策有問題，歧視漢生病患的社會大眾才是直接的加害者，政府只是在政策執行上負有「不極積作為」的責任。這種政府的立場可以從行政院於 2008 年 3 月 25 日送交立法院的「漢生病病人補償條例草案」的總說明中得到進一步的論證和更具體的意涵。

> 政府仍沿用日據時期之管理措施，直至五十一年三月十七日訂定「臺灣省癩（痲瘋）病防治規則」（其後修正為「臺灣省癩病防治規則」）後，**始宣示防治之政策及目標，取消強制隔離措施，並要求不得加以歧視**。惟因無積極之作為，加以缺乏有效之藥物及治療方式，其病人面容手足變形未曾稍減，受社會之歧視仍深。……**我國雖未如同日本政府對漢生病病人曾採取絕育等極端而不人道措施並持續強制隔離**至公元一九九六年，惟對五十一年以前採行強制隔離政策，七十一年以前未有積極有效之作為，確實帶給病人身心病苦，導致社會對其排斥……[2]（粗體字及底線為作者所加）

　　從這段說明可以清楚瞭解上述道歉文所指的「不極積作為」是指沒有積極的防止歧視的政策以及引進有效的藥物治療才致使病人因外觀留下的後遺症沒有改善而招致社會的歧視。言下之意，即指漢生病患所受到的社會歧視是因為其外觀之後遺症而起，政府的責任是在於沒有提供充分的治療才使社會歧視加深之不作為。

　　進言之，儘管政府已經承認漢生病患者承受嚴重的人權侵害，但是從上述總說明中可以進一步確認，政府所承認之法律責任的範圍，僅止於國民政府接收臺灣時仍延用日本之「管理措施」之時期，自 1962 年訂定「臺灣省癩（痲瘋）病防治規則」（以下簡稱癩病防治規則），「取消強制隔離措施」、「要求不得歧視」後，對於患者已不負法律上的責任；而患者所受到之社會歧視是因為

2　立法院第 7 屆第 1 會期第 6 次會議議案關係文書，漢生病病人補償條例草案，院總字第 1780 號，政府提案第 11215 號，http://lis.ly.gov.tw/lgcgi/lgmeetimage?cfc8cfcecfc9c8cdc5cec6ccd2cec6c9。

政府未引進有效之藥物及治療方式等之其所承認之 1982 年以前的「無積極、有效的作為」，致使患者手足和顏面上的變形所造成的，政府僅對其行政怠惰負責。這裡同時要特別強調的是，在立法總說明臺灣政府否認其應與日本一樣，對於患者採取「**絕育等極端而不人道措施**」，亦無類似日本繼續強制隔離患者至 1996 年之情形。此與樂生院前院長所表示，樂生院之隔離是基於防止傳染病擴散之公共衛生上的利益考量，「**只有不當並沒有違法**」[3] 的說法一致。

　　根據以上臺灣政府對制定漢生人權條例之立場分析，本文產生下列幾點疑問：

（一）漢生病患者所受到之社會歧視真如官方所言，是因為政府沒有積極提供醫療服務所生之外觀上的後遺症所致？社會大眾固然是歧視行為的直接加害人，但是社會大眾之歧視的形成僅是因為患者變形的外觀所致嗎？國家對於長期以來根植於社會大眾意識中的歧視或偏見，扮演了何種角色，是不是應該進一步受到檢視？

（二）1962 年的「癩病防治規則」雖然解除了全面性的強制隔離，但仍採行對所謂「開放性」患者進行強制「住院治療」（第 4 條）之所謂的相對隔離政策；而且禁止有變形、畸形或瘡口殘留之「非開放性」患者從事飲食業或從事其他與大眾衛生有直接影響之行業（第 5 條）。[4] 該規則的公布，是否如官方所言已阻斷了臺灣政府不當強制隔離政策之違法責任？而且，當時實際的防治政策是否真的無強制隔離之實？

（三）臺灣目前尚未經過如後述日本熊本地院或「漢生病檢證會議」對國家的侵權事實進行審判或調查，臺灣政府否認其與日本一樣，曾對於患者採取「**絕育等極端而不人道措施**」，是否可信？

（四）漢生人權條例基於上述的立場，區分 1962 年癩病防治規則成立以前，及 1982 年有效使用特效藥前之時期的樂生療養院住院患者，因其人身自由受拘束，[5] 加以補償，其他患者則給予受歧視之精神上補償，而且須於本條例施行時仍生存者為限之補償方法是否安當？ 1983 年以後住院之患者

---

[3] 趙俊祥、李郁強，《漢生病病人補償條例草案評估報告》（立法院，2006 年 5 月），頁 47（前樂生院黃龍德院長之發言）。

[4] 臺灣省政府令 51.3.17 府衛字第 2276 號。

[5] 參見行政院版《漢生病病人補償條例草案》，第 6 條說明，同註 2。

及該條例施行前已死亡之家屬為何不能成為補償的對象？

（五）漢生人權條例第 3 條對漢生病患揭示了回復名譽、給予補償金、醫療權
益及安養權益等四大保障。但是上述否定加害事實之政府的立場如何能
真正回復患者的名譽？捷運工程衝突的安協下所殘留之院區和以醫療大
樓作為生活空間如何照顧到患者的醫療和安養的權益？

上述疑問的根源是來自臺灣政府否定其為侵害漢生病患者人權的加害人之
立場，因為漢生人權條例的成立是否能撫慰長期受到人權侵害之患者的創傷並
使國家和國民記取教訓、防止類似事件再發生，必須以人權侵害的事實真相和
明確的責任為前提。

相對於臺灣的日本政府，儘管 1960 年代世界衛生組織和國際漢生病會議
做出停止隔離政策的建議，日本國會一直到 1996 年 4 月 1 日才廢止漢生病隔
離法，但是，實質上已不再進行隔離措施，而是由於患者回歸社會的意願不
高，並為獲取預算維持療養院提供患者生活和醫療的機能等理由，一直沒有廢
除隔離法。但是這種基於福利政策的積極的作為與當初採行隔離政策動機一
樣，皆是造成社會對患者嚴重歧視的根源之一，日本政府終於在 2001 年的熊
本地方法院國賠訴訟的判決中被確認應負國家賠償的責任。然後，在隨後立法
通過的漢生病補償法中，日本政府正式對於隔離政策本身的錯誤和造成的人權
侵害道歉和賠償，並依據該法所成立之漢生病問題檢證會議調查的結果，確認
了國家的歷史責任以及今後國家為避免類似人權侵害發生所應負之防止的義
務。

臺灣漢生人權條例的成立並沒有經過國賠訴訟和真相調查的歷程，而是受
到日本漢生病補償法以及後述臺灣樂生院戰前院民東京地院求償判決勝訴的影
響，展開之立法運動的結果。因此，臺灣政府對於漢生病患人權侵害的事實和
責任尚未被釐清前，前述政府僅單方面在道歉文上承認其行政怠惰責任的立場
不能作為定論。

有論者以為，對整體社會而言，樂生療養院的保存是讓社會反省和反思的
機會，可稱為「社會的轉型正義」。[6] 但是轉型正義除了是對舊政權應負責任者

6　邱毓斌，〈另一種轉型正義：樂生療養院保存運動〉，《思想》6（2007 年 9 月 1 日），頁
18。

之追究並對於被害人物質上的民事或國家補償之外，其最重要的前提在於真相調查，如果沒有真相，如何能做轉型正義？[7] 2017 年我國促進轉型正義條例立法通過，其中第 2 條第 2 項第 2 及 3 款規定，促進轉型正義委員會（以下簡稱促轉會）應規劃、推動的事項包括清除威權象徵、保存不義遺址、平復司法、還原歷史真相並促進社會和解的事項在內。雖然該法第 1 條規定本法規定者適用其他相關法律之規定，但是 2008 年通過的漢生病人權條例僅規定回復名譽、給予補償金、醫療及安養權益等項目，並未包括真相調查，目前促轉會也尚未將本案列為促進轉型正義的對象。

因此，本文目的不在於證明我國政府過去對於漢生病政策所應負的責任，而是企圖透過戰後日本漢生病政策變革來檢視目前臺灣政府在漢生病患的人權問題上所應負的責任。亦即，從日本漢生病政策的展發過程來看，不僅是立法補償漢生病患及其家屬的問題，更是整個社會應如何認識過去的漢生病歷史的真相，然後反思應如何解決過去漢生病政策所遺留下來的問題以及如何防止類似事件的發生。所以，臺灣的漢生病問題並沒有因為漢生病人權條例的成立而結束，藉由上述的問題意識的提起，希望從日本的漢生病政策變革的啟示，指出未來臺灣漢生人權的新課題。

二、日本漢生病政策之變革

（一）前史

漢生病是因為受一種稱為癩桿菌的抗酸菌的入侵，所引發之慢性的細菌感染症。因為該菌的毒性極為微弱，幾乎所有的人都具有抗體，即使被該菌入侵而感染，發病的機率也非常低，而且並不會致命。這樣的認識早在 1897 年舉行的第 1 屆國際癩病會議中，便被德國醫師亞伯・奈瑟氏（Albert Neisser）提出漢生病的傳染性並不顯著之見解所確認，當時也沒有人提出反對意見。[8]

---

7 林佳和，〈轉型正義與真相調查：不同角度的初步觀察〉，《台灣法學會新課題》13（2018 年 11 月），頁 65-66。

8 關於當時醫學上的認識參見：ハンセン病違憲国賠裁判全史編集委員会，《ハンセン病

又根據日本學者調查指出，日本政府早在 1907 年對流浪漢和無經濟能力患者實施強制隔離之癩預防法成立前，[9] 便對於漢生病並非急性傳染病之事實有所認識，因而拒絕 1897 年傳染病預防法修法時欲將漢生病列爲適用對象的提案。[10]

因此，幾乎可以斷定日本於 1907 年對流浪漢和無經濟能力患者實施強制隔離的癩預防敕令，乃至 1931 年對漢生病患者進行全面強制隔離的癩病預防法所發動的隔離政策另有非公共衛生上的理由存在。

雖然當時醫學界有所謂漢生病「體質遺傳說」的爭議，但事實上所謂的「體質遺傳」不管存在與否，其本質並非患者本身具有遺傳該病的因子，而是對於該傳染病是否具有免疫力之免疫學上的問題，[11] 而另一方面，1931 年帝國議會在討論癩預防法草案時被質疑如果漢生病不是遺傳病何以要進行強制優生手術。[12] 於是當時內務省衛生局預防課長高野六郎在堅持漢生病之傳染病本質的同時，又爲了貫徹其優生的目的，在其 1939 年著書中承認漢生病會受到與生俱來的體質和生活環境的情況之影響，[13] 並於國會中明確表示對於漢生病患

違憲国賠裁判全史》（東京：皓星社，2006）第一卷，頁 287 以下。

[9]　1907 年的癩預防法「癩予防ニ関する件」（1907（明治 40）年 3 月 18 日法律第十一号）為日本第 1 部對於漢生病患者規定進行部分強制收容之法律，依該法律規定，「癩患者未為療養且無救護者，依行政官廳之命令所定入療養所以為救護，但認為適當時得由扶養義務人照顧患者」（第 3 條第 1 項），「主務大臣得指定二以上道府縣，命於該道府縣內設置為前條收容患者所必要之療養所」（第 4 條第 1 項）。

[10]　藤野豊，《ハンセン病と戦後民主主義－なぜ隔離は強化されたのか》（東京：岩波，2006），頁 13-14。

[11]　當初日本醫學界對於漢生病是否具有體質上的遺傳性，主要的爭議在於儘管漢生病是一種傳染病為大家所公認，但是患者的體質上是否對於該病的免疫力較弱，而言這樣體質是否會遺傳。關於當時體質遺傳說的爭論詳細參閱：藤野豊，《ハンセン病と戦後民主主義－なぜ隔離は強化されたのか》（東京：岩波，2006），頁 43-54。

[12]　引自藤野豊，《ハンセン病と戦後民主主義－なぜ隔離は強化されたのか》（東京：岩波，2006），頁 49。

[13]　高野六郎，《国民病の撲滅》（保健衛生協会，1939），頁 296，引自藤野豊，《ハンセン病と戦後民主主義－なぜ隔離は強化されたのか》（東京：岩波，2006），頁 49。

者進行優生手術的理由是爲了防止「易罹患癩的體質」的遺傳。[14] 從這裡可以看出，何以對於傳染性不高的漢生病患要進行強制隔離，並非純粹公共衛生上的考量，而是有計畫爲排除所謂「易罹患癩的體質」之族群所爲之政策。

研究日本漢生病問題的歷史學者藤野豐在其 2001 年出版的著作中，以發生在 1922 年的「別府的浜事件」作爲該書的起頭：

> 三月二十五日早上別府的浜的村落發生大火，六十戶居民愴慌逃命。很不可思議的，消防隊和警察竟然都沒有出動，更令人驚訝的是，火是警察所放的。
>
> 原來這個地方是一個貧民窟，簡陋的房子一直被警察認定爲有礙觀瞻，最重要的是，裡面住了四名的漢生病患者，因爲皇室的人要來別府賞花，所以警方根據當時的癩預防法判斷，可以像黑死病一樣，用焚燒來代替消毒，在無法辨別何者是漢生病人的房舍下，把全部村落給燒了。[15]

作者在一開始便宣告了漢生病問題的根源是來自國家的歧視，而且是一種非常暴力的歧視和偏見。歷史學者的見解乃至 2005 年的「漢生病檢證會議最終報告書」均指向造成錯誤的隔離政策是出自於優生思想的「民族淨化論」。

1905 年日俄戰爭獲勝，日本正陶醉在世界列強和「一等國」的意識之中，於是當時的《東京日日新聞》這樣寫著：

> 我國的癩病病患人數僅次於印度，以人口比例來看的話，是世界第一的國家，這樣的事實是國家的恥辱！[16]

---

[14] 引自藤野豐，《ハンセン病と戰後民主主義－なぜ隔離は強化されたのか》（東京：岩波，2006），頁 50。

[15] 藤野豐，《「いのち」の近代史－「民族淨化」の名のもとに迫害されたハンセン病患者》（京都：かもがわ出版，2001），頁 1 以下。

[16] 引自藤野豐，《「いのち」の近代史－「民族淨化」の名のもとに迫害されたハンセン病患者》（京都：かもがわ出版，2001），頁 44。

之所以會有這種國恥論，與 19 世紀後期歐美國家歷經幾件發生在亞洲的癩病大流行事件，而認為有色人種是癩病盛行的主要人口群，是落後不文明的象徵。[17]因此這種國家的恥辱感更進一步進化到「民族淨化論」。1926 年內務省衛生局預防課長高野六郎將漢生病預防的課題定位在「淨化民族血液」之目的上，提出了絕對隔離的根本構想。

> 所有的人無不希望讓這樣的病從國民中消失。為了淨化民族的血液，以及為了使同胞脫離此一殘酷的病苦，隔離政策是慈善事業和救濟醫療事業中最重要的工作。[18]

如前所述，高野不僅強調漢生病是一種傳染病，需要進行公衛目的上的隔離，更承認當時醫學上體質遺傳說的見解，以「淨化民族的血」來正當化其對漢生病患施行優生手術的政策。這種民族主義的優生思想似乎對其他從事漢生病醫療的醫師有超乎醫學知識的影響。

最先從事漢生病醫療並任官方保健衛生調查會委員的光田健輔醫師看到高野的「民族淨化論」後，在 1926 年為文介紹了日本患者已達 10 萬 2,585 人，僅次於中國是世界第 2 位的事實，然後強調「以純潔的血統自誇的日本國，現在反而是比其他歐美諸國還要更多，是世界第一等的癩病國。」[19]光田健輔繼受了高野的觀點，以漢生病污染了日本「血統的純潔」來表現，藉以強化其隔離政策主張的正當性。光田並自 1915 年起對男性患者進行結紮手術，至 1936 年止共進行約 1,000 人的優生手術。光田為其成果如此讚美：

---

[17] 范燕秋，〈癩病療養所與患者身分的建構：日治時代臺灣的癩病社會史〉，《臺灣史研究》16：4（2008 年 12 月），頁 94。

[18] 高野六郎，〈民族浄化のために－癩予防策の将来－〉，《社会事業》10：3（1926 年 6 月），引自ハンセン病問題に関する検証会議，《ハンセン病問題に関する検証会議　最終報告書》，（2005），頁 65。網址：http://www.jlf.or.jp/work/pdf/houkoku/saisyu/2.pdf，檢索日期：2009 年 4 月 21 日。

[19] 光田健輔，〈癩予防撲滅の話〉，《社会事業》10：4（1926 年 7 月），頁 41-42，引自藤野豊，《ハンセン病と戦後民主主義－なぜ隔離は強化されたのか》（東京：岩波，2006），頁 15。

說不定世界各療養所不出今後十年，都會採行此一方法。[20]

　　根據學者藤野豐的見解，光田健輔對病患進行優生手術的真正理由是建立在漢生病免疫體質具有遺傳性之認識上，然後針對長期以來一直被歧視之特定地方的部落族群，以其等因「近親結婚」而產生很多漢生病患者的偏見，將被歧視為具有漢生病血統的部落認定為「癩村」的所在，不管其是否全然是患者，逐步達成其絕對隔離的目的。因此，其隔離的目的不在於防止傳染的擴大，而是在消滅特定族群的延續。因為在體質遺傳的前提下，患者即使治癒亦不可出院，否則將有遺傳給下一代的可能。[21]

（二）戰後日本漢生病隔離政策

1. 優生主義與隔離政策

　　在第二次世界大戰中的 1943 年，治療漢生病非常有效的磺化藥物普羅敏（Promin）問世，漢生病已不再是難以治癒之病。但是，日本政府明知漢生病非遺傳病，仍於 1948 年制定允許對漢生病患者進行優生手術的「優生保護法」，[22] 儘管在規定上需要當事人的同意，但是在療養所中以不得養育子女作為結婚條件的前提下，實質上使療養所對患者所進行之非人道的結紮和墮胎的行為被正當化。[23] 又儘管患者發起大規模抗議運動，反對強制收容、要求明文訂定出院條件和廢止懲戒管束等規定，日本政府仍於 1953 年修正癩預防法，繼

---

[20] 光田健輔，〈愛生〉（1936 年 4 月），引自ハンセン病問題に関する検証会議，《ハンセン病問題に関する検証会議最終報告書》，頁 291。

[21] 藤野豐，《ハンセン病と戰後民主主義－なぜ隔離は強化されたのか》（東京：岩波，2006），頁 54-55。

[22] 1948 年制定的優生保護法設有「癩病條款」，同意醫師對於本人或配偶因罹患癩病而恐有傳染後代者，獲得本人之同意，以及有配偶者得其配偶同意後，得進行優生手術（第 3 條第 1 項第 3 款）；又，地方的醫師公會所指定之醫師，對於本人或配偶罹患癩病者，經本人以及配偶之同意，得進行人工流產手術（第 14 條第 1 項第 3 款）。

[23] ハンセン病違憲国賠裁判全史編集委員会，《ハンセン病違憲国賠裁判全史》（東京：皓星社，2006）第一卷，頁 61。

受戰前舊法之絕對隔離的政策，維持強制收容、限制外出、懲戒處分等規定，卻沒有出院條件的相關規定。

何以日本政府在特效藥已經問世後，仍然執意強化隔離政策？甚至強化非遺傳病之漢生病的優生政策？其最重要的理由是所謂「體質遺傳論」[24] 的觀點，也就是說漢生病菌有可能會透過精子、胎盤等途徑，由父母親傳染給胎兒，所以在政策上絕不能允許患者生育。正如歷史學者藤野豐所言，「並非隔離的結果使患者失去後代，而是爲了斷絕患者的後代才斷然施行絕對的隔離政策」。[25]

2. 社會福利的價值觀與隔離政策

1960 年 WHO 的專門委員會建議會員國應廢止強制隔離，改由一般門診來治療，並且應廢止以特別法來防治漢生病；1963 年第 8 屆國際癩病會議明確宣示，無選擇性的強制隔離是時代的錯誤，應該廢止；同年漢生病患者組織「全患協」展開修法運動，向國會提出修法的請願，要求廢除強制隔離政策、保護出院者的生活及充實在家治療等。[26] 但是國會一直到 1996 年 4 月 1 日才將該法廢止，[27] 隨後又在同年 6 月 26 日將「優生保護法」更名爲「母體保護法」，刪除包括得以本人或配偶之漢生病等爲由進行優生手術的規定等。1998 年更進一步放棄以隔離主義爲核心之舊傳染病預防法的政策，改採人權並重的預防政策，並於新法的前言表示，我等很沉重的反省過去對於漢生病、後天免疫缺乏症候群等傳染病患者所存在的歧視和偏見，今後必須記取這次教訓，隨時隨地尊重傳染患者的人權，並確保對其提供優質且適切的醫療服務。

日本政府何以違背國際性專門組織的建議，繼續其隔離政策如此之久？據熊本地院判決所示，戰後漢生病的特效藥出現後，隔離法失去了必要性的根

---

[24] 有關漢生病的「體質遺傳論」之詳細，參閱：藤野豐，《ハンセン病と戰後民主主義－なぜ隔離は強化されたのか》（東京：岩波，2006），頁 82-89。

[25] 藤野豐，《ハンセン病と戰後民主主義－なぜ隔離は強化されたのか》（東京：岩波，2006），頁 55。

[26] 以上經過為熊本地方法院判決所確認：ハンセン病国賠訴訟熊本地院判決。

[27] 該癩預防法廢止法尚規定療養所的維持、再入院的可能、回歸社會的援助、福利的促進及家屬生活援助等保障患者的事項。

據，雖然實質上已不再進行隔離措施，患者可以依意願選擇出院，但是，由於患者已在療養院生活非常長的時間，年事也高，最重要的是，因爲隔離法的存在，使得社會上對漢生病患的歧視依然存在，願意回歸社會的人越來越少，一旦失去隔離法的依據，患者在療養所的生活和醫療在預算上將無法維持，所以日本政府才會拖到 1996 年才廢除這一造成社會歧視的隔離政策。[28] 又依據後來漢生病檢證會議的調查顯示，沒有廢除該法的另一個原因是因爲表面上官方認爲一旦廢法後，在福利預算的分配上將無法獲得充足經費來購買特效藥和改善患者生活，但是背後還包括那些相關官僚之既得利益的維護。[29]

（三）熊本地方法院國賠請求訴訟

1995 年 1 位日本漢生病療養所的患者寫信向當地律師公會質疑：爲何這種世界僅有的非人道的隔離法和同意漢生病患進行優生手術的優生保護法能存在這麼久，而律師卻一直無動於衷？[30]律師公會的德田靖之律師接到信後便展開調查，當瞭解他們受害的事實後，感到無限的羞愧，於是動員了 143 位律師投入這場國家賠償訴訟。[31]翌年，日本政府雖然廢除隔離法，但並不承認有違法，並辯稱 1960 年代時早就沒有實質的隔離，而沒有廢法是爲了繼續維持對患者的醫療和照顧。大多數的人都認爲這場訴訟不可能會贏，也就沒受到媒體和社會大眾的關心。日本律師團不斷鼓勵患者勇敢地站出來，在法庭上向法官控訴他們是如何受國家侵害的經過。之後，在岡山和東京也相繼提起，並在律

---

28 ハンセン病国賠訴訟熊本地院判決。

29 日本ハンセン病検証会議，ハンセン病問題に関する検証会議最終報告書，頁 156 以下。網址：http://www.mhlw.go.jp/topics/bukyoku/kenkou/hansen/kanren/4a.html。

30 ハンセン病違憲国賠訴訟弁護団，《開かれた扉－ハンセン病裁判を聞った人たち》（東京：講談社，2003），頁 25。

31 1996 年 3 月 19 日九州律師公會發表聲明表示：「我們全體律師和公會對於長期以來容許嚴重侵害漢生病患人權的法律之存在深表反省，重新體認我們的社會責任，承諾為回復其人權而全力以赴。」ハンセン病違憲国賠裁判全史編集委員会，《ハンセン病違憲国賠裁判全史》（東京：皓星社）第一卷，頁 20-21。

師團和社會各界的努力之下，原告從最初的 13 人增加到 2,322 位患者。[32]

　　經過 4 年漫長的訴訟程序，終於在 2001 年獲得熊本地院的勝訴判決。該判決宣判 1996 年才廢除的隔離法違憲，並確認厚生勞動大臣在漢生病政策的執行上有違法和過失的責任，國會之立法行為在國家賠償法上亦有違法、過失的責任，應賠償原告所受到之權利的侵害。該判決主要以下列的理由確認國家的侵權責任。

1. 強制隔離的必要性

　　法院從漢生病的傳染力、治療的可能性、強制隔離的有效性三點之分析，確認下面事實：(1) 漢生病其實為一種難以傳染而且發病可能性很低之疾病，此一事實於新法制定之前早已為政府及相關漢生病專家所熟知；(2) 漢生病之進行屬慢性病，本身並非致死性之疾病，並且也不會全部病例皆發展成重症，尚有部分病例會自然痊癒；(3) 新法制定當時，普羅敏之藥物已具有顯著療效，並且自 1949 年以後已在日本療養院中廣泛使用，漢生病已非不治之症；(4) 早期與漢生病相關的國際會議中，多認為縱使採隔離措施，也應限定於有傳染性者，而且，早在 1931 年國際聯盟癩委員會就認為強制性的隔離政策只會使意圖避免隔離之病患躲藏起來，對於漢生病之預防無法帶來充分的效果；(5) 即使有急性發炎等症狀之患者（即所謂「癩反應」），必須住院治療時，這也只是從醫療的觀點來判斷問題，與漢生病預防之所謂公共衛生上的必要性並無直接的關聯，不能成為肯定隔離之必要性的理由；(6) 1956 年以後，國際上否定強制隔離政策的醫學見解日趨明顯，相關的醫學會議均反覆強調與漢生病有關之特別法應予以廢除。綜合上述的事實，法院認為最遲自 1960 年以後，漢生病已非必須採行隔離政策之特別疾病，不問病型之差異，以全體院民及漢生病患為對象之隔離措施，已失其必要性。

---

[32] 有關該訴訟的提起經過參閱：ハンセン病違憲国賠裁判全史編集委員会，《ハンセン病違憲国賠裁判全史》（東京：皓星社）第一卷，頁 18-27。

2. 國家的違法性與過失責任

(1) 行政機關的違法性及過失責任

法院首先肯定了下列行政機關在無強制隔離之必要性的前提下所生之應積極作為的義務。

a. 提出修廢隔離政策之義務

厚生勞動省（原勞動省於 2001 年改制為厚生勞動省，以下簡稱厚勞省）負責管理漢生病療養院，比較容易獲得國內外漢生病之專門醫學知識或詳細之治療方式等資訊，所以廢除新法並非純屬國會之責任，必須要有厚生勞動省對於廢法方向之積極作為才有可能。

b. 採行使全體院民得自由出院之必要措施的義務

當時的厚生省雖然採取彈性限制外出等措施，但並未對全體院民正式宣布可以自由出院。被告所辯稱之隔離狀態逐漸緩和並不足以阻卻隔離政策本身之違法性。

c. 排除阻礙療養院外接受漢生病治療的制度上缺失之義務

當時僅京都大學附屬醫院提供住院治療，在這樣的醫療體制下，事實上使需接受治療之患者不得不去療養院治療，因而造成被迫留在療養院的情形。因此厚生省有義務採取必要措施，排除阻礙療養院外治療之制度上的缺失。

d. 消除阻礙院民回歸社會之因素的義務

過去之漢生病政策助長社會對漢生病患者之偏見及歧視，持續造成漢生病患者莫大之痛苦，成為阻礙院民回歸社會的重大原因。因此，厚勞省有義務運用讓社會一般人可以獲得正確認識的方法，採取諸如使眾人清楚知道院民已經可以自由出院，而且已經沒有公共衛生上的問題等相當之措施，來消除社會偏見及歧視。

基於上述隔離政策因失去必要性所生之行政機關義務，法院認為行政機關未盡到該等義務之不作為應負法律上責任，其關於行使公權力之職務上的行為具有國家賠償法上之違法性；而且當時厚生大臣於 1960 年判斷前述各項隔離之必要性時，已獲得充分和必要之醫學知識及資訊，並可能充分掌握關於對漢

生病患者所受到社會歧視及偏見之事實，據此認定厚勞省大臣有過失之責任。

(2) 國會立法行為之違法性及過失責任

熊本地院依據下面的理由進一步宣告隔離法違憲，並確定國會消極的立法怠惰之違法性及有責性。

法院認爲，癩預防法之隔離政策不僅違反憲法居住、遷徙之自由的規定，其長期之隔離，對當事人一生均造成重大影響。有的人被迫中斷學業、有人喪失工作機會或被剝奪就業之機會、有人失去結婚成家和生育兒女的機會、有人失去親人共同生活享受親情的機會。該等限制之影響程度雖因人而異，但是，漢生病患被隔離所受到侵害的客體是做一個人一生發展的所有可能性，其人權所受到的限制擴及到其整個社會生活，不能只限於居住、遷徙自由之評價，應該更廣泛地引用憲法第 13 條所保障的人格權來作爲評價的根據。

法院基於前述的判斷認爲，該隔離法至少自 1960 年起已完全喪失其合理性的根據，明顯具有違憲性；同時該隔離規定之存續所造成之重大的人權侵害，已具有立法救濟之必要性，而國會卻毫無廢除該隔離規定之積極作爲，足以認定其具有國家賠償法上之違法性。關於國會之過失責任，法院認爲國會只要經過調查，便可輕易判斷該隔離規定是否具有違憲性，而且，從 1963 年漢生病患者和組織所發動之修法運動、國民對厚生省的陳情、國會議員亦參與該行動等事實來看，足以認定國會具有立法不作爲之過失。

(3) 原告所受到之權利的損害

法院認爲，本件爲前所未見之極其特殊的大規模損害賠償訴訟，即使受害期間最短者也長達 23 年，其受害之內容涵蓋身體、財產、名譽、信用、家庭關係、社會參與機會等各式各樣的侵害，如須一一加以舉證時，將使本件訴訟大幅延遲進行之速度，無法得到眞正權利，因此以原告所主張之受侵害的事實當中，概括找出具備一定共通性的範圍的部分，作爲之精神慰撫金的賠償對象。而關於身體之損害，如強制結紮、墮胎、治療機會的喪失、因強制勞動產生之後遺症等，因各個原告間之差異相當顯著，因此亦無法以此作爲共通損害和本件賠償之對象。亦即個別的原告仍可就其個別所受侵害提起國賠訴訟。

關於因污名化所受之共通損害，法院認爲並非指原告因社會對漢生病錯誤之認知（偏見）所致，原告在社會生活中所受到各種差別待遇不應是其賠償的

對象，因爲社會對漢生病之歧視及偏見，原本自古以來就存在，尚非完全僅因被告之行爲造成。據此，法院最後認爲應以原告被放置於此種受歧視之狀態中所受到的精神上損害，以及原告在社會中「平穩生活權」受到侵害作爲賠償的對象。

而關於因優生政策及強制勞動所受之損害，法院雖然認爲強制結紮手術所致之侵害不能認爲是上述 2 種共通損害之外的另一種獨立的共通損害，但仍將其作爲評價因隔離所生之損害的背景因素。

關於因被強制勞動所生之損害，由於亦不屬全部原告之共同經驗，與前述因優生政策所生之損害一樣，法院仍作爲評價因隔離所生侵害的背景因素。

（四）漢生病補償法之成立

2001 年 5 月 11 日熊本地院判決患者勝訴後，日本政府是否上訴受到日本全國的矚目。2001 年 5 月 21 日漢生病患者及其支持者聚集到首相官邸前靜坐，要求和首相見面。參與靜坐的原告出現在電視的現場新聞節目中，殘缺的肢體和人道的控訴呈現在全國電視轉播的觀眾前，受到震撼和感動的民眾不斷地透過電話、傳眞或電子郵件向首相官邸要求放棄上訴。當時的小泉純一郎首相於接見原告代表後，日本政府也在隨後宣布放棄上訴並立即著手草擬新法，於 24 天後國會迅速通過了「漢生病補償法」。[33] 其前言如此寫道：

> 漢生病患者，至今仍在偏見與歧視之中承受極大的痛苦與苦難。我國在昭和二十八年（一九五三年）制定的「癩預防法」，仍持續對漢生病患者採取隔離政策；甚至，到昭和三○年代（一九五五年～）時，儘管對於當時的錯誤已經有很清楚的認識，卻仍不去改變對於漢生病錯誤的認識，也沒有改變隔離政策，而讓漢生病患者至平成八年（一九九六年）「有關癩預防廢止法律」開始施行爲止，一直忍受著難以承受的痛苦與苦難。

---

33 ハンセン病違憲国賠訴訟弁護団，《開かれた扉－ハンセン病裁判を闘った人たち》（2003），頁 73。

我等以誠心的悔悟和反省來面對，並深切地體認到這些悲慘的事實，除了致上深切的歉意之外，再一次立下決心要根絕對於漢生病患不當的偏見。

在此，爲了祈求漢生病患者難以治癒之身心上的創傷能早日康復，以及提供其今後平穩的生活，除了撫慰漢生病療養所患者至今所承受的精神痛苦外，還要謀求回復漢生病患者的名譽以及增進他們的福祉，同時也爲表達對亡者追悼之意而制定本法。

如前所述，1996 年廢除隔離法時，也同時規定療養所的維持、再入院的可能、回歸社會的援助、福利的促進及家屬生活援助等保障患者的事項，所以漢生病補償法主要內容是以於療養所入院者或曾經入院者爲對象，規定依患者入院的時期發給 800 萬至 1,400 萬日圓的補償金，另外亦規定國家在尊重漢生病患意見的前提下，應採取必要之回復名譽、增進福祉及追悼亡者的措施。但是該法立法倉促，主要是以居住或曾居住於療養所，且仍生存的患者爲對象，因此其後透過厚生勞動省和國賠訴訟原告代表之協議，使受補償的對象和內容有進一步的擴充。

1. 補償對象之擴大

漢生病補償法通過後，厚生勞動省和國賠訴訟原告代表達成和解的基本合意，除了正面承認法律責任及道歉義務外，並同意依前述補償法之補償金的基準作爲「損害賠償」。但是另外無住院經驗患者和已去世患者之家屬，因爲非補償法的適用對象，厚勞省不願與繫屬於法院中案件和解，於是熊本地方法院做成和解意見書表示：

關於起訴前已過世患者的家屬之原告，鑑於本事件之特殊性，縱有種種應考慮的事項，仍應依繼承法的法理尋求和解解決。……關於未曾入院的原告，雖然熊本判決是針對曾入院之原告所爲之判決，……但是該判決所明示之損害賠償對象之共通損害的範圍並未限於療養所中的隔離侵害，尚包括患者被置於因社會對漢生病錯誤的認識而使其受

到種種差別對待的地位所受到之精神上的侵害。……該等原告應具有國家賠償請求權。但是由於未曾入所之原告並未受過實際上隔離，其受害的程度有所差異，應考慮其與入院者之和解金之間的均衡……[34]

熊本地方法院於該案件終結辯論後再提出具體之和解金計算的意見書，終於促使厚生勞動省與原告達成協議，簽訂訴訟上全面和解之「基本合意書」，使非住院患者及已過世患者家屬的賠償問題獲得解決。[35]

2. 政府與漢生病患團體之具體政策的協議

根據上述補償法中行政機關實施之漢生病政策應尊重漢生病患意見的前提規定，厚生勞動省從 2001 年開始定期與漢生病代表團體進行協商。在「2001年漢生病問題對策協議會確認事項」中，日本政府承諾：(1) 在回復患者名譽的措施上，於全國性報紙及地方報紙上揭載以厚生勞動大臣為名的國家道歉廣告、製作漢生病問題解說教材發放給全國中學生等措施；(2) 關於住院患者居住權益，除保障 13 個國立漢生病療養所患者終生居住的權利，絕不違反本人意思令其出院或轉院外，並確保其不遜於社會生活水準之環境和醫療設備；(3) 在回歸社會和社會生活支援措施上，創設回歸社會患者給與金制度和已出院患者慰問金制度，保障其擁有一個平穩、安定之平均水準的社會生活，並免除院內和院外患者之漢生病及相關疾病之自己負擔部分的醫療費，以及改善和擴充患者回歸社會所需之醫療、住宅、介護等必要援助；(4) 關於隔離政策之真相調查，政府應成立檢證會議，就漢生病政策歷史和現狀，從科學和歷史的角度，多方面進行檢證，以提出防止再發生的建議，並且致力於漢生病政策相關資料、建物之公開和保存，以及要求地方自治團體進行必要之協助。[36] 2004 年 3 月雙方更達成協議，不曾入院的患者亦由國家按月支給生活的「給與金」。[37]

---

[34] 參見：野間啟，〈判決確定させ基本合意成立へ〉《法と民主主義》361（2001），頁 41。

[35] 〈遺族・非入所の原告らの司法上の解決のための基本合意〉（2002 年 1 月 28 日）。網址：http://www5b.biglobe.ne.jp/~naoko-k/database.htm#0727。

[36] 〈ハンセン病問題対策協議会における確認事項〉（2001 年 12 月）。

[37] 〈平成 15 年度ハンセン病問題対策協議会における確認事項〉（2003 年 4 月）。網址：

（五）漢生病問題檢證會議

根據上述協議中有關成立檢證會議之承諾，厚生勞動省委託日本律師聯合會法務研究財團於 2002 年成立漢生病問題檢證會議，就漢生病患隔離政策長期持續的原因以及因該政策所造成之人權侵害的實際狀況，從醫學和社會學的背景、漢生病療養所的管理、「癩預防法」及相關法令等多方面進行科學和歷史的調查，並提出防止再發生的建言。其成員是由漢生病患者 2 名、媒體工作者 4 名、律師 2 名、療養所所長 1 名及學者專家 4 名，合計 13 名委員所組成，並且邀請 20 名研究人員組成檢討會與檢證會議交互進行。檢證會委員並曾訪問包括韓國和臺灣在內的各療養所進行調查，最後分成「法律專家的責任」、「癩預防法廢止遲延的理由」和「再發生之防止」等三個主題，成立工作小組進行各課題的檢討。[38]

歷經 2 年半的調查，檢證會議於 2005 年 3 月 1 日向厚生勞動省提出厚達 1,500 頁的「最終報告書」。[39] 該報告書認為，熊本地方法院的判決雖然從正面肯定了原告的主張，並完整呈現了 90 年來漢生病政策歷史事實的輪廓，但是裁判本身仍具有其法制之構造上的限制，從追究真相和防止再發生的觀點來看，仍然留下很多尚待釐清的問題。例如，何以違憲、不法的漢生病強制隔離政策在戰後未被廢止，反而更被強化？其次，1953 年的隔離法何以拖到 1996 年才廢除？這些疑問的釐清是檢證會議最重要的目的，而且並不止於追究強制隔離政策的法律責任，更從防止再發生的觀點，來檢討各界的社會責任。另外，熊本判決是以原告之共通損害作為舉證的主要範圍，對於個別受害之事實的證明尚不夠充分。其次還有沖繩未被歸還日本前的狀況[40]和臺、韓、南洋等

---

http://www.mhlw.go.jp/topics/bukyoku/kenkou/hansen/hourei/11.html 。

[38] 該檢證會議的調查經過參見：內田博文，〈2003 年度のハンセン病問題檢証会議を振り返って〉（2004 年 7 月）JLF NEWS vol.22。網址：http://www.jlf.or.jp/jlfnews/vol22_4.shtml 。

[39] 全文詳見：ハンセン病問題に関する檢証会議，《ハンセン病問題に関する檢証会議最終報告書》（2005）。網址：http://www.jlf.or.jp/work/hansen_report.shtml 。

[40] 有關沖繩部分之法律上的研究請參見：森川恭剛，《ハンセン病差別被害の法的研究》（京都法律文化社，2005），頁 91 以下。

海外在日本統治時期之隔離政策下的受害狀況等均有待釐清。

因此,該報告書在眞相追究與防止再發生兩大核心目的之下,除了從歷史的調查中更詳細確認了政府錯誤隔離政策所造成之歧視和偏見構造的責任外,更爲防止再發生,從廣義責任的觀點,指出助長隔離政策長期存在之各界的責任,包括醫界、法曹、慈善界、教育界、宗教界以及媒體等社會各界均對助長政府漢生病隔離政策長期存在,負有重大的責任。以下是該報告對於責任追究、防止再發生及政府應有之積極作爲所提出之主要內容:

1. 助長隔離政策之社會各界的責任

(1) 醫界的責任 [41]

報告書中指出,1907 年所形成之日本漢生病政策,由於受到光田健輔爲代表之醫學專家對漢生病之偏見的影響,爲推動絕對隔離政策,傳達給國民漢生病爲巨毒之病菌所引起之無法治療的傳染病的訊息,使國民對漢生病產生難以改變的錯誤觀念,進而造成患者和其家屬重大的歧視和傷害。並且,該政策爲將患者終生隔離在療養所,獎勵在院內結婚的同時,強迫進行結紮和墮胎,又認爲這種已經背離國際常識之完全非科學的絕對隔離政策才是正確的漢生病政策,並意圖普及到世界。[42] 這一時期的專家對於政府採行絕對隔離政策的決定負有很大的責任。

自 1953 年的癩預防法成立至 1996 年廢止爲止的 44 年,這期間的醫學專家明知化學療法誕生後已無需隔離,卻仍不放棄隔離政策的理念,提倡只要皮膚塗抹細菌檢查爲陽性的患者,就全部有成爲感染源的可能之錯誤的說法,並強烈主張應將癩預防法留在傳染病預防法規的範疇之中。該報告毫無疑問的認爲,其責任比起前期專家更加重大。

自 1996 年後擔任漢生病醫療的專家雖沒有參與強制隔離政策的經驗、對漢生病的偏見也較少,但並未負起將正確的漢生病資訊傳達給國民的責任。

---

[41] 同前註,285 頁以下。

[42] 例如日本指派的醫學專家曾在 1897 年和 1909 年的國際癩病會議上強調漢生病之強制隔離的必要性,參見王文基、王珮瑩,〈隔離與調查——樂生院與日治臺灣的癩病醫學研究〉,《新史學》20:1(2009),頁 62。

(2) 法曹的責任

　　報告書指出，雖然有少數的法律專家和團體對於個案的努力值得被讚許，但是就全體而言，法律專家及其團體並沒有盡到社會的付託，怠於對 1953 年癩預防法廢止採取應有的作爲。例如日本律師連合會一直到 1994 年才由其人權擁護委員會醫療部會開始進行調查，並提出廢法的聲明和意見書，[43] 法律專家和其團體特別是日本律師連合會過遲反應的責任明顯無辯解的餘地。

　　關於法院、檢察機關、法務省的責任，報告書指出，司法機關曾在隔離政策實施期間，在療養所開設違反憲法規定的特別法庭，被質疑有助長歧視、違反法律公平和裁判公開的原則。[44]

2. 防止再發生的建言

　　最後報告書從各項檢討中導出了下列幾點防止國家錯誤再發生的建議。

(1) 病患各項權利之法制化

　　公衛政策中防止人權侵害事件再發生是最核心的課題。因此，該建議第 1 點認爲，病患的各項權利應進行法制化保障，包括最完善醫療及在家醫療之權利、醫療之自我決定權及知情同意（informed consent）、取得醫療資訊的權利、不受強制結紮和墮胎的權利、自由不受不當限制的權利、不被強制勞動的權利以及回歸社會的權利等，而且非基於醫學研究之需要不得有不當的人體實驗。第 2 點，應確立下面原則：a. 自由決定受醫療的原則、b. 強制措施之必要最小限度原則、c. 不以可能成爲歧視或偏見溫床之名稱作爲疾病命名或分類的原則。第 3 點，擬定防止患者及其家屬受到歧視之政策。

---

[43] 日本律師連合會於 1996 年 1 月 18 號發表聲明主張，應該正確調查癩預防法的錯誤歷史及實際狀況，客觀釐清是什麼原因、如何造成這樣的錯誤，然後向全體國民公布。其次，今後應使公共衛生行政得到教訓，明確宣示不會再犯同樣的過錯。

[44] 療養所中設特別法庭最受爭議的案件是藤本事件判決，於菊池惠楓園國立漢生病療養所住院的藤本松夫，因殺人未遂等事件方被熊本地方法院設於療養所內的特別法庭判處 10 年徒刑，在該療養所設置的監獄中服刑，後來在脫逃中涉及殺人事件，被同樣的特別法庭於 1953 年判處死刑判，除被告被逮捕後之自白外，終始否認犯行，主張無罪，但均被上訴審駁回，於聲請再審中的 1962 年處決。參見《ハンセン病問題に関する検証会議》，前揭書，頁 306。

(2) 構築一個能確保政策決定過程中之透明性的機制

該報告書亦針對公衛政策的形成過程提出來幾點建議。第 1 點，在草擬公衛政策時應 a. 充分遵守憲法和國際人權、b. 基本的事項和原則應提升爲法律事項、c. 應根據專家團體的推薦選任專家委員、d. 將患者列爲委員、e. 報告書、意見書、重要事項等文件之草擬或做成不可由行政部門擔任，而應由委員會來執行。第 2 點，國家公衛政策決定過程應同時公開及透明化之外，並應提供國民必要的資訊。第 3 點，國家的公衛政策決定及修廢時，應在法律上建立一個可以讓患者參加和充分尊重其意見之措施及程序。

(3) 充實維護人權機制

第 1 點，應公開宣示患者的各項權利，並設法讓眾所皆知。第 2 點，應新設保護患者各項權利之「病患權利委員會」（暫定）。此一專門委員會希望能夠扮演「巴黎原則」所確立之「人權委員會」制度的角色。[45] 第 3 點，應該盡速根據「巴黎原則」設立國家人權機關。

(4) 編列公衛預算之注意事項

政府在編列公衛預算時，爲防止再發生侵害事件，應樹立一個尊重人性尊嚴及人權的原則，即使防止漢生病傳染病歧視政策已經不具有強制隔離之公衛目的，亦應有預算的措施。

(5) 受害者之救濟及回復

漢生病患回歸社會之環境的整備等事項是當務之急，但現狀仍有不充足之處。建議透過民間的參與並由國家來提供其財政援助。

另外關於歧視和偏見的根絕，特別建議律師公會、媒體及宗教界，爲盡速解決因爲患者的抗議行動所引發之社會反彈，甚至帶有敵意之「無歧視意識之

---

45 巴黎原則是聯合國人權委員會在 1992 年 3 月 3 日於巴黎所做成的決議，並於 1993 年 12 月 20 日經聯合國總會決議通過。該原則鼓勵會員國設立獨立之國家層級的「國家人權委員會」，以確保國際人權標準能於各國國內獲得實踐。該委員會的目的包括提供政府部門諮詢意見，以協助立法、修改及行政措施之改善、促進及確保人權保護符合國際人權標準等。

歧視和偏見」的問題。[46]

(6) 防止專家獨斷之正確醫學知識的普及

為防止專家的獨斷，普及正確之醫學知識時，應使醫學界和國民有下面三項認識。第 1，保障傳染病患者的人權和防止感染擴大唯一方法是給予患者最佳的治療，而不是隔離或排除。

第 2，醫界應努力確立一個站在病患和其家屬立場的醫學和醫療理念，並謀求一個能確保該理念的制度及制度的完善和充實。

第 3，患者和其家屬不可盲目相信國家或專家的權威，為能使患者自主判斷何種方法為正確，應立法確立「知情同意（informed consent）」、「第二意見（second opinion）的聽取」等病患權利。

(7) 人權教育之貫徹

關於人權教育之貫徹，主要有兩點建議，第 1 是致力於更高一層次的啓發性運動。特別是應使民眾參與漢生病問題的交流並從中獲得共同感受，以及對於年輕世代的啓發運動。第 2 是應充實高等教育中之人權教育，特別是充實醫學院之人權教育。

(8) 漢生病問題相關資料之保存和公開

為防止再發生人權侵害的情形，首先應確認國家、地方政府及國民的責任。為此，應善加利用各機關所藏資料，調查隔離政策的真相。另外具有強制隔離政策之象徵的設施之保存和公開亦是為防止再發生的重大課題。

---

[46] 這種類型的歧視最典型的案件是發生在 2003 年的「Istar 溫泉飯店住宿事件」。一家同意後又臨時拒絕漢生病患者住宿的飯店受到抗議後，竟指責當事人「預約時故意隱瞞漢生病患身分」、「拒絕住宿為理所當然」。飯店事後雖然受到暫時停止營業的處分，但是該飯店索性歇業以示不滿。其後不少匿名中傷患者的書信寄到療養所，諸如：「怎麼可以用大家繳的稅金去泡溫泉！」等極盡歧視的文字，造成患者雙重的歧視。這類歧視的行為人本身主觀上並無歧視之意識，相反的是從恩惠和慈善觀點來看待患者，但是在人權的尊重上卻是相當薄弱，因此很容易就認同對所有患者的強制隔離政策，即使在隔離政策解除後亦被視為是受社會和國家照顧者，並無進一步要求國家或社會作為之權利。事件之詳細參見《ハンセン病問題に関する検証会議》，前揭書，頁 732 以下。網址：https://www.mhlw.go.jp/topics/bukyoku/kenkou/hansen/kanren/4.html。

(9) 防止再發生之檢討委員會的設置

檢證會所提之防止再發生建言非常多元，有立法的建議，也有執行上的改進建議，也有短期性和中長期的建議。這些建議的具體化、行動計畫及實施情況的監督等應由國家負責成立與檢證會相同之獨立的機關，即「未來發展藍圖（*Roadmap*）委員會」（暫稱）來執行。其成員應包括檢證會議代表、漢生病患者、醫生、律師、學者專家、媒體代表、教育家等，並設置獨立於政府之外的行政部門掌理行政業務及草擬議案之工作。

3. 日本政府的態度與作為

檢證會議的最終報告書向日本厚生勞動省提出後，厚生勞動省爲充分檢討該報告書的建言，並具體擬定實現的方向，於翌年 2006 年成立以該報告書建言爲目標之「防止再發生檢討會」。該檢討會經過 15 次的會議，於 2009 年 4 月向厚生勞動大臣提出報告書，[47] 內容以「**患者權利體系**」的建立和「**疾病所生之歧視和偏見的克服及對國民和社會的普及和啓發**」等兩個方向作爲主軸，前者提出病患權利之法制化，即「**醫療基本法**」立法構想，包括患者及其隱私之尊重、治療內容之自我決定、請求醫療機關明示其診療紀錄等醫療權利，同時也提出病患和其家屬與醫療提供者合作的義務，以及醫療提供者有要求國家充實醫療體制之權利等基本內容及今後努力的方向；後者則強調正確之醫學知識普及和啓發以及貫徹人權教育的重要性，同時建議在中央的層級設置「**消弭疾病歧視的獨立委員會**」，於地方層級設置掌握實際狀態並受理申訴的機關或專門委員。

（六）臺、韓患者東京地院求償訴訟及漢生病補償法之修正

由於前述補償法之具體補償對象是交由厚生勞動省擬定，而該省所公布的「厚勞省告示」只列舉日本國內之國立和私立療養所、美軍佔領下的琉球政

---

[47] ハンセン病問題に関する検証会議の提言に基づく再発防止検討会，《ハンセン病問題に関する検証会議の提言に基づく再発防止検討会報告書》（2009 年 4 月）。網址：https://www.mhlw.go.jp/topics/bukyoku/kenkou/hansen/kanren/4.html 。

府所設置之設施等，未明示韓國小鹿島和臺灣樂生院這 2 個設施，但這 2 個戰前的設施實質上與日本國內的療養所並無不同，屬舊厚生省所管轄。因此，在日本律師團的協助下，這 2 個療養所的部分戰前患者分別於 2003 年 12 月及 2004 年 8 月向日本政府請求依據漢生病補償法給予補償（小鹿島有 117 名、樂生院 25 名），但是被厚勞省以該兩設施非該省告示所示之國立療養所為由駁回。於是兩設施的患者委由日本律師團向法院提起請求撤銷原處分之訴訟。經臺、日、韓三地之患者、律師及人權團體努力的結果，日本東京地方法院於 2005 年 10 月 25 日判決樂生院 25 名戰前院民所提之求償訴訟勝訴，並在判決書中指出：

> 日本在 2001 年所制定的漢生病補償法是因為漢生病患者長久以來，在偏見、歧視以及隔離的政策下，承受莫大的苦難，為了回復他們在療養所中所受到之身心上的創傷，並且幫助他們過著平穩的生活，才進行這種特別補償的立法，而不是只考慮到損害賠償或是損失補償的問題。……而當時的樂生院是日本施政權所及之地域內的設施，其他的要件也都符合，卻只以樂生院是位於臺灣的療養所之理由來排除他們，並不符合公平的原則……[48]

但是，與樂生院可以說是處於同樣狀況的韓國小鹿島的判決卻是敗訴的結果。該庭的法官依照立法當時是以四千多人的日本患者為對象所立的補償法為理由，推斷立法者補償對象的意思並沒有包括日本以外之療養所的患者，把責任推給立法者。這種忽視補償法立法精神的判決，和以人道主義為出發點之樂生院判決相較，形成很強烈的對比。在一敗一勝的情況下，日本政府決定對樂生院判決提起上訴，使得兩設施之高齡原告不得不面對未來長期的訴訟程序。但是，經過臺、日、韓三地人權團體和患者所發起之抗議運動和輿論的支持下，日本政府基於人道的考量，在翌年 2006 年 2 月 10 日修正漢生病補償法，使得韓國和臺灣漢生病患者順利獲得補償。隨後，厚生勞動省又追加指定戰前

---

[48] 東京地方裁判所平成 16 年（行ウ）第 524 号 ハンセン病補償金不支給決定取消請求事件。

日本在帛琉、密克羅尼西亞的雅浦島、塞班島、馬紹爾的佳陸島（Jaluit Atoll）所設立之療養所為補償的對象。[49]

（七）漢生病基本法之成立

2001 年日本漢生病補償法規定國家負有增進漢生病患之福祉和回復其名譽之義務，但是並沒有很具體的政策，特別是如何使患者不受到地方居民的排斥，使其等能夠擁有一個平穩生活所需之基本條件。另外 2005 年的漢生病檢證會議「最終報告書」的「防止再發生建言」中亦認為患者權利的法制化為第一要務，但是其後的檢討會並沒有具體的進展。因此，西日本國賠律師團團長德田靖之律師在 2006 年提出漢生病基本法法制化的構想，經過 1 年多的連署、集會、宣傳等運動的努力，終於在 2008 年 6 月國會通過「日本漢生病問題基本法（正式名稱：促進漢生病問題解決之相關法律）」。該法主要內容如下：

1. 國家不得違反所有在漢生病療養所中療養之患者的意思，令使其出院。
2. 國家應盡全力採取必要之措施確保醫師、護士、看護人等之療養所的醫療及照護體制之充實。
3. 國家為確保院民有一個良好的生活環境，可以提供療養所之空間供地方政府或社區居民利用。
4. 國家為回復患者之名譽，應設置國立漢生病資料館，並擬定普及和啟蒙漢生病歷史及正確知識之措施。

（八）漢生病家屬之救濟

2004 年宣告漢生病隔離政策違憲使患者獲得國家賠償的熊本地院判決確定後，歷經 15 年，561 名漢生病患家屬（從 23 歲到 96 歲之間）向熊本地院起訴，主張國家依據漢生病強制隔離政策所實施之加害行為不僅是被隔離收容

---

49 厚生労働省ホームページ（ハンセン病に関する情報ページ）。網址：http://www.mhlw.go.jp/topics/bukyoku/kenkou/hansen/index.html。

漢生病患者，亦及於其家屬，請求國家應負道歉及賠償責任。

其訴訟之理由主要有四：[50]

第1，強制隔離政策使社會普遍造成漢生病是一種非常危險的傳染病的錯誤印象，導致地方的居民產生與漢生病患者一起居住的家屬亦有感染「嚴重之傳染病」可能的認識，因此造成患者家屬受到其周圍居民嚴重的偏見和歧視。

第2，依據無癩縣運動所貫徹的預防思想是為了保護民族血源的純正，而排除漢生病患者的民族淨化論，除了使與漢生病患者有血緣關係家屬受到負面的評價之外，因為獎勵地方居民通報患者而使漢生病患者及其家屬被地方社會所排斥。

第3，基於民族淨化論對於漢生病患所採取的強制結紮、墮胎之優生手術政策使漢生病患者子女被視為是「不應該生下來」的負面評價，增強了歧視的程度。

第4，因為漢生病患者被收容而失去監護人和扶養人的小孩被當作「未感染兒童」被收容在療養所內的保育所中，是基於預防與漢生病患者同居的小孩可能已經感染或將來可能發病的想法，亦是助長偏見和歧視的要因。

提起這項訴訟的背景是在隔離期間，有關漢生病的偏見歧視是直接指向與患者別離的家屬身上，他們受到的種種社會霸凌、與親人的別離、就業和結婚上嚴重的歧視、偏見和迫害，當他們在地方上無居身之所時，有不少人因而選擇自殺之途。[51]

2019年6月28日熊本地方法院依循2001年認定隔離政策違憲及對原患者的賠償責任的判決內容，再度判決政府敗訴，擴大救濟範圍及於家屬，同意561位漢生病患國家賠償的請求。判決認定「隔離政策產生了家屬受歧視的社會構造、侵害憲法所保障之人格權和婚姻的自由」，並令國家應支付原告541人總額3億7,675萬日圓。

---

50 本案訴訟預定在本稿脫稿後的 2019 年 5 月 31 日宣判，該起訴理由參閱：松本聰子，〈戰後ハンセン病政策と家族の諸問題－家族訴訟を中心〉，《福祉教育開發センター紀要》14（東京，2017 年 3 月），頁 108-109。

51 相關受歧視、壓迫的案例參見：松本聰子，〈戰後ハンセン病政策と家族の諸問題－家族訴訟を中心〉，《福祉教育開發センター紀要》14（東京，2017 年 3 月），頁 113-116。

熊本地方法院除了認定厚生勞動省大臣及國會應對於其未廢除隔離法的不作為分別應負行政及立法不作為的過失侵權責任，並指出因為隔離政策使國民廣泛產生「漢生病是一種可怕的傳染病」之錯誤的認識，因而對患者家屬產生排斥意識，但是國家並沒有盡到清除該歧視的責任。

隨後日本政府宣布放棄上訴，國會在 2019 年 11 月 15 日制定補償法對所有患者一定範圍之家屬進行補償，並在條文中表明國家因為隔離政策，使漢生病患者家屬在社會偏見與歧視下，長期以來受到至大苦痛和苦難，而國會及政府竟無任何作為。國會及政府對其悲慘的事實，深感悔悟，並深刻反省，表達深切歉意。

（九）小結

日本漢生病的長期隔離政策與其說是基於公衛上的必要，不如說是因為其背後之民族淨化論、優生主義等思想使然。在這樣的動機下所進行之隔離政策，官方卻用所謂公共衛生之公共利益來包裝，使其得到法律上的正當性。在公共衛生之公益的藉口下，對於患者的長期隔離不僅被當作是為保護大多數的人不被傳染的利益，也被視為是為了患者的「幸福」[52]。

但是當 1943 年漢生病特效藥問世後，已經失去存續根據之隔離政策何以繼續到 1996 年才廢止？除了官僚為維護其既得利益的原因外，為維持福利預算的分配來繼續照顧患者這種寧可犧牲人權來維持「社會福利」的價值觀是一大要因。事實上，這樣的價值觀與戰前光田健輔將流落街頭無家可歸的患者強制收容到療養所中，給予免費的照顧之出發點也是一種「幸福」的價值觀。

2001 年熊本地院國賠請求判決是日本政府漢生病政策最大的轉捩點，該判決最重要意義不是宣判隔離法違憲和廢法的不作為使國家負賠償責任，而是日本政府縱使已無實質之隔離的形式，仍沒有盡到使患者回歸到一個沒有歧視的社會中的責任的確認，並將患者置身於其長久以來所造成之嚴重的社會歧視的狀態中，致使患者一生之人格發展的可能性受到無法回復的侵害。

---

[52] ハンセン病問題に関する検証会議，《ハンセン病問題に関する検証会議最終報告書》，頁 73 以下。

　　日本政府接受熊本地院判決結果未提起上訴，並制定漢生病補償法，除給予患者金錢補償外，最大的意義是透過立法承認國家政策的錯誤，並以道歉反省的方式，來撫慰患者所受到之身心上的創傷，及協助他們今後能過著平穩的生活。

　　根據該補償法的精神所達成之調查眞相的協議，成立了漢生病問題檢證會議，該檢證會議的最終報告書除了明確國家的法律責任外，更擴大追究助長隔離法長期存在之醫學界、法曹、媒體、宗教界、教育界等各界的社會責任。對此，各界均有反省的聲音。例如憲法學者石崎學教授反省指出，戰後憲法生存權保障的理論將生存權的主體解釋爲具有文化國一員之生活水準的程度，因而有學者將此生存權理解爲培養「文化國的一員」之法律目的，進而在戰時肯定提升國民之素質和體力之優生思想，於是在理論構造上，如結核病等患者被排除在生存權主體的保障之外，僅被當作公共衛生政策的限制對象，因此很自然地將公衛對象的患者定位爲「他人」，與生存權所保障的「文化國的一員」＝「我們」切割；也因此造就了爲防止不利於「文化國建設」的「不良子孫誕生」之優生保護法的成立。[53]

　　檢證會的最終報告書最後提出之病患各項權利之法制化和患者之人權的回復等防止再發生的建言，經後續之檢討會具體化爲「患者權利體系」的建立和「疾病所生之歧視和偏見克服及對國民和社會的普及和啓發」兩個主軸，前者具體提出「醫療基本法」的立法構想；後者具體建議設置中央層級的獨立委員會來擬定政策和監督執行，並設地方層級的專門委員來掌握實際狀態和受理人權侵害的申訴。

　　關於患者權利法制化的構想，於 2008 年通過「漢生病問題基本法」，確立了日本漢生病患的基本權利。後續的醫療基本法的立法仍爲未來日本整個醫療人權的重大課題之一。

　　其次，如前述隔離期間受療養所中設置的特別法庭審判之案件，涉及違憲及不當之司法裁判的問題，特別是前述藤本事件判決的再審聲請亦是未來的重要課之一。

---

53 石崎学，〈文化国家・憲法二五条・ハンセン病者〉，《亜細亜法学》36：1（2001），頁 128 以下。

三、臺灣漢生病政策之檢討與未來之課題

（一）前史

漢生病在臺灣俗稱「痲瘋」，臺灣的法律上稱之為「癩病」，民間歧視其為「Thái-ko 病」（癩＝骯髒）。漢生病在臺灣的公衛史上佔有重要的一頁，因為其曾經是一個令人恐懼的「傳染病」。[54]

日本總督府在 1930 年成立樂生院開始強制收容漢生病患之前的 1920 年代，事實上受馬階醫院戴仁壽院長以門診治療為核心之治療主義的影響，再加上日本本土反對強制隔離的青木大勇醫師來臺宣傳早期發現早期治療之演講和論文的影響，以及臺灣總督府衛生行政官員亦持相同立場的情形下，漢生病政策可以說是以治療解放主義為主流，與當時日本內地之絕對隔離主義的潮流形成強烈對比。[55]

但是，即使是反對強制隔離的青木大勇醫師，對於以隔離手段亦未完全否定。他在 1901 年來臺宣傳時，於《臺灣醫事雜誌》上為文表示，隔離患者既可防止傳染，又可斷其子孫，以防不良遺傳，因此為維護人民的安全和幸福，有將無法痊癒者永久隔離之必要，並主張設置警衛與監獄，得在提供娛樂之餘，給予必要之刑罰。[56]

這種在殖民地將傳染病和遺傳病混為一談的隔離論，可以說是前述日本本土的「民族淨化論」的延長線，更在「世界一等的癩病國」之恥辱下，演進為整個殖民帝國的優生思想。因此在 1930 年樂生院成立前，日本漢生病隔離政

---

[54] 關於戰前臺灣漢生病史的演變詳閱：范燕秋，〈癩病療養所與患者身分的建構：日治時代臺灣的癩病社會史〉，《臺灣史研究》16：4（2008 年 12 月），頁 91；王文基、王珮瑩，〈隔離與調查——樂生院與日治臺灣的癩病醫學研究〉，《新史學》20：1（2008），頁 72。

[55] 平田勝政，〈1920 年代の台湾におけるハンセン病問題に関する研究〉，《研究論文集－教育系 ‧ 文型の九州地区国立大学連携論文集》2：2（2009 年 3 月），頁 5-6。網址：http://hdl.handle.net/10069/21346。

[56] 青木大勇，〈癩院設置の必要を論ず〉，《臺灣醫事雜誌》3：6/7（1901），頁 1-10，轉引自王文基、王珮瑩，前揭書，頁 62。

策推手光田健輔醫師提出前述「純潔血統論」不久，看到美國的教會人士在日本所殖民支配的朝鮮設立漢生病療養院，覺得是對日本殖民地支配的一種危險警訊，所以他主張日本國家應該負起所有日本領土下之漢生病的政策責任，於是在 1926 年 1 月向當時的臺灣總督府提出制定癩預防法的意見書。[57] 之後，受光田醫師啓發、參觀日本內地收容設施後回臺的臺北州醫師中村讓，以〈癩病是可怕的傳染病〉爲題，在《臺灣日日新報》連載 4 次，內容主張應進行全面隔離的重要性並讚美內地的收容設施，更提及夫婦或男女同居人都可以在設施中同住，卻故意不提或根本不知當時內地是以實施結紮手術爲結婚或同居許可的前提。[58]

最後決定設置樂生院的總督上山滿之進是受光田代表的絕對隔離政策影響還是臺灣島內戴仁壽醫師治療解放主義的影響，歷史學家之間雖然尚有爭論，[59] 但是不可否認的，1931 年日本本土公布癩預防法、實施強制隔離之後，臺灣總督府也在 1934 年公布「癩預防法臺灣施行法令」及「癩預防法施行規則」，貫徹日本政府的強制隔離政策。[60] 根據前述日本檢證會最終報告書的內容顯示，樂生院也是爲了遂行日本漢生病隔離政策所設立，與日本國內隔離政策一樣，動員警察進行強制隔離、監禁、強制結紮、強制墮胎等措施。所不同的地方是，當時的日本政府同時爲了保護在臺灣的日本人，而進行隔離政策，使臺灣的患者受到更深一層殖民統治的壓迫。[61]

---

[57] ハンセン病問題に関する検証会議，《ハンセン病問題に関する検証会議最終報告書》，頁 719。

[58] 平田勝政，前揭書，頁 4。

[59] 關於臺灣總督府的隔離政策是延續內地絕對隔離政策還是有其島內獨自之治療開放主義的要求，相關之爭論參見：平田勝政，前揭書，頁 8；芹澤良子，〈ハンセン病医療をめぐる政策と伝道－日本統治期台湾における事例から〉，《歷史学研究》843，頁 27-36。

[60] 昭和 9 年 6 月 15 日勅令第 164 号「癩予防法臺灣施行ニ関スル法令」及同年 9 月 22 日、台湾総督府令第 66 号「癩予防法施行規則」。

[61] ハンセン病問題に関する検証会議《ハンセン病問題に関する検証会議最終報告書》，頁 724。網址：http://www.mhlw.go.jp/topics/bukyoku/kenkou/hansen/kanren/4a.html。

（二）戰後臺灣漢生病隔離政策

1. 絕對隔離時期

　　戰後國民黨政府於 1945 年接收樂生院後，一直延用日治時代之癩預防法等法令來隔離漢生病患，至 1948 年 10 月 20 日該法令才被廢止。之後的隔離政策一直處於無法令依據的狀態，患者之強制收容的作業也並未鬆懈，一直至翌年 1949 年 2 月 15 日，臺灣省政府才公布「臺灣省痲瘋病預防規則」，正式啟動其具有法源基礎的絕對隔離政策。[62]

2. 相對隔離時期

　　1962 年「臺灣省痲瘋病預防規則」修正為「臺灣省癩病防治規則」，[63] 內容雖然解除了全面性的強制隔離，但仍對所謂「開放性」患者進行強制「住院治療」（第 4 條）；而且禁止有變形、畸形或瘡口殘留之「非開放性」患者從事飲食業或從事其他與大眾衛生有直接影響之行業（第 5 條）。所謂「開放性」是指具有傳染性，但是如後所述，漢生病之傳染力極弱，根本無須進行強制「住院治療」的措施；而且，即使有急性發炎等症狀之所謂的「癩反應」發生，也只是有住院受治療之必要的問題，與公共衛生之隔離的必要性完全沒有關係。

　　但是，即使到了 1970 年代初，對於漢生病具有殺菌作用之口服 Clofazimine 和 Rifampicin 兩藥劑已普遍被使用，[64] 臺北市和高雄市政府為全面對「開放性」患者進行強制住院治療，仍然相繼制定了與 1962 年之臺灣省癩病防治規則內容相仿之「臺北市癩病防治辦法」（1978 年）和「高雄市防治癩病自治條例」（1980 年制定，於 2008 年 3 月廢除）。而且，即使已解除對「非開放性」患者的隔離，非開放性患者還是必須有院方認可的請假理由，並在指導員允許下，才能獲得通行證外出。在當初憲兵、保警及院方巡察人員等三股

---

[62] 詳細參閱：張鑫隆，〈漢生病患基本人權之侵害及其救濟〉，《律師雜誌》329（2007），頁 69-70。

[63] 台灣省政府令 51.3.17 府衛字第 2276 號。

[64] ハンセン病国賠訴訟熊本地院判決，前揭。

管理勢力之監督下，不假外出或有聚賭等行為會被關入反省室或罰割草。禁閉最多 30 天，「有人被關 29 天出來，再關，沒完沒了」，一直到 1980 年代才取消外出須請假的院規。[65]

如前所述，終戰前不久的 1943 年之特效藥已經問世，其後陸續有國際癩病會議證實療效的藥物問世，甚至在 1950 年代初期已經有制止漢生病桿菌發育的藥物問世。[66] 樂生院一直到 1953 年才開始引進上述藥物進行治療，但是並不是很充分，一直到 1982 年起由於引進 MDT 之多藥物混合療法，才有效控制漢生病分枝桿菌產生抗藥性，因此，開放性患者之隔離才告終了，[67] 但是此一強制「住院治療」的地方自治法令至 2001 年因廢省政策才廢除，而高雄市至 2008 年才廢除，而「臺北市癩病防治辦法」仍然有效存在。

另外國民黨於統治中國時期所制定、於戰後轉移臺灣之「中華民國刑法」第 285 條將「痲瘋病」與染花柳病同列，規定「明知自己有花柳病或痲瘋，隱瞞而與他人為猥褻之行為或姦淫，致傳染於人者，處一年以下有期徒刑、拘役或五百元以下罰金」；並且，保安處分執行法第 80 條仍規定「痲瘋病」及嚴重之花柳病者，應於強制治療處所予隔離，並監視其行動。這些與具有歧視漢生病的法律規定雖然未見被適用的案例，但仍然持續有效。

3. 政府對隔離之非必要性的認識

前述日本熊本判決已經確認，1950 年代以後，國際上否定強制隔離政策的醫學見解日趨明顯，相關的醫學會議均反覆強調與漢生病有關之特別法應予以廢除。對於此一事實，早在樂生院 1955 年出版的《臺灣省立樂生療養院廿五周年特刊》中已有記載從 1952 年世界衛生組織所召開的漢生病專家委員會上所獲得的資訊瞭解到：

---

[65] 以上院民黃先生證詞，2005.2.18 台權會訪調紀錄（訪員：婁雅君），轉引自陳歆怡，〈監獄或家？台灣痲瘋病患者的隔離生涯與自我重建〉（新竹：國立清華大學社會學研究所碩士論文，2006），頁 46。

[66] 詳細介紹請參閱張鑫隆，〈漢生病患基本人權之侵害及其救濟〉，《律師雜誌》329（2007年 2 月），頁 72。

[67] 趙俊祥、李郁強，《漢生病病人補償條例草案評估報告》（立法院，2006 年 5 月），頁 7。

療養院之強制隔離治療，只是表示此種病是可怕的，除了療養院的隔
離外，沒有其他妥善的辦法。因此患者與其家屬受到社會歧視，養成
患者自卑與恐怖心理，隱匿躲藏，失去早期診療的機會，直到病況惡
化，無法再逃避時，才被發覺。在未被收容以前，經年累月，已經散
播了很多嚴重而有傳染性的病菌在人群中，致使本病逐漸蔓延。[68]

同時，至少在 1955 年之前，樂生院方也經認識到：漢生病具有傳染性與
非傳染性之類型，後者細菌傳播之危險性，可說是等於零，根本不必將所有患
者收容隔離。[69] 根據這些理由，當時樂生院方不得不承認：「過去只靠療養設
施收容患者，迫使脫離家庭社會之消極辦法，來防治痲瘋病，確是不可否認的
錯誤，並且是非常困難的工作」。[70]

但是很矛盾的是，該刊在〈今後展望〉一章中以具體之收容方法來強調絕
對隔離之必要性：

> 根絕痲瘋之主要策略，即在尋覓一切傳染性患者使之隔離。……故欲
> 求預防目的之達成，必須一方面設隊分赴各地，甚至窮鄉僻壤，尤以
> 痲瘋蔓延區域，以及患者家屬，實施患者之尋覓……必要時請警察派
> 出所予以協助，俾使患者得早治之機，傳染患者儘量隔離……再加擴
> 大至於收容一千人，又將私立樂山園以改善擴充……南部增設一收容
> 三百至五百人之院一所，則一面治療，一面出院，一面收入（筆者：
> 人之誤），傳染性患者不致再散於社會，其他出院及無傳染性之患
> 者，在地方由衛生院所及警察派出所管制之，使受門診之治療，如是
> 則痲瘋根絕之效，可拭目以待之。[71]

---

68 臺灣省立樂生療養院編，《臺灣省立樂生療養院廿五周年特刊》（1955），頁 36。

69 同前註，頁 36。

70 同上，頁 37。

71 同上，頁 44-45。

4. 人權受侵害之狀況

正如前述熊本地院判決所言，漢生病患所受之侵害，是被剝奪了「做 1 個人本來就應擁有之所有人生發展的可能性」，其長期之隔離，對於患者一生之人格發展的可能性造成重大的侵害。[72] 這種人格形成權的理念，隨著以人性尊嚴為基礎之人權思想的展開，已經成為現代人權思想的核心。所以，漢生病之長期隔離所造成之侵害不單單是違反憲法所保障之人身自由（第 8 條）或居住、遷徙的自由（第 10 條）的問題，更是人格形成權的侵害。[73]

留在患者容貌和身上的後遺症固然是受社會歧視的因素之一，但是真正根植於社會的歧視構造是源自長期以來之錯誤的隔離政策，未必是直接從容貌所產生的歧視。從各項文獻所發掘的事例中，諸如患者出院回到家後，如在家中隔離般，被安排單獨房間、專用餐具和單獨用餐；[74] 回到家後，不斷受到鄰里里長、議員前來騷擾、惡言相向和言詞污辱等，在無法承受虐待的生活方式和精神上的打擊之下，又重回樂生院；[75] 就讀建國中學 2 年級時被送到樂生院隔離的湯老先生對繪畫有興趣，1978 年考取一家畫室的工作，在報到時，對方看了他的身分證，直接問他是不是來自「痲瘋村」，他一陣激動，搶回身分證，回院裡大哭一場；[76] 1960 年代樂生院附近商家對患者購物所付之金錢的消毒行為、[77] 被公車或遊覽車拒載等事例，[78] 不勝枚舉，皆是患者間的共同經驗。

除此之外，特別要舉出類似前述發生在日本之「無歧視意識之歧視行為」的類型。近年來在樂生院拆遷事件中，一部分院民反對舊院區被作為捷運機廠用地而拒絕搬遷到不適合安養之醫院大樓內，因而引發一連串來自社會集體或個人之具有敵意性的歧視行為。首先是發生在 2005 年，擔任總統府人權諮詢委員會主任委員之呂秀蓮副總統，在樂生院面對拒絕搬遷的院民代表之質疑時

[72] 侵害事實之詳述見：張鑫隆，前揭，頁 74 以下。

[73] 臺灣憲法上雖無類似之人格權的規定，但司法院大法官根據憲法第 22 條規定，已做出人格權之基本權的解釋，如釋字第 399 號解釋文。

[74] Fasal, Paul，胡舜之編譯，《韓森病概論》（胡舜之補充說明部分），頁 116。

[75] Fasal, Paul，前揭，頁 226。

[76] 陳歆怡，前揭，頁 90。

[77] 張蒼松，〈望鄉夢斷──痲瘋病患的宿命〉，《人間有情》（臺北：皇冠，1993），頁 159。

[78] 胡舜之，《公共衛生》（樂生療養院，1981），頁 119、141。

表示，「國家要賠很多錢，你們賠得起嗎？」的發言。[79]

第 2 個事例是，立法院正在審查「漢生病病人補償條例草案」期間，各政黨對於補償對象的範圍以及是否將樂生院保留列入保障，尚有歧見，此時 2006 年 4 月 10 的《中國時報》出現一篇名為〈政府已提供安養到老死及人道關懷，漢生病人補償不能漫天喊價〉的報導，內容訪問非具有學術研究經歷的記者和律師，輕率斷言「臺灣戰後處置完全依據世界潮流並跟隨聯合國解除隔離規範，政府不要無端背上『惡名』擴大補償，讓全民埋單」，致使漢生病患代表出面抗議報導不實，已對他們的人格造成嚴重傷害。[80]

第 3 個事例是 2007 年 3 月行政院做出暫緩拆遷樂生院與相關人士進行協商之際，3 月 24 日在「拼捷運，求生存」、「拆樂生！救新莊！」的口號下，地方政治人物所策動「新莊萬人遊行」到達樂生院門前向院民及自救會嗆聲。[81]

這些事件的當事人表面上或許對漢生病患並沒歧視的意識，甚至是出於對患者的同情和慈善觀點來看待患者，但是在人權的尊重上卻是相當薄弱，所以當患者的利益與他們的利益發生衝突時、或是過度誇大公共利益優先論時，便無視於漢生病患人權受害的歷史背景，再一次對他們進行殘酷的侵害。比補償法立法運動更受社會關心的樂生院拆遷問題，事實上就是這種無意識的歧視構造下的產物。

前述 2003 年日本發生之溫泉飯店拒絕漢生病患住宿的事件中，患者不接受飯店僅是形式上的道歉，因而受到來自一般民眾的誹謗書信或電話，例如有人很客氣的表明對患者所受的侵害能夠感同身受，也能夠體會到住宿被取消的不愉快心情，但是對於患者不接受飯店道歉立場不表贊同；或是有人直接指責患者「怎麼可以用大家繳的稅金去泡溫泉！」。日本西日本漢生病國賠訴訟律師團團長德田靖之律師稱這種無意識的歧視為廣泛的**雙重的歧視構造**，從該事件中可以知道，仍然有相當多人存在有這樣的思考，如何進一步深入去探討此一問題是未來重要的課之一。[82]

---

79 《民生報》，2005 年 1 月 2 日，A12 版。

80 公視新聞，2006 年 4 月 12 日。

81 《自由時報》，2007 年 4 月 1 日。

82 德田靖之，〈ハンセン病問題の現狀と課題〉，《ハンセン病市民學会年報》（2006），頁

　　這些根深於社會的歧視和污名不僅僅是因爲古老社會對於不明疾病所產生之誤解，最大的根源是整個隔離政策所扮演的推手。即使在隔離政策終結已久的 1980 年代，衛福部長還以「臺灣省政府已編好預算，凡發現新病人者，每例發給獎金 500 元，無論醫護人員或一般民眾」[83] 之發言來助長社會歧視的形成。

　　關於強制墮胎和結紮手術的侵害，戰後初期樂生院仍延用日治的隔離和強制結紮和墮胎手術，據日本樂生院訴訟原告之一的黃女士在法庭的陳述中表示，其丈夫在 1948 年與她結婚前受到強制結紮手術。[84] 1949 年「臺灣省痲瘋病預防規則」公布之後，這樣的政策並沒有終止。根據樂生院 1960 年的《臺灣省立樂生療養院三十週年紀念特刊》所載，院方爲管制病人之生育，規定對於已結婚或將結婚之男女患者的一方，「必須施行」節育手術。[85] 又根據前樂生療養院副院長謝楠光醫師研究顯示，1954 年政府以配合聯合人口政策爲名，對漢生病患者實施可以結婚但須強制結紮政策；到了 1984 年通過優生保健法，施行獎勵包括漢生病在內傳染病患進行結紮與人工流產的政策。[86] 根據日本漢生病訴訟的經驗，受強制結紮和墮胎手術是非常痛苦和難以啓齒的經驗，原告患者在律師鍥而不捨的長期訪談下，才吐露實情。[87] 所以，樂生院患者關於此一受害的實際狀況，尚待進一步官方的資料的提供才有可能明確化。

　　另外，儘管在 1960 年代樂生院的隔離政策已經鬆綁，但是「開放性」患者仍有被受強制住院的可能，1984 年的優生保健法中將傳染病列爲實施優生手術的對象，再加上 1999 年將漢生病列爲「傳染病防治條例」所指定之第三類傳染病等，這些不斷助長社會對漢生病歧視的法律，在無形迫使患者不得不接受優生手術。

　　20-21。

83　胡舜之，前揭書（1981），頁 11。

84　台權會，《人權雜誌》，2005 年夏季號，頁 28。

85　臺灣省樂生療養院，《臺灣省立樂生療養院三十週年紀念特刊》（1960）。

86　謝楠光，〈中華民國台灣與國際癩（痲瘋）病防治史〉，《台灣醫界》47：2（2004 年 2月），頁 81；同，〈由癩病談公共衛生之監視〉《台灣醫界》48：8（2005），頁 54-55。

87　此乃筆者在協助樂生院東京訴訟期間與日本律師團交流中所獲知的經驗。

　　其他尚有以職業治療爲名的強制勞動、將患者當作人體實驗對象等人權侵害的報導，[88] 均有待進一步大規模的調查，才能明確受害的眞相。

（三）樂生院保存及漢生人權立法運動與漢生病政策的變革

　　樂生院大部分院區於 1995 年被劃爲捷運機廠用地後，歷史學者、學生和文史工作者等關心日本統治時代的建築將被拆除的人士，在 2003 年進駐樂生院進行文史調查。緊接著學生及其他社會團體與院民之自救會發起樂生院保存運動，進行請願、遊行等行動，要求官方改變捷運工程路線或變更設計，全面保留樂生院區。在學生團體鍥而不捨的努力下，樂生院拆遷問題引起社會廣大的注意。幾乎在同一時期，日本律師團爲前述戰前樂生院民補償請求訴訟來臺進行調查，臺灣漢生病人權問題也受到啓發，漢生病國賠請求和立法補償運動也隨之而起。

　　受到這些社會運動的影響，以及日本漢生病國賠訴訟、漢生病補償法之成立、漢生病檢證會議的最終報告書以及樂生院東京求償訴訟獲得勝訴等日本漢生病患人權發展成果之影響，臺灣的漢生病政策發生兩項重大的變革。

　　首先是在 2005 年 10 月 25 日樂生院東京求償訴訟獲得勝訴後，當天總統府立即表示考慮立法補償臺灣患者戰後的損害。但是其後的立法過程受樂生院保存問題的影響，進行並不順利，一直到新政府上台後的 2008 年 7 月 10 日立法院才在會期最後一天的最後一刻通過漢生人權條例（內容詳如後述）。

　　第 2 項重大變革是 2007 年 4 月 30 日行政院公共工程委員會決定保留樂生院 39 棟建物，10 棟則異地重建或重組，與院民和學生團體之全面保留的要求尚有一段差距，但是政府對於樂生院主要建物設立「漢生病醫療人權文化園

88　例如 2006 年 4 月 4 日《中國時報》標題〈遭歧視逮捕 慘成白老鼠〉的報導，根據學生團體在樂生院所完成調查之「戰後六十年漢生人權侵害真相報告」顯示，有院民表示，他雖因漢生病遭強制搬入樂生，但一開始雙手仍與一般人無異，還曾協助院內醫護工作，幫其他病患包紮。但約在 1961 年，1 名自稱來自國防醫學院的胡姓醫師，分批拉了許多病患「打針」，沒想到打針後不久，他的病情沒有改善，雙手還不知為何嚴重變形，且其他病友也有相同情形。後來院方才透露，原來當時打入他身體的，竟是人體試驗的不明病菌，且是我國和美國海軍醫院有「默契」，才會有此實驗。

區」，及院民可繼續居住舊院區的承諾可以說是近年來各界努力的成果。[89]

（四）漢生人權條例之成立

　　漢生人權條例的通過可以說是臺灣人權運動的一項重大成果。自從 2006 年 12 月法律扶助基金會臺北分會和台權會接手漢生律師團並成立專家顧問團後，除了進行受害事實之調查並向相關機關提出國賠請求之外，亦同時透過管道進行漢生法案的遊說工作，基於立法救濟之人道上的急迫性，不斷聚會研擬、修正可能被接受的條文與各黨派立委協商、發起「陪漢生法案等最後一段——36 小時持續靜坐」活動，最後終於在 2008 年 7 月 18 日晚上會期最後的一刻通過了漢生人權條例。[90]

　　該條例除了金錢補償過去在樂生療養院受國家不當隔離之院民，亦對於因國家不當之強制隔離政策而受到社會污名化的所有漢生病患者進行補償。另外，該條例亦明定國家應實施回復患者名譽之措施、保障患者醫療權益及安養權益，並規劃現有之樂生療養院為漢生醫療園區，作為紀念及公共衛生教育之用。關於具體之名譽回復措施包括：廢棄麻瘋、癩病等歧視性的用語、國家公開道歉、追悼亡者、積極宣導正確漢生病知識及推動有助回復漢生病患名譽之社會教育政策等的措施；具體之患者醫療權益包括：設置符合漢生病患特殊身心狀況需求之醫療設施、設備，並配置充足之醫療與行政人力，及從事漢生病防治研究等措施；具體的安養權益包括：生活津貼、回歸社區與家庭之協助、終生治療與照護、復健及養護等措施，並明文保障本條例施行前，為照顧漢生病患而入住於院內之照護人，得伴同居住之權利。

1. 漢生人權條例之評價

　　雖然漢生人權條例確立了回復名譽、給予補償金、醫療、安養等患者的權益以設立樂生園區之構想等事項，對於臺灣人權發展具有重大意義，但立法終究是妥協下的產物，最後通過的內容仍有令人遺憾之處。主要有下列兩點：

89　詳見苦勞網報導，2007 年 5 月 30 日。網址：http://www.coolloud.org.tw/node/7467。

90　關於補償條例成立之背景參見，張鑫隆，〈關於漢生病病患人權保障及補償條例〉，台灣人權促進會，《2008 年台灣人權報告》（臺北，2009），頁 365 以下。

(1) 關於國家對於漢生人權侵害的承認

如前所述，政院版草案在草案總說明中說，「我國未如同日本政府對於漢生病曾採取絕育等極端不人道措施並持續強制隔離至公元 1996 年，惟對於 1962 年以前採強制隔離治療政策，1982 年以前未採取積極有效作爲，確實帶給病人身心痛苦，也導致社會對其排斥，政府仍有深刻之反省……」。也就是說，行政院認爲國家並未違法侵害患者之人權，只有未盡速引進特效樂之行政上消極不作爲的責任。這樣來看，該條例第 3 條第 1 款名譽回復的內容之一的「公開道歉」，充其量只是爲其行政上未積極引進有效之藥物及治療方式之不作爲而道歉。[91]

事實上，從前述的熊本地院判決可知，該判決並非以日本之強制墮胎等不人道的行爲來作爲國家賠償的根據，而是以日本國會及政府不廢法及未積極使患者回歸社會之行政及立法的不作爲責任作爲成立國家賠償責任的根據。相反的，在 1960 年代 WHO 正式要求其會員國解除對於患者的隔離政策之後，日本實質上並未進行隔離，對於患者的照顧和福利措施遠超過臺灣政府放任樂生院自生自滅的不負責任態度。

而且，正因爲日本政府優渥的照顧，患者才會長期以來沒有對隔離法提出質疑，一直到有患者覺醒才喚起日本律師的注意和投入。而法院肯定國家的賠償責任的根據是：該立法未廢除以及行政機關未積極使患者回歸一個不受歧視的社會之不作爲，是將患者置於一個受歧視狀態下之不法行爲。而臺灣政府宣稱已在 1960 年代廢除隔離法，但是 1962 年的臺灣省癩病防治規則非但只是一個行政命令的形式，還仍然對於所謂開放性患者進行強制治療的措施，而且現在臺北市自治條例對於患者的強制治療規定還仍然有效存在。具有歧視性之漢生病法令的存在等事實，足以如同日本熊本地方法院判決一樣，證明臺灣政府仍然將患者置於一個受社會歧視的狀態之中，應該負有國家賠償的責任。本條

---

91 依據該條例第 4 條之規定，對於患者之補償及保障方式有回復名譽（包括公開道歉、追悼亡者、積極宣導正確漢生病知識及推動有助回復漢生病患名譽之社會教育政策等措施）、給予補償金、醫療權益（包括設置符合漢生病患特殊身心狀況需求之醫療設施、設備，並配置充足之醫事與行政人力，及從事漢生病防治研究等措施）、安養權益（包括生活津貼、回歸社區與家庭之協助、終生治療與照護、復健及養護、照護人之伴同居住）等措施。

例沒有明確承認國家對於漢生病患者的隔離政策的不當或不法之責任是最大的遺憾。

(2) 關於補償對象的範圍

　　本條例將無住院經歷的漢生病患者及非漢生病患誤遭強制隔離者亦列爲補償對象，是一項令人稱許的規定，但是該條例對於受隔離侵害之患者的補償僅限戰後開始引進特效藥之 1982 年底的住院患者，並且將患者分爲受社會歧視之侵害與受強制隔離之侵害兩類，依患者是否曾受隔離決定何種補償，完全無視於受歧視侵害具有全體一致性之現象，致使一部分受隔離時間較短之患者所受領之補償金竟然比完全未受隔離之患者短少的不公平現象發生。

　　另外，如前所述，樂生院前院長曾表示：1962 年解除絕對隔離後，因爲患者回到社會受到歧視，政府才好心繼續收容他們。[92] 這是推卸責任之詞，患者自動到樂生院住院除了是社會歧視的因素外，有很多患者是因爲各地缺乏一個漢生病的醫療體系，所以不得不到樂生院來接受治療，也因此留在樂生院。正如熊本判決所言，在缺乏療養所以外之醫療的體制下，事實上使需接受治療之患者不得不去療養院治療，而造成被迫留在療養院的情形，因此確認厚生勞動省對此負有排除阻礙療養院外治療之制度上的缺失的義務。[93] 從這個觀點來看，不僅 1982 年以後入院的樂生院民，甚至未曾住院的院外患者，皆有受到行政機關違反上述擴充院外醫療體制義務之不作爲侵害的可能，亦應列爲本條例的補償對象。

2. 實施狀況及檢討

(1) 補償金支給

　　關於補償金的發放進度，據衛福部指出，2008 年 12 月 5 日已有 272 名樂生療養院民及至 2009 年 3 月底將有院外 831 名患者計 1,103 人受領補償金，總金額爲七億一千多萬元。

---

[92] 趙俊祥、李郁強，《漢生病病人補償條例草案評估報告》（立法院，2006 年 5 月），頁 47（前樂生院黃龍德院長之發言）。

[93] ハンセン病国賠訴訟熊本地院判決，2001.5.11。

(2) 名譽之回復

漢生人權條例所規定之具體之名譽回復措施包括：廢棄麻瘋、癩病等歧視性的用語，正名為漢生病（第 2 條第 1 項）、國家公開道歉、追悼亡者、積極宣導正確漢生病知識及推動有助回復漢生病患名譽之社會教育政策等的措施（第 3 條第 1 款）。又，本條例第 2 條第 2 項規定，漢生病之正名應自本條例施行日起 6 個月內修正之。

日本政府在執行道歉的內容、追悼的方式和宣傳正確的漢生病知識等均須先與患者團體協議，達成合意才開始執行。而且患者代表是以具有代表性的團體為對象，例如國家賠償訴訟原告代表團、國賠訴訟律師團及療養所自治會代表等立場一致的關係人為患者的代表。前述漢生病檢證會議報告書亦指出，關於公衛政策的擬定應由專家團體所推薦之委員會來擬定，並讓患者參與，不宜由行政部門來擬定。雖然衛福部之下設有「行政院衛福部漢生病病患人權保障及推動小組」，但依據該設置要點規定，其成員是由衛福部所推薦之學者專家、官員及由所有樂生院民選舉產生之代表組成，這些成員在形式上非但不見得具有患者利益的代表性，院民代表的普選亦可能規避異議立場之院民。

(3) 醫療與安養權益

漢生人權條例中所規定之具體的安養權益包括生活津貼、回歸社區與家庭之協助、終生治療與照護、復健及養護等措施。衛福部聲稱已制定「漢生病患醫療及安養權益保障作業要點」[94] 來保障院民安養和醫療的福利。但從該要點的內容來看，僅是 1 張空洞、抽象的工作表而已，執行的細目、預算等均未見公開。特別是回歸社會政策，院民離開療養院後失去原有住宿、生活費等福利，要踏出社會的第 1 步便有問題，因此如前述日本患者代表與厚生省代表協商的結果，在回歸社會和社會生活支援措施上，創設回歸社會患者月給與金制度和已出院患者慰問金制度，保障其擁有一個平穩、安定之社會水準的生活，並免除院內和院外患者之漢生病及相關疾病之自己負擔部分的醫療費，以及改善和擴充患者回歸社會所需之醫療、住宅、照護等必要援助。從日本的作為來看，衛福部漢生人權小組應負起這些具體內容的協商和監督工作。

---

94 行政院衛福部樂生療養院，〈漢生病患醫療及安養權益保障作業要點〉。樂生園區整體發展計畫附錄二、漢生病患醫療及安養權益保障作業要點 https://reurl.cc/qdGEjN 。

(4) 消弭社會歧視措施

從前述日本漢生病政策的變革過程中可以看到，自 1996 年廢除隔離法後，便接著廢除優生保護法，改以母體保護為目的的生育政策；隨後又廢除以隔離主義為核心的傳染病防疫政策，改採人權和治療主義並行的防疫政策。熊本判決確定國家的侵權責任後，國家為消弭社會的歧視，成立檢證會追查歷史真相，釐清國家的法律責任和各界的社會責任，並提出防止再發生的建言，之後又成立為實現該建言的檢討委員會進行具體之漢生病政策的擬定和行政機關執行監督。這一連串的積極作為是基於對漢生病政策的歷史錯誤深切反省的結果。反觀臺灣目前為止的漢生病政策，只看到表面上的道歉和反省，並無積極的作為，連歧視根源的第三類法定傳染病的指定和以隔離政策為核心之傳染病防治法的防疫政策、獎勵包括漢生病優生手術在內的優生保健法[95]等依然健在。

（五）臺灣漢生人權未來的課題

漢生人權條例的通過並不代表漢生病患的人權已經受到完整的保障，以下綜合日本漢生病政策的變革和我國漢生病政策的檢討，提出將來漢生人權運動上或研究上的重要課題。

1. 具有歧視漢生病法令之檢討

指定漢生病為第三類傳染病之傳染病預防法及過去曾獎勵漢生病等傳染病進行優生手術之優生保健法等，是帶來漢生病歧視的根源，如何改造這些法律等工作，亦是漢生人權未來的研究課題之一。

---

[95] 我國優生保健法第 1 條的優生思想、第 6 條的優生檢查、第 9-11 條「有礙優生之遺傳性、傳染性疾病或精神疾病者」之實施優生手術的條件或醫師的告知義務等，均是產生疾病歧視的根源。多數文獻對於優生保健法的檢討多集中在婦女墮胎的自主權，而對於本法「優生主義」之批判闕如，顯示社會受優生思想之法律影響甚深。

2. 隔離政策真相的調查與漢生病問題的社會教育政策

漢生病問題的社會教育除了為消弭對漢生病患者的歧視之外，最重要的是將這一歷史的錯誤所造成人權侵害的事實真相，詳實公諸於世，以防止國家和社會在其他類似疾病的處理上，諸如愛滋病的公衛政策等，再發生假公共衛生之名行人權侵害之實的錯誤政策和歧視行為。前述日本「漢生病問題檢證會議」的目的，即在要求政府應就漢生病政策的歷史和現狀，從科學的、歷史的角度，多方面進行檢證，以提出防止再發生之建議，作為政府今後擬定漢生病政策上的參考。

我國漢生人權條例並無真相調查條款，如前述諸如強制收容的過程、強制墮胎和結紮、禁止結婚或以不生育作為結婚條件、隱瞞患者的人體實驗以及其他社會歧視和偏見的具體事實等，均尚未獲得完整的真相。民間研究限於人力和官方資訊取得的困難，有其侷限性。2017 年我國促進轉型正義條例立法通過，明定促轉會應規劃、推動的事項包括清除威權象徵、保存不義遺址、平復司法、還原歷史真相並促進社會和解的事項在內。但是目前促轉會也尚未將本案列為促進轉型正義的對象，如何促成由官方提供資源，並授權獨立委員會進行調查，亦是今後的重要課題之一。

3. 院外患者及患者家屬的照顧、回歸社會之援助等課題

本條例第 3 條第 4 款規定，國家保障患者安養權益包括生活津貼、回歸社區與家庭之協助、終生治療與照護、復健及養護等措施。在解釋上保障的對象不應限於現居住於樂生院的患者，亦應包括已經出院或無住院經驗患者及患者的家屬。因為受國家錯誤的隔離政策侵害的人不僅是收容於樂生院的患者，為躲避強制收容，四處流浪、隱姓埋名、無法受到合法醫療照顧的院外患者，以及患者的家屬等人，面對嚴重之社會歧視所遭受之精神上和身體上的痛苦並不亞於被收容在樂生院的患者。

雖然日本漢生病補償法的補償對象僅限於現居住或曾居住於療養所的患者，但是事實上，如前所述，日本政府基於上述的思考，已經與無入院經驗或已出院的患者及患者之遺族達成訴訟上的和解，即使並沒有受強制隔離之患者，或已經死亡之患者的遺族皆比照補償法補償或受生活之補助。同時，為保

障患者終生居住的權益和協助其回歸社會，日本政府承諾，即使剩下 1 位患者，也不會裁撤任何設施、令其出院或轉院；2008 年通過的漢生病基本法對於患者在療養所的居住權更進一步具體保障，並且為鼓勵患者回歸社會，給予其與社會生活水準相當之定期給付金和生活上的照顧。就我國漢生人權條例的立法精神而言，這些內容亦應該包含在內，但是目前為止，官方的思考尚未及於此領域，這亦是未來漢生人權運動努力的課題之一。

4. 醫療基本權之法制化

如前所述，根據日本檢證會議報告書所載，日本漢生病隔離政策的錯誤肇因於專家的以「科學」的專斷來貫徹其民族的優生思想。而臺灣的樂生療養院醫師也早已認識到「所有慢性傳染病中最不容易傳染的一種疾病」，[96] 而且在更早之前，特別是在 1938 年的第 4 屆國際漢生病會議上，已經有明確報告指出，「即使是與癩病患者一起工作之人，只要對於感染有合理的注意，幾乎不會受感染」。[97] 關於此點，在日本統治時代擔任樂生院醫生，國民黨政府接收後擔任代理院長賴尚和醫師和其他當時的同僚或之後的醫療官員不可能不知。但是 1955 年的樂生院官方刊物中仍指出「根絕癩瘋之主要策略，即在尋覓一切傳染性患者使之隔離」。[98] 因此臺灣漢生病問題會延續今天，所謂漢生病專家亦無法推卸責任。但是以今天「新科學」的角度來批判過去的「偽科學」同樣會發生專家之可信賴性的問題，因為科學再進步也無法完全排除專家背後所持有之加害（歧視）的企圖或欲望。

因此，醫療人權的確立並不是在期待專家有更精確之科學上的判斷，相反的，是基於對專家之科學上專斷的懷疑，而賦予患者各種防止醫師專斷的機制。前述日本漢生病問題檢證會議報告書已明確的指出：患者和其家屬不可盲目相信國家或專家的權威。在法律政策上為防止這種事態發生，除了消極的加諸國家和專家的義務和限制外，在積極面上就是立法承認患者之醫療參與權、醫療資訊權和學習權、接受最完善之醫療的權利、接受公平醫療的權利、醫療的自我決定權等病患的權利。2018 年我國通過了病人自主權利法，並自 2019

---

[96] 胡舜之，《公共衛生》（1981），頁 45。

[97] 同註 15，頁 67。

[98] 關於當時強制隔離之必要性的探討詳閱：張鑫隆，前揭書，頁 70-74。

年1月開始實施。該法確立了病人對醫療有選擇與決定之權（第4條），但是尚未能滿足上述醫療人權的要求。

四、我們都是加害者——代結語

前述日本漢生病檢證會議不僅確認了日本國家在漢生病隔離政策上之侵權責任，更針對國家錯誤的隔離政策何以維持如此之久，擴大社會責任，追究這段期間助長該政策之社會各界，包括醫界、學界、法曹、媒體、宗教界及教育界的責任。這些社會各界的團體對於社會的公平正義負有監督政府的職責，不管是積極助長隔離政策或在一旁默示，均負有助長隔離政策的責任。正如曾多次來臺爲爭取臺灣戰前患者補償的日本律師團久保井律師所言：「不僅實施強制隔離的政府是漢生病復原者的加害者，歧視他們的人也是加害者，漠視這樣的人權侵害那麼久而不顧的法律人更是加害者！」

現在日本從政府到媒體、宗教界、學界、教育界和一般國民都深切地在反省自己之加害者的責任。臺灣在樂生院人權事件受到各界矚目後，我們亦看到這樣的反省：

> 談到何謂「人性尊嚴」？……我們可曾仔細觀察過，生活周遭有哪些人性尊嚴正在遭受踐踏？可曾深刻思考過，有哪些人性尊嚴的維護可以從我們身邊做起？……樂生院的人權問題正在試練著臺灣人的靈智，看看臺灣有沒有人性，重不重視尊嚴。……如果我們可以放棄千萬億元的國家建設，犧牲無以數計的公眾利益，用來維護個人的尊嚴，那怕只是爲了一個人，甚至是殘衰老病，那麼，我們就有最起碼的資格說人性、道尊嚴，身爲臺灣人也才是一種驕傲，而不再悲哀！[99]

---

[99] 李建良，〈人性何在？尊嚴何價？——樂生人權的憲法重量〉，《台灣本土法學》86（2006年9月），頁4-5。

主題二
漢生病政策變革下的醫療實作與患者樣貌

范燕秋｜臺灣的美援醫療、漢生病政策變動與患者人權問題
（1945 至 1960 年代）

洪意凌｜疾病因果網絡的重構及病人的雙重消失：
DDS 如何成爲臺灣漢生病治療藥物

陳歆怡｜監獄或家？樂生院漢生病患者的隔離生涯與自我重建

臺灣的美援醫療、漢生病政策變動與患者人權問題（1945 至 1960 年代）[*]

范燕秋｜國立臺灣師範大學臺灣史研究所教授

一、前言：從美援談起

　　1945 年 8 月，日本在臺灣的殖民統治結束，同年 10 月中華民國政府受盟軍委託派官員來臺接收，為戰後臺灣的政權轉移拉開序幕。1949 年底，國民黨政府因國共鬥爭失敗而撤退來臺，1950 年 6 月因韓戰爆發，美國介入東亞政局，並協助穩固臺灣內外部情勢，開啓長達 15 年美援的時代（1950-1965）。[1] 從臺灣醫療史的角度，美援進入臺灣，促使戰前「德日式」醫學轉向戰後「美式」的醫學典範。[2] 如此重大的醫學體系的變動，對於日治以來的

---

* 本文原題為〈臺灣的美援醫療、防癩政策變動與患者人權問題，1945 至 1960 年代〉，刊於《臺灣史研究所》16：4（2009 年 12 月），頁 115-160。

1 本文基於美援是以達到臺灣的經濟安定、自給自足為目標，而經濟援助從 1951 年至 1965 年為止，前後共達 15 年，每年金額維持在 1 億美元左右，因此採用此一分期。趙既昌，《美援的運用》（臺北：聯經，1985），頁 1。文馨瑩，《經濟奇蹟的背後：臺灣美援經驗的政經分析（1951-1965）》（臺北：自立晚報社文化出版部，1990），頁 43。

2 「典範」（paradigm）一辭是引用孔恩在《科學革命的結構》一書所提出的概念，泛指一個科學理論的定律、所使用的儀器、方法論、世界觀等。參考 Thomas S. Kuhn（孔恩）著、程樹德等譯，《科學革命的結構》（臺北：遠流，1994），頁 91-100。另有關戰後初期臺灣醫學典範的轉變請參考：郭文華，〈美援下的衛生政策：1960 年代臺灣家庭計畫的探討〉，《臺灣社會研究季刊》32（1998 年 12 月），頁 39-82；黃文弘，〈政經架構、典範碰撞與知識位移：臺灣醫學典範轉折的系譜溯源〉（臺北：國立陽明大學衛生福利研究所碩士論文，2001）；張淑卿，〈防癆體系與監控技術：臺灣結核病史研究（1945-1970s）〉

「癩病」政策是否有所影響，[3] 是值得探究的問題。

由於當時美援的主要目的與策略是軍事援助為主、經濟援助為輔，以達到經濟安定、自給自足的目標。因此，早期對於美援的研究大多從經濟或資本的角度，討論美援對於臺灣政經發展的影響。近年來，由於美援檔案的開放、利用，學者從許多不同的角度，探討美援對於臺灣各方面的影響，其中有關醫療衛生方面的研究明確指出：美援對於戰後臺灣衛生政策發揮關鍵性的作用。[4] 而「美援衛生計畫」確實也列出「癩病」一項，[5] 顯示美援衛生計畫如何處理癩病，是一個有待探討的問題。

同時，探討戰後臺灣的防癩政策如何，必須理解其中基本的歷史課題是：政策的延續或斷裂問題。由於臺灣的防癩政策源起於 1930 年，由日本殖民政府（臺灣總督府）所制定；最初延用日本癩病隔離法規，並於 1934 年修改為強制隔離政策。因此，1950 年代美援衛生計畫如何影響癩病政策，即涉及能否改變戰前政策的問題，也就是政策的延續或斷裂問題。

本文除作為醫療史研究之外，也是關切現代社會議題的一項研究。由於新莊線捷運維修機廠選址於臺灣現存唯一的漢生病療養所「樂生院」，以致引

（新竹：國立清華大學歷史研究所博士論文，2004）。

[3] 「漢生病」（Hansen's Disease）這一疾病名稱，最初是因發現其病原菌的挪威醫師漢生（Gerhard H. A. Hansen）而得名。在臺灣的歷史文獻上，戰前日本殖民政府文書資料皆稱為「癩病」，在中國傳統漢醫文獻則稱為「痲瘋」，因此 1945 年以來臺灣政府或民間使用的是「癩病」或「痲瘋病」這兩種稱法。最近因患者人權運動的影響，政府衛生法規的法定名稱改為「漢生病」。本文為進行歷史研究，以歷史資料原文用法為原則，因此本文中多數使用「癩病」一詞。

[4] 楊翠華，〈美援對臺灣的衛生計畫與醫療體制之形塑〉，《中央研究院近代史研究所集刊》62（2008 年 12 月），頁 91-139。

[5] 這項衛生計畫的來源，是 1953 年 5 月美國美援總署派遣專家來臺考察之後所做的建議事項，被美援會（行政院美援運用委員會、Council for United States Aid, CUSA 1948-1963）重視而翻譯成中文，並轉送各相關單位參考。楊翠華，〈美援對臺灣的衛生計畫與醫療體制之形塑〉，頁 97。"U.S. AID Health Program"（美援衛生計畫），中央研究院近代史研究所檔案館收藏「經合會」（行政院國際經濟合作發展委員會）檔案，總卷「改善公共衛生各項計畫案」，檔號 36-11-003-001，頁 410。

發於 2004 年開始之該院區的古蹟保存運動。[6]這場社會運動所帶出來的重要議題，是臺灣的漢生病政策歷史，以及一群弱勢者因此遭受疾病污名的歷史。本文從戰後臺灣接受美援的角度切入，運用樂生院機構內部史料，[7]探討戰後臺灣防癩政策爲何以及如何轉變；目的在補足這段歷史研究的空白，[8]也在追究政策變革之中存在的人權問題，藉此呼應臺灣現代社會對於漢生病人權的關懷。

二、戰後初期臺灣的防癩政策與日本殖民政策遺產

在臺灣近代史上，臺灣總督府以沿用日本癩病法規而制定癩病政策；不過，這項政策並未伴隨 1945 年日本殖民時代結束而終結。若從政策的大方向觀之，自 1945 年 10 月美軍授權國民黨政府派員接收臺灣爲起始，至 1960 年爲止，臺灣的癩病政策並未有明確的變革。若推究其中可能的原因，一方面由於政權轉移所造成的政局及社會的不穩定，使相關政策處於停滯不明的階段；但另一方面似乎是戰前日本的癩病「強制隔離」措施成爲一種「政策遺產」（legacy of policy），在政權轉移的過渡期仍具有極大的影響力所致。

就 20 世紀前期癩病國際醫療觀之，1930 年代以來，歐美國家對於癩病控制因應醫療技術的進展，採取相對開放而人道的措施。1938 年，在埃及開羅

---

6 這運動在持續多年後，於 2008 年促成漢生病病人補償條例的立法及施行。有關這場社會運動的肇始以及初期發展，參考潘佩君、范燕秋，〈「樂生療養院保存運動」的影像紀要〉，《臺灣社會研究季刊》59（2005 年 9 月），頁 259-314。本書頁 225-243。

7 范燕秋，〈樂生院癩病史料整理與分析（I）〉（行政院國家科學委員會專題研究計畫成果報告：NSC94-2411-H-011-007-，2006）。

8 就目前為止，臺灣漢生病政策歷史的研究，比較缺乏的是戰後部分。相關研究請參考陳威彬，〈近代臺灣的癩病與療養：以樂生療養院為主軸〉（新竹：國立清華大學歷史研究所碩士論文，2001）；范燕秋，〈近代臺灣的癩病療養所與疫病隔離空間〉，《疫病、醫學與殖民現代性：日治臺灣醫學史》（臺北：稻鄉出版社，2010），頁 185-233；芹澤良子，〈ハンセン病医療をめぐる政策と伝道：日本統治期台湾における事例から〉，《歷史學研究》834（2007 年 11 月），頁 27-36；范燕秋，〈癩病療養所與患者身分的建構：日治時代臺灣的癩病社會史〉，《臺灣史研究》15：4（2008 年 12 月），頁 87-120。

召開第 4 次國際癩病會議，會中討論基於癩病類型及其診斷技術的進展，建議從人性與經濟的觀點，對於患者盡量採取院外門診治療方式，不須隔離而解除控制，以減少住院機構的龐大花費。[9] 然而，對於日本帝國及其所轄的殖民地而言，由於日本帝國政治意識的強化，亦即民族優生概念的抬頭，[10] 以及二次大戰國際間日、德與英、美兩大陣營國家的敵對關係，日本帝國採取患者「絕對隔離」政策，不僅偏離國際醫療的方向，對於 1940 年代癩病新藥的研發也尚且不知。[11]

1940 年代中期，磺胺藥劑（Sulfones）治療成效被發現，成爲漢生醫師發現癩桿菌以來，對於癩病控制影響最大的事情，癩病從無法治療轉向可以治療的發展階段。1941 年，美國 Carville 癩療養所開始實驗普羅敏（Promin）治療，並於 1943 年發表有效治療的成果。繼之，研究者將其運用於「未定型」及癩腫患者，成效同樣顯著。1946 至 1947 年間，Cochrane 在印度和奈及利亞試驗戴普松（Dapsone，英國藥典名稱，WHO 稱之爲 DDS），治療效果良好，價格又便宜，因此爲各國普遍採用。1948 年，在古巴哈瓦那（Havana）召開的第 5 屆國際癩病會議，發表磺胺藥劑、戴普松的治療原則，以及提出僅需要隔離「開放性」患者的主張。繼之，1953 年，在西班牙馬德里召開的第 6 屆

---

[9] 第 4 屆會議確認：經由癩反應測驗（lepromin test）獲得的癩病分類，區別出兩種極端的類型——類結核型（tuberculoid type）與癩腫型，並確認後者（及邊緣型）是主要傳染類型，因此類結核型以及未定型（indeterminate case）已不必要隔離。Becheli L. M., "Advance in Leprosy Control in the Last 100 Years," *International Journal of Leprosy and other Mycobacterial Diseases* 41: 3 (July-September 1973), pp. 288-289.

[10] 這是指種族優生的概念影響癩病政策上，絕對隔離及「斷種」的措施。相關討論請參考藤野豐，《日本ファシズムと医療：ハンセン病をめぐる実証的研究》（東京：岩波書店，2001），頁 83-85、236-252。

[11] 20 世紀上半，日本參加國際性癩病醫療衛生活動，從積極參加到脫離國際活動的過程。參考芹澤良子，〈ハンセン病予防の基準方針の確立—国際連盟保健機関による取り組みを中心として：1925-1931 年〉，收錄於范燕秋主編，《東亞近代漢生病政策與醫療人權國際學術研討會論文集》（臺北：國立臺灣師範大學臺灣史研究所，2010），頁 160-175；Hajime Sato and Minoru Narita, "Politics of Leprosy Segregation in Japan: The Emergence, Transformation and Abolition of the Patient Segregation Policy," *Social Science and Medicine* 56: 12 (June 2003), p. 2532.

國際癩病會議，以及 WHO 組成的癩病專家委員會，[12] 皆確認磺胺藥劑的治療效用，以及第 1 代藥劑 DDS 使用的成效良好，施藥簡單及藥價便宜，適合普遍的運用；同時，預防隔離法也被廣泛檢討。[13]

　　相較於 1940 年代國際醫療的進展，戰後初期臺灣的癩病患者處境，顯然停留在承受「政策遺產」的階段。所謂政策遺產，是指過去政策的結果決定後續政策的發展；在癩病防治上，也就是戰前日本強制隔離政策有其延續的影響力。具體言之，1949 年 2 月臺灣省政府公布「臺灣省痲瘋病預防規則」，即是沿用戰前舊法規，以強制收容隔離癩病患者為主要措施。[14] 在這項規章發布之前，臺灣省政府為「繼續維持癩病防治事業的運作」，於 1948（民國 37）年 7月 21 日通令各縣市衛生院，調查其轄區內未收容的患者，結果發現自樂生院逃離者 138 人，疑似患者以及未收容的新病例 105 人，總計 243 人。隨即由樂生院派收容專車，由地方警力協助，將病患強制送往樂生院隔離收容。[15]

---

[12] 1948 年，世界衛生組織（WHO）成立後，開始積極協調國際醫療衛生事務；1952 年，WHO 組成癩病專家委員會，研議國際癩病醫療衛生事宜。同年召開的第 1 次癩病專家委員會，確認癩病區分為「開放性」與「非開放性」患者兩類型，認為隔離應僅用於前者。Becheli L. M., "Advance in Leprosy Control in the Last 100 Years," pp. 290-291.

[13] 基本上，在 1963 年第 8 次國際癩病會議的討論中，承認 DDS 對於嚴重癩病案例的成效低，也促使其他藥物進一步研發。Editorials, "Are We Satisfied with Sulphones for Treatment of Leprosy," *Leprosy Review* 26: 4(1955), pp. 135-139; Becheli L. M., "Advance in Leprosy Control in the Last 100 Years," p. 291; Zachary Gussow, *Leprosy, Racism, and Public Health: Social Policy in Chronic Disease Control* (Boulder: Westview Press, 1989), p. 6.

[14] 當時政府部門紀錄也坦承這個法規係沿用日治時期臺灣總督府公布之舊規，參考自《臺灣省政府公報》38 年春字第 36 期，頁 483，參捌丑文府綜法字第九〇三四號，民國 38年 2 月 12 日，「臺灣省痲瘋病預防規則」。省立樂生療養院編，《臺灣省立樂生療養院三十週年紀念特刊》（臺北：省立樂生療養院，1960），頁 29。

[15] 《臺灣省政府公報》37 年秋字第 19 期，頁 249，臺衛三七午馬一字第四三四六號，民國 37 年 7 月 21 日，「臺灣省衛生處代電：電為已飭省立樂生療養院辦理該縣市未收容之痲瘋患者檢驗，該集中費用由該院負擔」。

表 1　1945 年接收之後樂生院住院患者人數異動表

年別	前年留院	本年新收	總數	出院人數別								年底留院	
				治癒		死亡		事故		合計			
				人數	%	人數	%	人數	%	人數	%	人數	%
1945	576	62	638	1	0.16	122	19.12	73	11.44	196	30.72	442	69.28
1946	442	26	468	1	0.21	40	8.55	135	28.85	176	37.61	292	62.39
1947	292	26	318	4	1.26	11	3.46	48	15.09	63	19.81	255	80.19
1948	255	124	379	15	3.96	21	5.54	3	0.79	39	10.29	340	89.71
1949	340	55	395	5	1.27	22	5.56	3	0.76	30	7.59	365	92.41
1950	365	79	444	7	1.57	12	2.70	1	0.23	20	4.50	424	95.50
1951	424	112	536	11	2.05	27	5.04	3	0.56	41	7.65	495	92.35
1952	495	206	701	8	1.14	34	4.85	13	1.86	55	7.85	646	92.15
1953	646	99	745	8	1.07	22	2.95	63	8.46	93	12.48	652	87.52
1954	652	138	790	31	3.92	16	2.03	26	3.29	73	9.24	717	90.76
1955	717	122	839	11	1.31	9	1.07	4	0.48	24	2.86	815	97.14
1956	815	71	886	6	0.68	14	1.58	5	0.56	25	2.82	861	97.18
1957	861	108	969	26	2.69	14	1.44	4	0.41	44	4.54	925	95.46
1958	925	145	1,070	33	3.08	9	0.84	13	1.22	55	5.14	1,015	94.86
1959	1,015	88	1,103	64	5.80	8	0.73	4	0.36	76	6.89	1,027	93.11

說　　明：本表統計自1945年10月20日接收開始，至1959年10月底爲止。本表出院
　　　　　統計之一「事故」，並未具體說明原因，極可能包含逃走或不假外出。
資料來源：省立樂生療養院編，《臺灣省立樂生療養院年刊》（臺北：編者，
　　　　　1959），頁11。

　　依據官方資料顯示，1948 年省府發動這次類似戰前日本「無癩（縣）運
動」，四處搜捕患者的行動，主要原因是 1946 年 3 月官方派員接收樂生院之
後，院內管理狀況不理想，警衛人數又不足，加上院內醫療與生活每況愈
下，以致病患逃出者甚多。如表 1 的 1950 年代樂生院住院患者人數異動，顯
示 1945、1946 兩年院內患者「死亡」人數分別是 122 人、40 人，情況甚爲悲
慘；同時，這兩年因「事故」出院的分別是 73 人、135 人，可能顯示「逃出」
人數之多。因此，至 1947 年樂生院收容人數達歷年最低點，成爲 318 人。在
如此情況之下，省府決定加強癩病控制措施。對於這樣的舊政策持續運作，其
原因有必要進一步探究。

　　爲何臺灣停在承受政策遺產的階段？由於所謂政策遺產是一種系統性的偏見，它涉及先前法令規則制定所建立的觀念認知、機構人員，以及接受法令權威的患者以及社會大衆。[16] 因此，政策制度運作有其慣性，其運作所造成的疾病認知或污名一旦形成，也就難以驟然消失，除非提出新的制度措施取代之，以及發起革新的社會教育活動，否則它將依照既有的制度慣性而持續運作。舉例言之，依據表 2 歷任樂生院長，可知 1946 年接收樂生院之後，至 1950 年代初，前 4 位院長是臺灣本地醫師，他們以受日本現代醫學教育的背景，承接戰前臺灣的防癩體制，在尚未接收到國際癩病醫療新知之前，自然習慣於扮演癩病控制的角色。當時負責接收事宜的院長吳文龍，面對患者離開院區一事，提出的解決方案就是：在「本院內外建籬笆或鐵絲網以防患者出入」。[17]

表 2　歷任樂生療養院院長

順次	院長姓名	任期	學經歷	備註
1	上川豐	1930.12-1945.12	日本廣島人、長崎醫學專門學校畢業、1930年取得醫學博士、8月癩療所囑託、10月任所長兼樂生院長，後專任院長	創院及日治時代
2	賴尚和	1945.12-1946.03	京都帝國大學醫學博士、臺灣大學公共衛生研究所教授	戰後首任、代理院長
3	吳文龍	1946.03-1947.06	嘉義人、臺灣總督府醫學校畢業、辭職	
4	楊仁壽	1947.06-1950.12	臺南人、臺灣總督府醫學專門學校，因政治事件而遭免職。	妻為戰前臺灣共產黨員，1950年因白色恐怖案件，2人皆被逮捕入獄。出獄後不久過世。

---

[16] 對於此種政策遺產發揮的作用，日本學者運用行動者（actors）概念，分析立法者、政府官員、癩病專家、患者、社會大衆等五種角色在阻止政策變革的角色與作用。Hajime Sato and Minoru Narita, "Politics of Leprosy Segregation in Japan," pp. 2529-2539.

[17]〈樂生院接收迄今工作報告及未來計畫〉，引自劉集成，《樂生療養院志》（臺北：臺北縣政府文化局，2004），頁 86。

表 2　歷任樂生療養院院長（續）

順次	院長姓名	任期	學經歷	備註
5	劉明恕	1950.12-1952.03	臺南人、青島東亞醫科學院、免職	
6	陳文資	1952.03-1953.12	臺中人、醫學專校、調職	
7	陳宗鑾	1954.01-1966.05	江西永新、巴黎大學醫學專校	任職最久、長達12年，任上重病死亡。
8	游天翔	1966.05-1974.01	浙江平陽、東京帝國大學醫學部眼科	卸職
9	陸希超	1974.01-1986.08	江蘇泰興、國防醫學院醫科、海軍少將軍醫處長轉任	退休
10	曾君實	1986.08-1990.05	湖南長沙、臺大醫學院	調職

資料來源：新高新報社編，《臺灣紳士名鑑》（臺北：編者，1937），頁114；興南新聞社編，《臺灣人士鑑》（臺北：編者，1943），頁126；陳京川、省立樂生療養院編，《臺灣省立樂生療養院機關誌》（臺北：編者，1996）。

　　不過，在 1945 年臺灣的政權轉移之後，舊制度運作也面臨一些新的挑戰，促使其面對更新的問題。如表 3 所示，以 1960 年為止樂生院患者住院年數統計，可知 1945 年之後入院患者族群結構與戰前截然不同。戰前以臺籍和日籍人口為主，戰後從中國來臺民眾及軍隊之中，發現不少癩病患者，也被強制收容於樂生院，該院患者組成因此改變。依據表 3 統計，1946 年僅收容 1 名軍患，1949、1950、1951 這三年分別收容軍患 4 人、17 人、36 人。1950 年代，軍患人數更急遽增加。然而，軍患收容人數增加，隨即衍生院區管理的嚴重問題，不僅不同「省籍」患者之間可能發生衝突，臺籍院長甚至遭受暴力的威脅。[18] 換言之，樂生院內部患者結構改變，反映外部政治環境的遽變，戰前日本殖民醫學的控制基礎與效率已然無法維持，院長同樣面臨威脅的情況之

---

[18] 依據趙榮發醫師的口述訪談紀錄，訪談時間：2009 年 10 月 27 日，15:00-17:00，地點：馬偕紀念醫院會議室，影音紀錄：楊仁佐導演。1950 年，楊仁壽院長因政治案件被逮捕入獄，也是外部環境劇變的實例。

下，舊制度如何有效運作也成為問題。

此外，相較於戰前殖民政府是以優厚的社會政治資源，維持樂生院的適度運作，[19] 戰後之初樂生院的醫護人員缺乏，經費、藥品也極為不足，稱不上是醫療機構，許多患者因生活條件太差而逃走。不只如此，軍患收容人數增加之後，暴力事件層出不窮。[20] 依據 1 位 1949 年被收容的患者陳述：當年樂生院就像「人間地獄」，吃不飽、穿不暖、睡不好，每一張床都有臭蟲蝨子，夜裡咬得人無法安眠，病痛更無藥醫治，真是苦不堪言。不知有多少人忍受不了神經痛而走上絕路，自殺的事件時有所聞。[21]

1949 年底，因樂生院陸續傳出患者自殺事件，院內基督教會牧師幾次向美籍孫理蓮牧師（Mrs. Lillian R. Dickson）尋求協助。孫理蓮先偕同教友探訪院區，瞭解院內患者衣食不足及醫藥缺乏的慘況之後，首先於院內設立臨時診所，提供醫療救助；繼之，從美國募款，購買營養品及生活物資分發給患者。1951 年，她考量樂生院患者所生的兒女，為減輕幼兒感染之疑慮，成立育幼院「安樂之家」；1952 年在患者出資部分及美加教友聯合捐助之下，於院內新建基督教堂；1953 年，又考量治癒者的職業訓練問題，再度返回美國籌措資金，為院民建立「職業治療室」。[22] 從孫理蓮救助患者的時間及背景，顯示來自美國的影響早已透過非正式的、基督教的慈善救濟，進入樂生院區、影響患者的生活。

---

[19] 王文基對於樂山園的研究指出，1943 年該園患者逃離園區轉赴樂生院隔離，原因就是基於樂生院患者待遇相較優於樂山園。此事或足以作為例證之一。另樂生院出版之《臺灣省立樂生療養院廿五周年特刊》也有類似的說明。王文基，〈癩病園裡的異鄉人：戴仁壽與臺灣醫療宣教〉，《古今論衡》9（2003 年 6 月），頁 115-124。

[20] 劉集成，《樂生療養院志》，頁 87-88。

[21] 張瓊齡編，《寒森歲月：棲蓮精舍四十週年紀念文輯》（臺北：樂生療養院棲蓮精舍，1994），頁 47。

[22] 孫理蓮於 1927 年隨夫孫雅各牧師（James Dickson）來臺，在教會醫療機構馬偕醫院接觸過癩病患者。戰後 1947 年再度來臺，以「宣教」為職志，積極從事醫療傳教工作，首先以原住民山地部落為救助對象。1949 年起，則開始關注樂生院患者面臨的醫療與生活問題。關於孫理蓮救濟弱勢族群之事蹟，可參考李貞德，〈從師母到女宣：孫理蓮在戰後臺灣的醫療傳道經驗〉，《新史學》16：2（2005 年 6 月），頁 95-151。

表 3 樂生院病人住院年數統計表（1960 年 10 月統計）

入院年度	住院年數	民患（本國）		民患（外國）	軍患（男）	合計	%
		男	女				
1931	30	2	2			4	0.40
1932	29						
1933	28						
1934	27		2			2	0.20
1935	26	3	1			4	0.40
1936	25	9	6			15	1.51
1937	24	6	5			11	1.10
1938	23	18	6			24	2.41
1939	22	7	4			11	1.10
1940	21	2	4			6	0.60
1941	20	5	7			12	1.20
1942	19	5	6			11	1.10
1943	18	3	7			10	1.00
1944	17	4	2			6	0.60
1945	16		1			1	0.10
1946	15	5		1		6	0.60
1947	14	11	5			16	1.61
1948	13	40	8			48	4.82
1949	12	14	3		4	21	2.11
1950	11	19	3		17	39	3.91
1951	10	11	8		36	55	5.52
1952	9	52	21	1	26	100	10.03
1953	8	10	9		29	48	4.82
1954	7	24	4		53	81	8.12
1955	6	25	11		47	83	8.33
1956	5	13	3		25	41	4.11
1957	4	15	5		55	75	7.52
1958	3	26	14		70	110	11.03
1959	2	23	7		51	81	8.12
1960,10	1	32	7		37	76	7.62
合計		384	161	1	451	997	100
%		38.51	16.15	0.10	45.24	100	100

資料來源：省立樂生療養院編，《臺灣省立樂生療養院三十週年紀念特刊》，頁81。

三、美援與防癩政策變動的時代環境

1950 年 6 月，由於韓戰爆發，東亞國際政治出現新局勢，美國開始支持國民黨政府立足臺灣，臺灣正式進入美援的時代。所謂美援的主要用意，是美國透過軍事及經濟援助的方式，增強臺灣防衛的力量，以及穩定臺灣社會。[23]至於美援對於醫療衛生方面的援助，依據當時美援對臺主管機關「美國共同安全總署駐華分署（Mutual Security Agency, Mission to China）」（簡稱：安全分署 MSA/MC）所提示的公共衛生援助政策，其宣示的要點有二：（一）計畫本身需對軍力有重大貢獻；（二）對於影響或有助於經濟安定之因素具有決定之力量。亦即衛生計畫仍以國防、經濟安定為目的。[24] 在此原則之下，癩病如何被列入衛生計畫的考量範疇，值得進一步探究。

在美援衛生計畫之中，對於漢生病（癩病）一項說明如下：

> 按實情而言，痲瘋雖尚不足構成一主要之衛生問題，但以此疾具有對於社會宗教以及道德上之複雜性，故注意及之。臺灣估計有痲瘋病患五千人，各項診療設施尚未達標準，以致形成有關民眾之一主要問題。現已著手對病人確切設法予以治療。[25]

就以上文件的意思，癩病並非基於軍力或經濟的現實因素而被重視，而是基於比較抽象的宗教及道德的因素。然而，事實果真僅是如此嗎？文中

---

[23] 楊翠華，〈美援技術協助：戰後臺灣工業化開端的一個側面〉，收於陳永發主編，《兩岸分途：冷戰初期的政經發展》（臺北：中央研究院近代史研究所，2006），頁264。

[24] "U.S. AID Health Program"（美援衛生計畫）。

[25] 原文：「Although this disease (leprosy) may not present a major health problem in the true sense of the word, it has been selected for attention because of its social, religious, and morale implication. There are estimated 5,000 persons in Taiwan suffering from Hansen's Disease. Facilities for their care are so substandard as to create a real problem in the population. Beginnings have been made toward a realistic approach to care and treatment of these patients.」本文件中文由當時政府官員翻譯，提供各部門施政之參考。"U.S. AID Health Program"（美援衛生計畫）。

所謂「著手對病人確切設法予以治療」（toward a realistic approach to care and treatment of these patients），又有何具體的行動？其實，如果從美國方面的立場，對於癩病關注其宗教與道德問題，確實有其時代性的因素。即 1950 年代初由於癩病化學治療帶來的新情勢，國際癩病組織開始倡議新的防癩措施，以及呼籲重視患者的基本人權。1953 年，癩病救治會（Mission to Lepers，簡稱 MTL）提倡早期發現、早期治療以及加強門診，作為癩病防治的重點。這個組織是 19 世紀以來源起於英國，在非西方各地從事癩病救治的宗教團體。[26] 繼之，1954 年法國律師、也是慈善家的 Raoul Follereau（1903-1977）發起「世界癩病日」，呼籲世人關懷癩病患者，重視他們回歸社會、參與社會的權益。1958 年，在東京召開的第 7 屆國際癩病會議中，建議將癩病正名為「漢生病」（Hansen's Disease），並提出應廢除強制隔離及不適當住院安排。主要理由是強制隔離造成許多的難題，包括：患者害怕被隔離而造成防治的困難、公共財產的浪費、家庭本身的解組、疾病污名化將造成患者適應社會的困難、病人分類的不公平與不人道、患者無法再整合到社會，以及疾病社會偏見的持久化等問題。1959 年 WHO 癩病專家會議及 1963 年第 8 屆國際癩病會議，皆重申應廢除強制隔離。[27]

從 1950 年代國際癩病醫療及患者人權的動態觀之，癩病深繫人類社會複雜的道德與宗教問題，確實已被提出。不過，姑且不論國際癩病醫療的人道議題，若回到當時臺灣社會政治的現實，防癩政策改變的內在動力卻是有關「軍力」及「經濟」問題，這點有必要就「舊法規」運作所面對的問題加以考察。表 4「民國 40 至 41 年度樂生院收容案卷」整理前述 1949 年「癩瘋病預防規則」公布之後，樂生院執行強制收容之往來公文。如本表所示，2 年間歷經劉

---

[26]「癩病救治會」於 1874 年由英國教會人士創立，其後伴隨大英國海外殖民活動，該組織亦迅速擴充為國際性組織。英國印度殖民政府尋求解決癩病問題之際，該組織隨即擴充至印度；1893 年，印度癩病救治會（Mission to Lepers in India）工作範圍擴及中國和日本，更名為印度及東方癩病救治會（Mission to Lepers in India and the East），20 世紀之後這個團體也直接影響臺灣，其代表性人物即是加拿大籍的戴仁壽醫師。Stanley G. Browne, "The Leprosy Mission: A Century of Service," *Leprosy Review* 45: 2 (June 1974), pp. 166-169; Zachary Gussow, *Leprosy, Racism, and Public Health*, pp. 203, 205-208.

[27] Becheli L. M., "Advance in Leprosy Control in the Last 100 Years," pp. 285-306.

明恕、陳文資 2 位院長（對照表 2），從發文及受文單位，可見戰後臺灣公共衛生體系之建立已然異於戰前殖民地附屬於警察系統的衛生單位。戰後初期係以省衛生處為衛生行政核心，加上地方縣市衛生院、所，以及專責機構的樂生院，構成防癩運作系統。

表 4　民國 40 至 41 年度樂生院收容案卷

年度	發文單位	受文單位	事由（摘取重要內文）	日期	院長
40-1	省立樂生療養院	豐原警察局	為貴隊員○○○身染真性痲瘋病，因有虞病毒傳播希祈飭令來院隔離治療由	40.1.18	劉明恕
2	高雄衛生院	衛生處長	電為本縣發現痲瘋新患者 2 名，請查核收容由	40.1.28	
3	省衛生處長	樂生療養院	據高雄衛生院電報該縣發現痲瘋患者 2 名，特電希迅予統籌收容由	40.02.2	
4	樂生療養院	臺中縣衛生院	為電覆○○○痲瘋患者於本月 28 日送到彰化站交由本院專車運回	40.4.21	
5	樂生療養院	衛生處長	為電覆收容花蓮新患者○○ 1 名經動態表在案由	40.4.26	
6	高雄衛生院	衛生處、樂生院	電為本縣痲瘋患者收容情形請查核由	40.5.7	
7	屏東縣衛生院	樂生療養院	電送本縣未押送痲瘋病患者名冊請查照辦理	40.5.5	
8	樂生療養院	衛生處	為本院派員到中南部收容患者 27 名報核由	40.5.7	
9	省衛生處	樂生療養院	據臺南市衛生院電報該市痲瘋患者情形電予知悉由	40.5.12	
10	屏東縣衛生院	潮州鎮衛生所、樂生療養院	○○○經檢出為痲瘋陽性反應悉派員勸誘自動前往樂生院治療，並將辦理情形具報	40.5.25	
11	省衛生處	樂生療養院	准澎湖縣政府電請收容該縣痲瘋患者等由，轉希遵照由	40.6.28	
12	陸海空軍第一總醫院	樂生療養院	電請收療痲瘋病員○○○由	40.7.6	

表 4 民國 40 至 41 年度樂生院收容案卷（續）

年度	發文單位	受文單位	事由（摘取重要內文）	日期	院長
13	雲林縣衛生院	樂生療養院	電覆關於護送痲瘋患者前往貴院旅費是否由貴院負擔	40.7.12	
14	屏東縣衛生院	樂生療養院	電送本縣新發現痲瘋病患者名冊請查照辦理	40.9.3	
41-1	聯合勤務總司令	臺灣省衛生處	請轉飭樂生療養院擴大收容軍人病患由	41.4.9	陳文資
2	樂生療養院	衛生處顏處長	電覆擴大收容須新建病房並檢具計算書 2 份，呈請簽核	41.4.19	
3	金門軍管區行政公署	樂生療養院	為函請惠告本島住院痲瘋病患者如何救濟由		
4	樂生療養院	金門軍管區行政公署	電覆本院住院患者由	41.4.18	
5	省衛生處	樂生療養院	聯勤總部請先收容痲瘋病人 11 名希知照由	41.5.6	
6	樂生療養院	聯勤總部	電覆本院目前實無法先行收容痲瘋病人由	41.5.9	
7	省衛生處	聯勤總部	為設法擴大收容寄醫軍人痲瘋病一案	41.4.28	
8	樂生療養院	雲林縣衛生院	匯送收押患者旅費由	41.10.4	
9	樂生療養院	高雄鐵路局	由高雄北上第 1 列車另掛專車運送痲瘋患者由	41.9.19	

資料來源：「一般行政類」，樂生院癩病史料（2005）。

　　不過，若考察這個衛生系統執行「痲瘋病預防規則」之狀況，則可知存在沿用慣習、陳舊的部分。即包括：沿用戰前癩病隔離政策，在疾病處理上僅以「真性」或「非癩」作為收容隔離與否的依據，真性患者雖然可能包含「非開放型」或「開放型」，但國際醫療推促的新分類尚未被採用；而且，在地方衛生單位執行患者調查或收容之際，經常是會同當地警察分局，並使用類似「逮捕犯人」般的詞彙「押送」一詞；在運送患者的過程，更是以「另掛專車」以防蔓延。這些都對於此疾病持續予以特殊化及污名化。

　　值得注意的是，表 4 41 年度（1952 年）聯合勤務總司令部、省衛生處及樂生院之間，針對「樂生療養院擴大收容軍人病患」一案公文往來所進行的討論。其中，該表 41-1 軍方「聯勤總部」首先行文給衛生處，其要點如下：

> 對於軍人痲瘋病患收容事宜，本部意見如次：一、查本部現無痲瘋病院之設置，現以經費拮据亦無設院可能，惟痲瘋病係屬惡性傳染病，如此項<u>軍患散留部隊不但影響士氣且極易妨礙地方人民健康（據報現待收容者已有八人）</u>。二、復查樂生療養院配置圖所載房舍甚多，請貴處轉飭該院盡量設法擴展收容軍人病患。至於該院所需<u>軍患醫藥費、竹床、被服</u>等已經本部軍醫署於四十一年三月二十七日以……代電通知樂生療養院辦理有案。（底線為筆者所加）

　　在上述公文之中，聯勤總部也附加說明透過第一總醫院（1958 年改稱「三軍總醫院」）調查樂生療養院最大容量，並經樂生療養院回覆：「以本院現有病房最大容量只能收容民眾 500 名、軍患 100 名，現本院已收軍患 111 名，已超出預計數目，今後如有軍患請自行設法收容。」[28] 如此堅定的回絕軍方。也因此，聯勤總部才又以電文給省衛生處，請其以上級單位要求（飭令）樂生院設法擴展收容軍人病患。

　　對於軍方如此的請求，從表 4 中 41-2 及從 41-4 至 41-7 的多達 5 件公文，尤其可見樂生院明確而堅定的立場。即在樂生院方面，以「電覆擴大收容須新建病房並檢具計算書 2 份」一文回覆，除說明該院所有病房均已住滿、無法再行收容之外，強調現任軍人患者日益增加，如欲擴大收容必須重建病房，因此提出新建病房經費總計 22 萬 6 千元之預算表。[29] 繼之，樂生院隨即又面對省衛生處轉達、詢問收容第一總醫院登記待轉的軍患者 11 人，而樂生院依然

---

[28] 公文發文單位：聯合勤務總司令，受文單位：臺灣省衛生處，副本：樂生療養院。事由：「請轉飭樂生療養院擴大收容軍人病患由。」發文日期：民國 41 年 4 月 9 日，字號：（41）頤順字第 10768 號。駐地：臺北市。「樂生院癩病史料一般行政類」。

[29] 公文發文單位：樂生療養院，受文單位：衛生處顏處長。事由：「電覆擴大收容須新建病房並檢具計算書 2 份，呈請簽核……由。」發文日期：民國 41 年 4 月 19 日，樂生總字 398 號。「樂生院癩病史料一般行政類」。

回覆：「本院病房均已住滿，實無法先行收容，必俟重建病房之後才有床位可供住用，始可收容。」[30] 其立場可見一斑。同時，處長顏春輝以「為設法擴大收容寄醫軍人痲瘋病一案」為文，向聯勤總部提問指出：「擴建病房……揆諸目前省方財政困難，勢屬無法負擔，是否可由貴部撥款補助辦理。」[31] 於是之故，由美援提供軍方經費在樂生院區加蓋軍患的新房舍，於同年展開。

總之，1950 年代美援介入癩病處理的開端，在於 1952 年起由美援提供經費在樂生院增建、擴大院舍，以收容逐漸增多的軍患，顯示美援介入癩病議題，並非僅是人道的因素，而是與支援國民黨政府、穩定其軍力有關。然而，樂生院院舍的增建、擴充仍無法徹底解決患者收容問題，尤其當軍患人數遽增，收容軍患尚嫌不足，臺灣各地患者收容問題隨即突顯出來。因此，如何有效運用防癩資源，即成為政策變革的重要考量。這點有必要從樂生院住院患者結構的變化，再加以分析、證實。

依據表 3 樂生院患者住院年數統計，可見 1951 年以降「歷年」該院收容「軍患」遠高於「民患」人數，每年新入軍患二十多人、1958 年更高達 70 人。另對照表 5、表 6，樂生院病人籍貫（縣別）、省別（亦有國別）及性別統計，顯示住院軍患佔 45.24%、民患佔 54.76%；但臺灣本地籍佔 45.24%、外省籍佔 54.66 以及 1 位來自琉球的外國人佔 0.1%；在性別上，合計民患與軍患的男性佔 83.85%、女性佔 16.15%。換言之，1950 年代以來的樂生院住院者呈現的特殊人口結構為：男性佔絕大多數比例，軍患比例佔近乎二分之一，以及外省籍佔較高比例等。

同時，依據前述的表 1，顯示 1950 年代住院患者人數迅速增加：從 1951 年的 536 人，至 1959 年的 1,102 人，即在 9 年之內患者人數增加 1 倍，其中關鍵的因素即是軍患收容人數之遽增。換言之，1950 年代以來，樂生院已然成為安置軍患的重要場所。然而，樂生院住院患者人數漸增，隨即面對的是

---

30 公文發文單位：樂生療養院，受文單位：聯勤總司令部。事由：「電覆本院目前實無法先行收容痲瘋病人由。」發文日期：民國 41 年 5 月 9 日，樂生總字 494 號。「樂生院癩病史料一般行政類」。

31 公文發文單位：臺灣省政府衛生處（處長顏春輝），受文單位：聯勤總司令部。事由：「為設法擴大收容寄醫軍人痲瘋病一案請查照由。」發文日期：民國 41 年 4 月 28 日。「樂生院癩病史料一般行政類」。

該院區房舍病床容量的問題。1952 年至 1955 年，由美援會補助樂生院增建病房 6 棟，添置 200 張床位；至 1956 年爲止，總計病床數爲 925 床。[32] 核對表 1，可知 1956 年該院住院人數爲 886 人，但 1957 年增至 969 人，1958 年增達 1,070 人，顯見房舍增建趕不上收容患者之增加。因此，樂生院實際面對各地尚未收容以及無法收容的患者之問題。

表 5　住院病人籍貫及性別統計表（1960 年 10 月統計）

國別	省別	民患			軍患（男）	合計	%
		男	女	合計			
本國	臺灣	299	143	442	9	451	45.24
	廣東	18	1	19	117	136	13.64
	福建	37	12	49	50	99	9.98
	山東	11	2	13	51	64	6.42
	江蘇	4	1	5	27	32	3.21
	廣西	1		1	31	32	3.21
	湖南	1	1	2	29	31	3.11
	江西	2		2	28	30	3.01
	四川	1		1	28	29	2.91
	浙江	4		4	14	18	1.81
	貴州				16	16	1.61
	雲南	1		1	12	13	1.30
	安徽	3		3	8	11	1.10
	陝西				9	9	0.90
	湖北	1	1	2	5	7	0.70
	河南	1		1	6	7	0.70
	山西				4	4	0.40
	河北				3	3	0.30
	甘肅				2	2	0.20
	西康				1	1	0.10
	遼寧				1	1	0.10
外國	琉球	1		1		1	0.10

[32] 這是依據樂生院內部文書，以樂生院便箋記載的資料。參考中華民國年鑑社編，《中華民國年鑑（四十七年度）》（臺北：編者，1958），頁 527，第五節衛生行政，一、醫療衛生業務。

表 5　住院病人籍貫及性別統計表（1960 年 10 月統計）（續）

國別	省別	民患			軍患 （男）	合計	%
		男	女	合計			
合計		385	161	546	451	997	100
%		38.61	16.15	54.76	45.24	100	100

資料來源：省立樂生療養院編，《臺灣省立樂生療養院三十週年紀念特刊》，頁
79。

表 6　本省（臺灣本地）住院病人籍貫統計表（1960 年 10 月統計）

省別	縣別	民患		軍患 （男）	合計	%
		男	女			
臺灣	臺北	69	33	2	104	10.43
	高雄	55	31	1	87	8.73
	臺南	49	21	1	71	7.12
	澎湖	34	25		59	5.92
	宜蘭	13	7		20	2.01
	屏東	16	2	1	19	1.91
	嘉義	16	1		17	1.71
	彰化	9	4	2	15	1.51
	雲林	10	3		13	1.30
	臺中	10	2	1	13	1.30
	新竹	3	6		9	0.90
	桃園	5	3		8	0.80
	花蓮	6	2		8	0.80
	臺東	2	1	1	4	0.40
	南投	2	1		3	0.30
	苗栗		1		1	0.10
本省	計	299	143	9	451	45.24
外省	計	85	18	442	545	54.66
外國	琉球	1			1	0.10
合計		385	161	451	997	100
%		38.61	16.15	45.24	100	100

資料來源：省立樂生療養院編，《臺灣省立樂生療養院三十週年紀念特刊》，頁
80。

　　1956 年 5 月，一群院外癩病患者以公開聯名的方式向報社投書，控訴樂生院不收治他們。該件投書內容如下：

編輯先生：我等是一群經檢驗確係患有傳染性之痲瘋病人，曾自動請求臺灣省立樂生療養院收醫我們，可是我們遭受了拒絕，希望貴報本以往爲民服務之精神問題，根據我們所提左列的問題，請樂生醫院答覆：

（一）政府專設治療特種病之醫院，但對檢驗屬實，有傳染性之本病患者，拒絕收醫，而仍放任其重歸社會，於理未合。（二）病者既爲傳染，醫院有責隔離，既設之隔離醫院而不執行隔離有傳染性之病患，樂生醫院的責任是什麼？（三）樂生醫院專治痲瘋病爲對象，但痲瘋病患求醫而不收，樂生醫院究竟要收什麼樣的病患？（四）根據省訂痲瘋病患管理條例，「病患有接受治療之義務，樂生醫院有無條件收醫本病患者之責任」，樂生醫院爲何不實踐其責任？（五）我賢明政府已經設立醫院收容開放性的痲瘋病，豈有限制名額之理？樂生醫院負責人所說：「名額已滿，不能收容」的話，顯係欺人。[33]

針對以上院外患者指控，樂生院院方也以投書回覆如下：

（一）政府核定本院免費收容額五百病床早已告滿，不得不停止收容。（二）本院雖負隔離有傳染痲瘋病人之責，奈一切限於經費預算，祇能在法令規定範圍以內盡其職責。（三）本院當然以收治痲瘋病人爲對象。（四）鄧君等指責本院不實踐其責任，本院未便默認，但謹能對鄧君等表示深切同情與誠摯歉意而已。（五）本院經一再呈請層峰擴增病床，惟迄今尚未奉准，有案可稽，非本院負責人空言搪塞也。[34]（底線爲筆者所加）

---

33 大家談，〈一群痲瘋患者、樂生醫院爲何不收〉，《聯合報》，1956 年 5 月 8 日，第 3 版。

34 樂生醫院，〈函覆讀者本（四五）年五月八日貴報大家談登載鄧火明君等十二人聯名質問本院爲何不收痲瘋病人〉，《聯合報》，1956 年 5 月 14 日，第 3 版。

　　以上說明，儘管與美援增建房舍的數量略有差距，仍突顯患者收容及相關經費嚴重不足的窘境。

　　總之，1940年代末臺灣沿用戰前癩病隔離措施，至1950年代初由於新移入患者持續增加，加上原有患者安置的問題，樂生院患者收容問題日趨嚴重。為改善軍患收容問題，美援開始提供經費資源，於樂生院內增建房舍，擴大患者收容量。然而，依據既定的患者隔離措施，樂生院區終究無法負荷。此時，解決患者收容的現實問題，也是符合時代潮流的做法，即是改變舊政策、推動政策轉型。依據趙榮發醫師的觀察，臺灣的癩病強制收容於1955年取消，原因之一是樂生院本身無法提供足夠的病床給申請入院的患者。[35] 其實，從以下的分析可知：趙榮發基於他個人啓動樂生院門診治療之經驗，將他在該院開設癩病門診視為「強制收容取消」的年代，然實際上若以防治法規為依據，其年代更晚。不過，他這項觀察的意義不僅在於指出取消強制收容的時間以及原因，更重要的是提出如何取消強制收容，即如何建立一套新措施取代舊制度，而其運作成效又如何之問題？

四、美援、國際癩病組織與防癩政策轉型

　　1950年代以來臺灣的防癩政策，在美援衛生計畫的影響及軍方積極介入下，進入政策轉型的階段。基本上，國際廣泛運用磺胺藥劑後，癩病防治的重點在於早期發現、早期治療，以及加強門診和居家治療。至於療養所的角色，則限制在特殊醫療或社會因素（social indication），如處理患者嚴重的癩反應及其他併發症，執行外科手術和生理復健，以及作為研究和訓練的中心等。因此患者越早出院越好。在醫療診所進行早期診斷與化學治療，成為癩病控制的主要措施；傳染性患者仍被准許以自願的方式，留在隔離療養所，但只是暫時性的安置。[36] 然而在臺灣，是否也建立門診治療設施取代療養所的地位？

---

[35] 他於1953年起擔任樂生院預防科主任2年，因此是他的親身經歷。Y. F. Chao（趙榮發，馬偕紀念醫院），"The Leprosy Problems in Taiwan," *Leprosy Review* 39: 3(July 1968), pp. 107-109.

[36] Becheli L. M., "Advance in Leprosy Control in the Last 100 Years," p. 291.

　　依據當時趙榮發醫師評估指出，臺灣欠缺訓練有素的癩病學者與皮膚科醫師，故妨礙此疾病的控制。許多皮膚疾病的患者去看所謂皮膚科門診（skin clinics），不專業的醫師很容易誤判，無法辨識癩病的皮膚疾病。地方醫師及教會醫院一般門診無法提供癩患者治療。他認為改善問題的方法，是將診療所設在城市，配置訓練良好醫師、充足的診斷設備和治療設施，也遠離鄉村地區人民的偏見。[37]

　　1950 年代，美援衛生計畫對於癩病之重視，首要的反應在選送醫師出國訓練，以充實新的醫療技術。首先被選派出國的，是任職教會醫院，即馬偕紀念醫院的趙榮發。[38] 美援選派技術人員出國於 1951 年開始執行，1952 年才制定明確辦法。該辦法規定，出國訓練時間以 1 年為限，歸國後必須在原機關服務 2 年以上且一切訓練計畫均以「實習」為重心，目的在使受訓人員習得的知識及技能於返臺之後能立刻應用。[39] 1952 年 7 月，趙榮發由馬偕紀念醫院推薦，前往香港大學以及香港痲瘋協會所屬的療養院進修 1 年，接受皮膚科專業訓練。[40]

　　為何趙榮發是前往「英國屬地」香港進修，而非美援技術合作的通例「美國」大學？依據趙榮發的說明指出：由於 1949 年中國大陸赤化所造成的難民潮進入香港，難民之中有為數不少的癩病患者，香港當局因應這種情勢，設立一個新的療養所加以收容治療，並配合香港大學進行醫療研究。也因此，前

---

[37] Y. F. Chao, "The Leprosy Problems in Taiwan," p. 108.

[38] 趙榮發任職馬偕醫院而被選派出國，這點應該與戴仁壽醫師有關。戰前戴仁壽投入癩病醫療工作及其創辦樂山園的發展，可參考王文基，〈癩病園裡的異鄉人〉，頁 116-124；芹澤良子，〈ハンセン病医療をめぐる政策と伝道〉，頁 27-36。

[39] 美援技術協助訓練計畫 1951 年開始辦理，由美國安全分署、行政院美援會、中國農村復興委員會 Joint Commission on Rural Reconstruction，簡稱「農復會」（JCRR）等推派代表 7 人組成，名為「美援技術協助委員會」。美援技術協助方式分為三類：一，延聘美籍專家來臺；二，選送技術及管理人員出國接受訓練；三，第三國訓練、對外提供技術協助。1952 年，確定選送技術人員出國辦法，對於候選人資格、訓練期限、申請手續、甄選過程、參加人之義務及出國前訓練、保證資格、保薦機關之責任義務等皆有條文規定。楊翠華，〈美援技術協助〉，頁 261-292。

[40] 梁妃儀、陳怡霈、蔡篤堅，《漢生病照顧者人物傳》（臺北：行政院衛生署，2008），頁 4-14。

往該地對於學習經營一個新的療養所，助益甚大。[41]而「新」療養所另一層含意，是採用國際癩病醫療新的「門診治療」措施。當時香港當局對於癩病的對策，是由英國教會組織癩病救治會主導，一方面在「喜靈洲」這座島嶼設置療養所，另一方面在各「保健所」內設置有關癩病的門診，稱為「皮膚病診療所」，處理一般皮膚病、性病及癩病。同時，派專門醫師從事定期巡迴診療。這個巡迴移動班除醫師之外，也加入檢查技師與個案工作者，在醫師診察之後進行患者生活輔導，並給予必要的援助。[42]就此而言，趙榮發在此進修就有多重的意義，包括：考察收治中國籍患者為主的療養所，運用國際新進的門診治療和巡迴診療，以及重視患者生活的協助等。同時，英國教會組織癩病救治會延續戰前的發展，也再度影響臺灣。

1953 年 7 月，趙榮發從香港返臺後，隨即進入樂生療養院服務，擔任預防科主任。依據美援會的相關規定，他大約服務 2 年（1954-1955），也為戰後樂生院的門診治療開創新的一頁。[43]總括而言，由於美援提供化學新藥 DDS 治療，趙榮發開創兩項紀錄，其一是展開地方性癩病流行病學調查；其二是在樂生院開辦癩病門診治療。

流行病學調查是為瞭解癩病患者人數及其分布，以便規劃處理辦法或增設醫院收容。1953 年 9 月，農復會及省衛生處研商決定，趙榮發率領「痲瘋病調查工作隊」3 人，選定以流行率高的澎湖為首要目標，進行為期 1 個半月的調查。[44]調查的主要結果包括：發現新病例 37 人，其中須住院治療者 27 人；

---

[41] 依據趙醫師口述，他原希望去英國或加拿大，但因明有德牧師（Rev. Hugh MacMillan）希望他就近去香港進修而有此安排。此外，由趙醫師提供的個人經歷資料顯示，他去香港大學的進修所獲得的獎學金是由美援對臺主管機關「美國共同安全總署駐華分署」，以及農復會共同提供。范燕秋主訪，〈趙榮發醫師訪談影音紀錄〉。

[42] 這些觀察紀錄來自日本醫師犀川一夫的親身經歷，他在 1950 年代後期前往香港考察的實地見聞。該書寫到：「楊陵祥醫師在此從事定期巡迴，施行漢生病診療，我每天一起搭乘汽車，巡迴各保健所學習外來診療所。」犀川一夫，《門は開かれて：らい醫の悲願──四十年の道》（東京：みすず書房，1989），頁 150-151。

[43] 趙榮發在樂生院擔任預防科主任，同時也在馬偕醫院開設特別皮膚科門診，時間為每週二、四下午。在樂生服務滿 2 年之後，院方雖極力挽留，但他還是繼續一段時間之後才完全離開。

[44] 〈防治本省痲瘋病，決組隊調查患者〉，《聯合報》，1953 年 9 月 4 日，第 3 版。

新舊病患總數 201 人，以當地人口比例言，罹患率甚高；而若比較 1935 年的同樣調查，更顯示患者未見減少，反而尙在相對增加之中。在此次調查之中，也發現部分患者遷移至臺灣南部各地，因此調查隊受命前往，以執行徹底的追蹤調查。[45] 此外，由於部分患者不願意離開澎湖，促使官方考慮在當地優先設置門診治療所，[46] 因而促成美籍護士白寶珠（Miss Marjorie Bly）於 1955 年初前往澎湖設置「治療站」一事。[47]

其次，樂生院開辦「門診」是從 1954 年 3 月開始，至 1955 年 9 月底爲止，累計門診人數 417 人，其中 346 例爲患者、71 例爲非患者。患者除部分收容住院之外，門診部以新藥治療，大多數成效良好。基於此一成果，院方於 1955 年的特刊呼應國際專家的觀點，認爲基於防治成效、人道、經費、醫學知識、疾病特性等各種原因，開放門診治療是必要的，也是合乎時代進步的做法。[48]

就在趙榮發任職樂生院的同年，該機構也更換 1 位軍職出身的院長。如前文分析，基於 1950 年代以來軍隊中的癩病患者問題，政府當局，特別是軍方也積極介入癩病防治，具體行動是 1953 年 12 月陳宗鎣接掌樂生院長一職。從表 2 可知，這位院長爲江西籍，軍醫系統出身，而且信仰基督教，任期自 1954 年 1 月至 1966 年 5 月爲止，長達 12 年之久。他接任院長，除反映戰後國民黨政府用人的特性，即以「外省籍」爲重之外，無論就個人宗教信仰，或基於住院軍患比例高所衍生的問題，如軍人醫療以及院內頻發的暴力問題等角度觀之，由軍方人士掌理樂生院不僅是適切的，同時也是現實考量的結果。

---

[45] 〈痲瘋病調查隊抵澎調查病情〉，《聯合報》，1953 年 9 月 11 日，第 4 版；〈澎湖痲瘋病患者已有二百餘人〉，《聯合報》，1953 年 10 月 18 日，第 4 版。

[46] 根據報導指出：「目前澎湖籍痲瘋患者，除已送樂生療養院及淡水樂山醫院醫治外，尚有廿餘人不願離開家庭。治療站設立旨在使此批患者獲得在家治療機會，故採巡迴前往各患者家中診治施藥，不收分文。」〈澎湖將設立痲瘋治療站〉，《聯合報》，1955 年 8 月 27 日，第 5 版。

[47] 有關白寶珠在澎湖設置「治療站」一事，其背景因素頗多，本文以下有進一步分析。

[48] 門診人數 417 人，其中 346 例爲患者、71 例爲非患者。346 例之中，由樂生院收容住院的 191 人，由門診部使用農復會及樂生院的新藥治療 67 人，另 88 人在家治療。省立樂生療養院編，《臺灣省立樂生療養院廿五周年特刊》（臺北：省立樂生療養院，1955），頁 35-37。

　　陳宗鎣就任之初，面臨的最大難題就是院內「有組織之黑社會」，即軍患同鄉結黨對職員暴力相向，間或有欺壓院民的事故。對此，陳宗鎣以出身軍方的背景，整飭軍患紀律，包括 1956 年將違法者送往軍方特別設置的「瑞芳禁閉室」，由樂生院醫師按時前往治療；1958 年召集衛生和警政相關單位召開「住院不法患者處理辦法會議」。1966 年，爲便於處置與醫治犯罪之病患，在院內設置「樂生分監」。爲解決院區人力不足問題，採取病區自治辦法，建立患者自治組織，強化院內生活機能如公炊、公膳等。[49]

　　在加強樂生院內部管理的同時，陳宗鎣似乎負有更重大的任務，即是推動防癩政策的轉型。附錄一是整理 1950 年代爲主的樂生院大事紀，可見歷年該院的人事活動與國際相關組織、人士的密切關聯，呈顯美援衛生計畫有關癩病處理的方向及進展。從醫療史的角度觀之，其中涉及戰前日式醫療改換成美式醫療的過程，即癩病處理從「封閉、隔離」轉向「門診、開放」的過程。其間，樂生院試圖調整其功能、角色，不再扮演患者長住的家園，而是患者暫時療養的處所，並以處理特殊醫療或社會徵候[50]爲主，比如當患者發生嚴重的癩反應及其他併發症，或執行其外科手術和生理復健，以及作爲研究和訓練的中心。從附錄一的大事紀之中，我們能不能觀察到樂生院如何或是否完成醫療典範的轉移？值得進一步分析。

　　首先，是美援「技術協助」對於防癩政策轉型的重大影響。如附錄一所示，1954 年 1 月陳宗鎣就任之初，邀請英國防癩協會祕書 Mr. Miller 及香港痲瘋院長 Dr. Fraser 討論樂生院改革。基本上，美援技術協助包括：延聘外國專家顧問、派專人出國進修，以及作爲第三國訓練的地點、對外提供技術協助等

---

[49] 省立樂生療養院編，《臺灣省立樂生療養院三十週年紀念特刊》，頁 23-29、57-58。劉集成，《樂生療養院志》，頁 91-92。

[50] 所謂社會徵候（social indication），意指：患者雖然治癒卻依舊居住在療養所，其原因是社會環境（如偏見）所造成。此觀點出自 Becheli L. M., "Advance in Leprosy Control in the Last 100 Years," p. 291。以臺灣而言，依據犀川一夫醫師的考察，樂生院住院患者治癒後卻很難出院的原因有三：一，社會對於癩病存在強烈的傳統偏見與污名。二，退役軍人患者來自中國大陸，因此沒有家族及家庭。三，入院者 62% 有身體殘缺。Dr. K. Saikawa (WHO Medical Officer), "Leprosy Control Project: Final Report (China 0045-E), Regional Office For The Western Pacific," World Health Organization 26 April 1971, p. 4.

三方面；[51] 從附錄一資料，顯示這三方面對於樂生院皆有所影響。在延聘外國專家方面，陳宗鎣針對院務改革，除請教香港的英國教會人士之外，1955 年聘請美國改革教會的厚士端醫師（Dr. Richard Hofstra）擔任醫師顧問。其實，厚士端醫師的來歷不可小覷，他既是「臺灣痲瘋救濟協會」（Taiwan Leprosy Relief Association, TLRA）創辦人之一，也是最早前往澎湖開設「特別皮膚科門診」的醫師，對於防癩政策轉型影響甚大。[52]

此外，日籍醫師也扮演要角，特別是愛生園外科醫師犀川一夫。1957 年5 月，犀川氏應邀來臺演講，在樂生院示範患者復健（rehabilitation）矯治手術，在當時臺灣是一項開創的醫療活動。[53] 從當時新聞媒體所留下的詳盡報導，即他巡迴臺灣各地醫療機構，以及至澎湖的行程，可見這項醫療技術所引發的矚目與重視。[54] 至於美援在其他方面的技術協助，則包括陳宗鎣前往日本療養所考察，或 1957 年底樂生院胡舜之醫師赴香港喜靈洲醫院進修，以及韓國、日本及東南亞國家的衛生官員來樂生院考察。整體而言，美援的技術協助對於癩病的影響，首先在政策導向上，其次是相關的醫療技術，而後則進行東亞國家間的經驗交流，或向東南亞國家展示防癩成果。

其次，是美援協助樂生院充實醫療設施，以及改善生活環境。美援衛生計

---

[51] 楊翠華，〈美援技術協助〉，頁 266-267。

[52] 明有德，〈本會歷史文獻：第一年度（1956）年度報告〉，收於郭維租主編，《臺灣痲瘋救濟協會四十週年紀念冊》（臺北：臺灣痲瘋救濟協會，1994），頁 11-12。

[53] 犀川醫師於回憶錄提及，昭和 32 年（1957 年）春，樂生院長陳宗鎣透過日本厚生省聯絡，前往日本療養所愛生園考察 1 週，他負責每天陪同解說該園化學療法科漢生病治療狀況，以及在外科見習矯正手術。由於當時臺灣尚未有這類的矯治醫療，因此陳宗鎣對此非常感興趣。翌年（1958 年），他隨即因臺灣醫學會邀請來臺演講，並示範矯治手術。其實，比對犀川醫師的回憶錄與當時臺灣新聞報導，顯示這些事都發生在同一年（1957 年）。犀川一夫，《門は開かれて》，頁 140-142。

[54] 相關報導內文：邀請日本長島愛生園犀川博士來臺，指導神經手腳矯治及光田反應器之製造與使用技術。全省各縣市衛生院、省立醫院均應派員參加講習。行程：5/12 來臺，5/13-18 樂生院講習會，5/19 臺中、臺灣醫學會演講，5/20 日月潭，5/21 嘉義，5/22 臺南，5/23 高雄，5/24 澎湖，5/25-26 臺北。〈痲瘋病專家犀川抵臺〉，《聯合報》，1957 年 5月 20 日，第 3 版；〈犀川博士定期講演〉，《徵信新聞》，1957 年 5 月 23 日，第 3 版；犀川一夫，〈台湾の癩事情について〉，《長島紀要》第 4 號別冊（1957 年 10 月），頁 35-37。

畫主要原則之一，就是重視醫療設備與積極去除病源之環境。附錄一可見相關的發展。首先，在 1954 年，除軍醫署新建軍患病舍落成之外，美國安全分署、農復會和行政院美援會等機構，頻繁在院區勘查新建病舍。[55] 1955 年，又有「陳院長與美援會技正會商建築第 2 期工程事宜」。事實上，美援補助工程興建與醫療典範的轉移有關，原因是在工程興建的背後常與美國專家顧問參訪之後的建議與指導有關。[56] 從附錄一可見，在美籍專家的建議指導之下，樂生院重視新建病舍的醫療分科與特殊疾病的分類處理，如結核或性病、癩病治癒之後的復健矯治，以及為其回歸社會而準備的「職業治療」等，這些與戰前日式醫療觀念技術有極大的不同，[57] 當時醫院「病歷」的變革似乎也反映這樣的變動。[58] 然而，在醫療設備更新的過程，樂生院似乎存在另一該機構無法克服的問題，即缺乏足夠的醫療人才以善用醫療設備資源。為此，監察機關甚至提出樂生院相關的糾正案。[59]

---

[55] 有關美援衛生政策與計畫，由美國共同安全總署駐華分署與中國農村復興委員會密切配合，JCRR 鄉村衛生組組長許世鉅與安全分署公共衛生組長共同推行各項援助計畫，美援會居中協調美援單位與政府機關之運作，所協調的不僅直接的美援經費，更包含其他相關衛生組織，如聯合國兒童基金會（UNICEF）、WHO、美國在華醫藥促進會（ABMAC）等，這些組織在樂生院的新設施上也可見參與的動態。另有關醫院設備更新與美式醫學建立之關係，可參考楊翠華，〈美援對臺灣的衛生計畫與醫療體制之形塑〉，頁 95-96。

[56] 楊翠華，〈美援對臺灣的衛生計畫與醫療體制之形塑〉，頁 106-108。

[57] 針對其中的重大差異，犀川一夫醫師根據 1953 年參加在印度舉行的國際癩病會議之經驗，對此有深切的體會與具體的描述。他認為這次會議顯示與日本防癩政策的極大不同，重點在於重視漢生化學治療，以及引進積極的外科整型或重建手術，致力於恢復患者的人權、促進其復歸社會、消除社會偏見等。而且，強調將漢生病特殊醫療編入一般醫療的整合性概念。犀川一夫，《門は開かれて》，頁 125-127。

[58] 依據筆者對於樂生院內部患者病歷資料整理，發現這批資料絕大多數是 1960 年之前，可能的原因是該機構為配合癩病防治法規修改，將患者病歷表格全面更新。范燕秋，〈樂生院癩病史料整理與分析〉。

[59] 1957 年 5 月，監察院內政委員會對樂生院提出的糾正案，提出四項事例如下：一，臺灣省政府對於該院收容痲瘋病人數額予以 500 名之限制，二，該院既無精神病房之設備，亦無生產教育之設施，僅做消極之醫藥治療，全院患者均有幾分精神病，自殺者時有所聞；三，該院醫師待遇與普通其他各病院相同，故醫師極難羅致；四，省立樂生療養院

　　再者，在美援協助之下建構防癩政策轉型的基礎設施和癩病門診治療系統。如附錄一可見，1955 年 5 月，省衛生處召開防癩會議之後，決定在臺北市雙園衛生局開辦門診；同年 10 月，樂生院長與該院顧問厚士端醫師商決在彰化、臺南、嘉義、高雄、屏東、澎湖等地基督教會醫院設置癩病門診部。此時間點不僅證實趙榮發醫師的觀察，也顯示以美國籍為首之教會人士的協助。不過，教會這個門診醫療系統並非憑空而來，而是來自戰前臺灣的教會醫療傳統，因時代的變動而與美援密切結合的結果。從教會醫療的立場，也可說是教會組織善用美援的力量。

　　不少研究指出，癩病在西方教會史有其特殊的宗教意義，而日治時期臺灣的教會組織早以癩病患者照顧作為醫療傳道的重點，尤其以戴仁壽醫師及其創辦的「樂山園」扮演核心的角色，影響了殖民政府的防癩政策。[60] 不過，歷經二次大戰至 1945 年之後的國際政局變動，教會組織成員有極大的改變。戰後初期，由於中國共產黨對於宗教自由之壓迫，不少外國傳教士轉而來到臺灣傳教。1950 年 7 月，因韓戰爆發、美國艦隊協防臺灣之後，臺海局勢的穩定，外國傳教士認為臺灣是在遠東發展傳道工作的地方，來臺傳教士日漸增多，遠超過戰前傳教人數，且以美國籍佔最多數。[61] 其後，由於 1954 年 4 月戴仁壽於離臺的旅途中，突然病逝於日本，外國宣教士明有德等 4 位牧師遂於同年秋天發起、組成「臺灣痲瘋救濟協會」，以紀念和繼承戴仁壽醫師照顧癩病患者的志業。[62] 此後，不同國籍或時間來臺的外國宣教士，在 TLRA 的名義之下，

　　年來由美援購入新式 X 光機 1 具，又由美援購贈予電氣消毒錨 1 具，總價不下 20 萬元，乃以裝置電氣無款為詞棄置不用，不唯未收醫療之效果且轉瞬將成為廢物。〈樂生療養院措施不當監察院提糾正案〉，《聯合報》，1957 年 5 月 1 日，第 3 版。

[60] 參考范燕秋，〈癩病療養所與患者身分的建構〉，頁 87-120；王文基，〈癩病園裡的異鄉人〉，頁 116-124；芹澤良子，〈ハンセン病医療をめぐる政策と伝道〉，頁 27-36。

[61] 1954 年外國籍傳教士 297 名，美國籍為 227 名，佔 70% 以上。董顯光，《基督教在臺灣的發展》（臺北：作者自印，1970），頁 66-71。

[62] 1953 年 12 月，戴仁壽醫師為處理樂山園的土地問題第 2 次來臺，翌年 4 月離臺返國。TLRA 發起人包括：明有德、孫雅各、魏德光（Arne Sovik）、厚士端 4 人。戴仁壽醫師病逝於 1954 年 4 月 23 日，同年秋天，明有德牧師等發起設置 TLRA，1955 年 3 月召開第 1 次籌備會，1956 年 10 月 28 日正式成立。郭維租主編，《臺灣痲瘋救濟協會四十週年紀念冊》，頁 1-5、11-17。

從事癩病醫療工作，並因應化學治療新時代的來臨，以「特別皮膚科門診」為工作重點。

　　1955 年，TLRA 的醫護人員前往癩病流行率高的地方「澎湖」，開辦第 1 個皮膚科診療所。當時 TLRA 以「澎湖」為首選有幾個原因。首先，最早是孫理蓮牧師娘進入樂生院去救治患者之後，發現比較嚴重的癩病患者大部分從澎湖來，因此她向教會提議組織醫療隊前往設置醫療中心，及早幫助病人在家鄉就醫。其次，1954 年趙榮發醫師依據樂生院內部病歷資料，發現澎湖籍的患者甚多而前往進行流行病學調查，再度證實當地癩病問題之嚴重。1955 年初，TLRA 在省衛生處與農復會的支持之下，由美籍醫師厚士端及護士白寶珠前往澎湖，設計一項門診醫療的試驗性計畫。在評估當地民眾的反應之後，白寶珠在馬公當地建立醫療中心，由教會醫師定期任顧問及監督。[63]

表 7　臺灣痲瘋救濟協會特別皮膚科門診

教會機構	癩病診療單位		負責人
臺北馬偕醫院	診療所	1954	趙榮發醫師
馬公澎湖醫院	馬公診療所	1955	白寶珠護士 Miss Marjorie Bly
臺南診療所	臺南市安平路	1956	鄧璐德護士 Miss Ruth Duncan
高雄傳染病醫院	高雄診療所	1956	畢嘉士醫師 Dr. Olav Bjørgaas
嘉義診所	嘉義市	1957	施文子醫師
彰化診所	（與彰化基督教醫院合作）		Mr. Nils Tjersland

資料來源：臺灣痲瘋救濟協會編，《臺灣痲瘋救濟協會1958年報告》（臺北：臺灣痲瘋救濟協會，1959）。

　　依據表 7 以 1958 年為例說明 TLRA 開設診療所的概況。教會診療所皆稱為特別皮膚科門診，這是為避免疾病名稱造成的烙印及社會偏見。[64] 其中，馬

---

[63]〈澎湖特別皮膚科診所簡介〉，收於郭維租主編，《臺灣痲瘋救濟協會四十週年紀念冊》，頁 44。

[64] 有關「特別皮膚科門診」這個名稱的由來，犀川一夫醫師於 1950、1960 年代來臺協助癩病醫療，即曾指出使用「皮膚診所」等字樣，是為幫助消除社會偏見，爭取容許癩病患者在一般醫院或健康中心接受門診治療。〈今世並無絕症　自有妙手回春〉，《聯合報》，1966 年 6 月 11 日，第 12 版。另，筆者訪問趙榮發醫師時，他特別解釋了此事。參考范

偕醫院皮膚科門診由美國改革教會厚士端醫師開創，1953 年趙榮發從香港進修返臺之後承接其職務。澎湖於 1955 年在馬公的省立澎湖醫院附設診療所，由美籍護士白寶珠主持；臺南於 1956 年 12 月由美籍護士鄧璐德創設；高雄則於 1956 年 10 月設置「基督教診所」，由挪威籍醫師畢嘉士主持；嘉義於 1957 年 11 月，由鄧璐德創設，施文子醫師負責；彰化診所於 1958 年設立，挪威籍 Mr. Nils Tjersland 主持，與彰化基督教醫院合作等等。就診療所選定的地點，是癩病流行率偏高之處，顯示教會醫療在擔負防癩政策轉型上的積極角色，[65] 而各診所設置的時間同時也是教會皮膚科診療所建立之時間，[66] 教會的投入為政策轉型奠定基礎。

其實，美援衛生計畫的影響除醫療制度、加強樂生院醫療設施及門診治療系統之外，包括推動防癩政策轉型，以及設定政策執行的評估標準。1959 年，省衛生處成立「臺灣省癩病防治委員會」，以策劃及推行癩病防治工作。在組織成員方面，除主委為陳宗鎣之外，委員和顧問網羅國內外醫學及公共衛生專家，包括癩病醫學專家賴尚和、農復會主委許世鉅、軍醫署長楊文達、TLRA 會長明有德及陳登科等 9 人；顧問包括駐美代表董顯光（教會人士）、臺大醫院院長魏火曜、張智康、許子秋（省衛生處）；TLRA 醫師包括施文子、Dr. R. L. Cherry 以及艾福瀾（Dr. Myles. E. Efteland）等 8 人。同時，該組織規程要點，也將防癩工作的層級提高至省衛生處，確立樂生療養院作為防治執行的核心機構，以及賦予該委員會協調省立醫療院所協助防癩的權力。[67]

燕秋主訪，〈趙榮發醫師訪談影音紀錄〉，訪談時間：2009 年 10 月 27 日，15:00-17:00，地點：馬偕紀念醫院會議室，影音紀錄：楊仁佐導演。

[65] 依據趙榮發醫師的分析，以 1968 年樂生院年報統計，全臺治療患者總計 4,204 人，流行率為萬分之 3.18。患者的區域分布變異很大，如：澎湖縣萬分之 35.16、高雄市萬分之 6.86、臺南市萬分之 6.39、臺北市萬分之 4.51，而南投縣僅有萬分之 0.78。郭維租主編，《臺灣痲瘋救濟協會四十週年紀念冊》，頁 35-50。Y. F. Chao, "The Leprosy Problems in Taiwan," p. 109.

[66] 在防癩政策上，政府與教會的合作關係及其進展，在臺灣痲瘋救濟協會的年度報告有比較詳細具體的說明。研究者若僅查閱官方資料，比較難發現這個歷史脈絡。如劉集成就認為基督教臺灣癩病救濟協會（TLRA）與官方的癩病門診同時出現。劉集成，《樂生療養院志》，頁 147。

[67] 省立樂生療養院編，《臺灣省立樂生療養院三十週年紀念特刊》，頁 38-39；陳京川、

在委員會成立之後，其主要行動有以下兩項。首先，是 1960 年於各地衛生局建立和擴大癩病門診工作，即先後於臺北、基隆、新竹、苗栗、宜蘭等地區衛生局設立特別皮膚科門診。1961 年，該委員會決定爲避免防治工作重複，臺中以南不再增設新的皮膚科診所，而由 TLRA 在大城市所建立的幾個診所代替。[68] 此外，爲使事權統一，方便患者就診，TLRA 開設的特別皮膚科門診由該委員會輔導指揮。

其次，是掌握臺灣的癩病患者人數，以建立防治成效的評估標準。爲此，樂生院執行兩方面工作。其一是進行巡迴診療，即 1960 年 7 月起，在農復會和 WHO 聯合國兒童基金會協助之下，樂生院派出 2 組巡迴診療隊，以 4 年時間巡迴診療全臺 21 縣市，對癩病患者以期早期發現、早期治療。其二是 1961 年起，將全臺各地癩病資料納入管理體系，紀錄由樂生院統一建卡管理。也因此，戰後臺灣自 1962 年起才建立比較正確的癩病患者統計。[69]

1962 年 3 月，省衛生處修訂公布「臺灣省癩病防治規則」，廢止先前強制隔離措施，改採開放、門診治療爲重點，成爲 1950 年代以來政策轉型的重要結果。爲執行新的防癩法規，如附錄一 1959 年所見，同年 12 月樂生院開辦防治工作訓練班，調訓醫療衛生人員，加強各地門診病例之發現；以及就社會教育方面，舉辦癩病講習會，推廣癩病知識。[70] 此後，防癩工作的重點有二：首先，透過全臺各地醫療衛生系統，特別是癩病防治委員會統轄下的各地特別皮膚科門診或診療所，進行早期診斷發現、早期治療；其次，樂生院收容、治療「開放性」患者，一旦痊癒即協助其回歸社會。

省立樂生療養院編，《臺灣省立樂生療養院機關誌》，頁 25-26；Lo-Sheng Leprosarium, "Outline of Project Proposal for Prevention & Treatment of Leprosy on Taiwan," in Zong-ying Chen ed., *General Report in Commemoration of its Thirtieth Anniversary* (Taipei: Lo-Sheng Leprosarium, 1960), pp. 16-25.

[68] 臺灣痲瘋救濟協會編，《臺灣痲瘋救濟協會 1961 年報告》（臺北：臺灣痲瘋救濟協會，1962），頁 6-7；Taiwan Leprosy Relief Association (T.L.R.A.), *Taiwan Leprosy Relief Association Annual Report 1961* (Taipei: T.L.R.A., 1962), pp. 6-7.

[69] Y. F. Chao, "The Leprosy Problems in Taiwan," p. 108.

[70] 這是針對各地開業醫、中小學教師、體衛教師、村里幹事等所舉辦的癩病講習會。1969 年，教育部曾將癩病知識與圖片編入國中健康教育課本。陳京川、省立樂生療養院編，《臺灣省立樂生療養院機關誌》，頁 25-26。

表 8　臺灣省癩病療養院及各門診所現有患者統計表（1963 年 6 月）

單位：人

	項目	患者人數			成人			兒童			細菌檢察		
	人數	合	男	女	合	男	女	合	男	女	○	＋	－
療養院	樂生	1,056	889	167	1,038	881	157	18	8	10	1,056	243	813
	樂山	49	48	1	49	48	1	0	0	0	49	49	0
	合計	1,105	937	168	1,087	929	158	18	8	10	1,105	292	813
門診系統	基隆	18	10	8	17	9	8	1	1	0	18	13	5
	臺北	91	65	26	81	58	23	10	7	3	91	70	21
	馬偕	191	153	38	184	150	34	7	3	4	191	46	145
	樂生	599	554	45	594	552	42	5	2	3	599	232	367
	宜蘭	24	19	5	22	17	5	2	2	0	24	13	11
	新竹	12	10	2	12	10	2	0	0	0	12	7	5
	苗栗	22	15	7	22	15	7	0	0	0	22	12	10
	臺中	24	19	5	24	19	5	0	0	0	24	10	14
	彰化	77	51	26	69	46	23	8	5	3	77	35	42
	嘉義	158	108	50	148	102	46	10	6	4	158	57	101
	臺南	319	230	89	305	221	84	14	9	5	319	120	199
	高雄	442	309	133	411	294	117	31	15	16	442	189	253
	馬公	206	117	89	182	108	74	24	9	15	206	70	136
	合計	2,183	1,660	523	2,071	1,601	470	112	59	53	2,183	874	1,309
總計		3,288	2,597	691	3,158	2,530	628	130	67	63	3,288	1,166	2,122

資料來源：省立樂生療養院編，《癩病防治十年》（臺北：省立樂生療養院，
　　　　1963），頁39。

　　1960 年代初，新政策執行的概況於表 8 可見其一斑。本表顯示樂生院與
樂山園 2 個公私立收容療養機構，以及在各地的門診治療設施包括 6 個教會所
屬及 7 個官方所屬共計 13 個門診治療單位，總計隔離治療者 1,105 人、門診
治療者 2,183 人，合計防癩系統掌握的患者人數為 3,288 人。上表之中細菌檢
查一項，顯示樂山園收容患者 49 人，全部屬「有菌者」，即依據新防治法規
的基本精神，全屬於應該收容者；至於樂生院收容 1,056 人，其中有菌者 243
人、無菌者多達 813 人，其中無菌者雖不必然是痊癒者，但也反映住院患者回
歸社會之不易。至於門診治療患者的分布，從表 8 可見除樂生院之外，以中南

部佔多數，高雄診療所治療患者更高達 442 人，證實 TLRA 的門診醫療確實重要。此外，門診治療的患者 2,183 人之中，有菌者多達 874 人，這些可能被收容隔離於樂生院的患者，因新法規而得以居家治療，顯示政策轉型的重大意義。

綜上所述，戰後臺灣的癩病處理在美援衛生計畫協助之下，1960 年代初歷經政策的變革，無論在醫療專業人才的訓練，或者患者治療系統之建立，都顯見從日本政策遺產轉向美式醫療的發展。自此，臺灣防癩工作的重點在兩方面：首先，透過全臺各地醫療衛生系統，尤其是「癩病防治委員會」統轄下的各地特別皮膚科門診或診療所，加強早期診斷發現、早期治療；其次，樂生院對開放性患者暫時收容、治療，一旦痊癒之後，即協助其回歸社會。然而，就在防癩制度轉向美式醫療型態之際，樂生院所承接的殖民政策遺產是否徹底根除，以及能否有效處理痊癒者回歸社會，這些問題仍有很大的疑點。

五、政策轉型後的樂生院及患者人權問題：內部管理與醫療實驗

誠如前文分析，1950 年代由於癩病化學治療的進展，國際組織開始倡議新的防治措施，呼籲重視患者的基本人權，特別是他們回歸社會、參與社會活動的權益。因此，癩病防治的重點在早期發現、早期治療，以及加強門診、居家治療；療養所的角色，則限於特殊醫療或社會徵候，執行外科手術和生理復健，以及作爲研究和訓練的中心；患者則以儘早出院爲佳。[71] 然而，從近代防癩史觀之，多數國家一旦採行隔離政策之後，面對的挑戰即在如何取消療養所，將患者重新整合到社會，其結果經常是患者仍留置於療養所，成爲防治計畫的沉重負擔。[72] 其實戰後初期，臺灣也經歷了類似的過程。

1957 年底，樂生院住院患者百餘人聯名在報紙投書，公開控訴該院陳院長「專制獨裁、不顧病患死活」，突顯所謂「痊癒者」回歸社會問題之複雜。

---

[71] Becheli L. M., "Advance in Leprosy Control in the Last 100 Years," pp. 285-306.

[72] Hajime Sato and Minoru Narita, "Politics of Leprosy Segregation in Japan," pp. 2529-2539.

他們指責該院「最近宣布，百餘位沒有細菌潛伏者，勒令出院之措施，爲盲目缺德的舉動」。其請願書說明指出：

> 這些被勒令出院者，十指脫落者也有，斷足鋸腿者有……，這種奇形怪狀的人被逐出院之後，家人不退避三舍才怪，況這群人之中，已住院二十多年，父母亡故，無家可歸者有之，……無法謀生者有之……。[73]

針對以上批評，樂生院方的處置是：回函給報社，請其刊登更正函，說明這是「無傳染性患者蓄意逗留，深恐出院者所爲」。該院執行政府法令，「凡無傳染性者應勒令出院，況且該院是治療機構而非養老院」。[74]

　　儘管樂生院方如此回應，然若檢視當時社會對於癩病痊癒者的態度，可知樂生院住民所言並非虛妄。1957 年 2、3 月，樂生院住院軍患痊癒之後的安置問題早已浮現，並盛傳將以鄰近的桃園大溪一帶，作爲痊癒軍人屯墾的農場。此一消息傳開之後，立即引發大溪鎮民的反彈，並選派代表向政府部門陳情，堅決反對其設置。此事也因此不了了之。[75] 其後，遲至 1962 年 9 月才由退輔會創設屯墾區，安置非開放性癩病榮民，地點在蘇澳，稱爲「和平墾殖隊」，由蘇澳榮民醫院負責管理，1980 年改稱「花蓮榮家和平堂」。似此軍方欲安置痊癒軍患出院即已如此棘手，那麼一般入院者因身體殘缺、有後遺症而無法謀生，或者因社會關係斷絕而無家可歸者，勒令其回歸社會，誠然有其加倍困難之處。

---

[73] 本則報導：「……請願書指出民國 43 年冬，自陳院長接任以來，辦事一反前例，專制獨裁、不顧病患死活，……。具名控訴的痲瘋病患者林石頭、吳江才、陳明獻等百餘人，部分爲澎湖人，因此縣議會甚表重視，已送請政府處理。……」〈樂生療養院如是云云：一群痲瘋病患投書揭發內幕，醫師不顧死活毫無醫德，甚至陳屍數日尚且不知〉，《聯合報》，1957 年 12 月 23 日，南部版。

[74] 這批示來自院方本身留下的紀錄。

[75] 〈痲瘋病已去，屯墾好莊田〉，《聯合報》，1957 年 2 月 27 日，第 5 版。〈大溪鎮反對設痲瘋病院〉，《聯合報》，1957 年 2 月 28 日，第 5 版。〈大溪鎮民反對設立痲瘋病院〉，《聯合報》，1957 年 3 月 18 日，第 5 版。

　　1950 年代後期，樂生院收治患者日益增加，而且部分痊癒者無法回歸社會，如何管理住院患者成為重要問題。1958 年 3 月，樂生院制定「住院患者管理辦法」，[76] 作為院內管理的依據；其條文內容清楚反映這個機構的性質，也就是尚未脫離戰前隔離療養所的特性。整體上，住院管理辦法共計有 24 項條文，其後又附有一般注意事項 25 條和醫療事項 7 條；其中，一般注意事項第 1 條內容如下：

> 本院是專門收容開放性痲瘋病人的省立療養院。凡是開放性的痲瘋病人，可以住院治療，治癒以後，合乎出院標準者應即出院，不可以本院作為長期養老的居留地。且長期養老居留本院，並不是一件榮譽的事。[77]

所謂「專門收容開放性痲瘋病人」，證實本辦法與當時籌備中、1960 年之後的新政策或新法規密切關連。就此而言，本辦法對樂生院所收治管理的患者，影響可謂深遠。

　　就條文內容觀之，依據該管理辦法的規定，如「第 3 條：不得擅自遷移」；「8：不得向院外任何人買賣物品」；「9：攜有之現金或其他貴重物品等，得申請院方代為保管」；「10：非經請假獲准，不得擅自外出，違者議處」；「12：請假不歸或私自潛逃者，除通知原籍縣市政府查緝外，並報請治安機關通緝，寄醫軍患報請軍法機關追緝」；「13：男女患者如同意結合，得於雙方病情許可時申請在院內同居，但須遵從勸告實行節育」；「14：患者死亡或出生嬰兒夭折，屍體一律火葬，如本院因學術需要研究者有加以病理解剖之權」；「18：住院軍民患者得由院方調查其體力技能，指導從事各項作業及護理工作」；「22：違犯院規時，視其情節輕重得依照左列各款加以懲處，1、申誡。2、服勞役。3、減少救濟品、慰勞品之配給。4、禁閉」。總之，這些規定幾乎與戰前的隔離法規類似，同樣限制患者人身自由、人格權利，以及對患者有要求勞動、施予懲戒以及宰制生死的大權。

---

[76] 共有 24 條，奉省衛生處 47.04.03 衛三字第 785 號令簽奉，省府批示准予修正。〈臺灣省立樂生療養院住院患者管理辦法〉，「樂生院癩病史料一般類」。

[77]〈臺灣省立樂生療養院住院患者管理辦法〉，「樂生院癩病史料一般類」。

　　至於本辦法附加的一般注意事項，有類似而更細密的行為規制。如「第12 條：如遇選舉，要踴躍團結參加投票，以保持本院歷次地方各項選舉最高投票率之光榮紀錄」；「18：要在合作社購物，在院內理髮室理髮，不可在街上交易」；「20：與外界接觸時，必須經過指導所」。其中有關住院患者的選舉權，如核對附錄一樂生院年表，可知是以 1955 年陳院長為患者辦理個人身分證為起點，1956 年 5 月旋即因臺北縣新莊鎮長選舉，而在院內設置投票所，使患者正式行使「公民權」。然而上述注意事項之如此要求突顯了院方試圖控制患者公民權之行使。這點正如院民所抱怨的：他們雖有投票權，但院方總指定投票的人選，這真是「有人權、但沒主權」。[78]

　　依據樂生院的「住院患者管理辦法」，在如此封閉而控制的住院環境之中，院方對患者所施予的各種醫療藥物擁有絕對的正當性及合法性，即使其中有可能造成患者身體的嚴重傷害，住院者似乎也沒有抵抗的能力。1950 年代以來，藉著美援新式醫療的引進，因醫療不當造成住院者傷害的事例層出不窮。

　　首先，就新藥治療而言，樂生院在 1953 年美援機構「農復會」送來 DDS 試用，正式引進 DDS 治療。當時因人多藥少，只能以抽籤方式服用。而且，由於最初的 DDS 劑量是英國醫師根據非洲土人的體質而制定，藥性太強不適合臺灣人，因此有人因服用的藥劑過量而致死。[79] 部分患者求好心切，以為多服用一些，病況可加速痊癒，故造成服用過量的情形。也有承受不了神經痛折磨的患者，故意囤積藥劑量，再一舉吞服自殺。[80] 院方在對劑量及藥效欠缺理

---

[78] 范燕秋主訪，〈院民黃伯母、黃阿伯口述訪談〉（未刊稿），訪談時間：2009 年 11 月 06 日 16:50-18:30，地點：樂生院新大樓。

[79] 依據院志記載，樂生院最初使用 DDS 之用量，乃按 Lowe 氏於 1950 年發表在西非使用之方法，後來發現病人發生嚴重的痲瘋反應及其他副作用頗多，於是依據 Lowe 氏於 1951 年發表之經驗酌減其用量。病人發生嚴重痲瘋反應者漸減少，但仍有不少輕度痲瘋反應，1960 年 8 月 1 日起再參考 R. G. Cochrane, ed., *Leprosy in Theory and Practice* (Bristol [Eng.] J. Wright, 1959) 再減低用量，求安全有效。省立樂生療養院編，《臺灣省立樂生療養院三十週年紀念特刊》，頁 4-5。〈本省痲瘋病醫療概況〉，收於張瓊齡編，《寒森歲月》，頁 168。

[80] 張瓊齡編，《寒森歲月》，頁 63。

解與掌握的情況下，在治療過程調整劑量，易造成患者癩反應嚴重，以及身體的後遺症。住院患者在試用新藥之初，付出悲慘的代價。

1950 年代後期，在國際癩病醫療新知的影響之下，爲了協助痊癒者回歸社會，爲患者施行矯正及整形的復健手術盛行一時。當時樂生院爲執行這類手術，首先延聘國外醫療專家，即日籍外科醫師犀川一夫示範相關技術。之後又派遣胡舜之醫師前往香港進修，研習相關技術，成爲該院內這方面的外科專家。依據附錄一的樂生院大年表及前文討論，這類手術以 1957 年 5 月日籍外科醫師犀川一夫來臺，示範脫眉補植術爲起點；1959 年，犀川氏再度爲中南部癩病患者做矯正及整形手術，此時胡舜之醫師已研習返國，因此協同參與手術。然而，依據樂生院住院者口述得知，不少人對於胡舜之醫師的醫療技術缺乏信心，有住院者寧可請假到院外，由 TLRA 診療所的醫師施行復健手術。[81] 就此觀之，由於樂生院內部醫療技術及人員素質不佳，如何造成住院者身心的傷害，成爲院民口述訪談另一重要議題。

1965 年夏季，樂生院內發生另一件嚴重的醫療實驗疏失。這件醫療實驗開始於陳宗鎣院長任職期間，由胡舜之醫師爲部分住院患者施打美國海軍第二醫學研究所（U.S. Naval Medical Research Unit No.2, NAMRU-2）提供的實驗性醫療針劑。在經過半年多之後，受試者陸續產生身體痛苦反應，包括病況加劇、神經疼痛、外傷加劇等。1966 年 7 月，受試者在身體承受痛苦的情況下，偕同部分住院者總計 50 人聯名向院方請願，要求「對曾經接受實驗之患者給予悉心醫治，以維護健康而減輕痛苦」。當時樂生院新院長游天祥上任不久，除採取各種安撫措施之外，[82] 與樂生院關係良好，受患者信賴的日籍醫師犀川一夫也被聘請出面處理。也因此，在犀川醫師的回憶錄之中，對於此一事件留下重要而完整的歷史見證，即：

在臺北市內，有美國海軍第二醫學研究所，其熱帶病研究部當時正在研究漢生病，<u>1968 年研究所的某位美籍醫師爲了研究，而與樂生院醫師聯絡</u>，試驗住院者某種免疫反應。但是，其後約半數患者產生發

熱、併發神經痛的反應，其中也出現因爲運動麻痺而造成手指彎曲的
情況。爲此，患者憤怒而發生要求兩位醫師賠償的騷動。當研究所的
美籍醫師打電話給我，知道此事之初，我也很驚訝，認爲這是輕率的
事。電話中，他拜託，無論如何希望我能協助平撫這件事。我急忙去
樂生院所見，患者們正激動要殺兩位醫師。游院長也極力請求我收拾
事態。幸好，1958 年我首次訪問臺灣時，與樂生院入院者藉著治療
而有密切交往，獲得入院者的信賴，因此能很快的協商。……費心治
療的結果，因有效的治好反應，而使患者的憤怒平靜下來。漢生病的
研究，這時尚是無法使用動物實驗的時代，不得不直接試驗於患者，
然研究者即使想嘗試各種研究，若思考患者人權，有妨礙的研究仍不
能不嚴加慎重。[83]（底線爲筆者所加）

以上，犀川醫師的紀錄除時間（1968 年應該是 1966 年）有誤差之外，[84] 完整的
說明事件發生的原委，以及他處理事件的經歷與評斷。而他所言的「樂生院醫
師」，則是指胡舜之醫師。在這件醫療實驗事件中，承受身心傷害的受試者，
他們經歷與感受又如何？其中 1 位當事人的陳述如下：

那時，美軍醫學研究所送來的實驗針劑，由胡舜之醫師爲院民注射
試驗針劑，他有說是試驗的。……他如何選擇院民注射者，我並不
清楚，有可能是看病歷選也說不定。第一梯次總計至少二十人以上
受試，其中有人可能施打兩次，結果每個人的反應不太一樣，多數結
果都很差。我好像聽人說注射後身體變差，就不敢再注射。後來，
我的腳部也爆發外傷，很久都沒好。……那時胡醫師說：這研究是對
阮好的。而且，阮也不敢不順從。我有受騙的感覺，我們好像是人
家的白老鼠。（p.s. 筆者結束訪談之際，她再度強調：我們像是白老
鼠。……）[85]（底線爲筆者所加）

---

[83] 犀川一夫，《門は開かれて》，頁 234-244。

[84] 由於個人的記憶有限，這種時間的錯誤常會發生，也因此需要多元查證。在史學上「孤
證不立」也是這個道理。

[85] 范燕秋，〈院民陳伯母口述訪談〉（未刊稿），訪談時間：2009 年 11 月 6 日 16:50-18:30，

誠如這位當事人所言，住院患者「不敢不順從」院方。也有不少院民提出相關的證詞是：院方的醫療經常是強制的，院方最常使用的威脅方式，是退院或者扣減伙食。在無法（立即）回歸社會，而必須暫居於此封閉而被宰制的體制內，住院患者唯有聽命的順從而已。

如何看待或理解美援時代即將結束所發生的「人體醫療實驗」事件？首先，如犀川醫師所言，當時無法先以動物實驗進行癩病醫學研究，原因是癩病桿菌無法在人體外成功培植。自 1941 年，Guy Henry Faget（1891-1947）在美國癩療養所對患者試驗普羅敏化學治療以來，國際癩病醫療之推進，某種程度是仰賴人體醫藥實驗；這點也反映在 1953 年樂生院引進 DDS，必須在患者醫療試用的過程調整劑量。就此而言，美軍第二醫學研究所醫師提供醫療針劑，為實驗患者「某種免疫反應」，也可能是癩病醫療實驗「失敗」的案例。

若這次事件無法歸咎於人體醫療實驗，另一重要的角度也如犀川醫師所言：人權的思考。換言之，這是未顧慮人權的「人權損害事件」。即使是如此，仍必須追問的是：對於樂生院患者而言，究竟何種社會情境或權力結構導致這樣的人權損害？從相關研究顯示，封閉性的全控機構如監獄、隔離療養所等對於犯人或患者，因機構內部特殊的權力關係，最容易造成人權的疑慮或傷害。[86] 如前文分析所示，1960 年前後，樂生院成為封閉而具有宰制權力的機構，對於這機構住院患者而言，國際醫學研究倫理規範的要項──保障受試者基於自主的同意權，[87] 根本是一種奢侈的概念。就此而言，樂生院機構特性本身，是造成這次人權損害事件的場所背景。

不過，另一不可忽視的面向是美援衛生計畫所形構的醫學知識／權力

地點：樂生院新大樓。

[86] Jonathan D. Moreno, *Is There an Ethicist in the House?: on the Cutting Edge of Bioethics* (Bloomington : Indiana University Press, 2005), pp. 136-144.

[87] 有關當代醫學研究倫理的發展，約在 1960-1970 年代逐漸成形，美國遲至 1974 年才將「紐倫堡法則」（Nuremburg Code）所揭示的研究倫理轉化為國內法。國際醫學研究倫理規範所包含的兩大主軸：保障受試者基於自主的同意權，以及由獨立機關對研究風險進行控管。參考：邱文聰，〈樂生院醫學知識生產活動對本土研究倫理的意涵〉，發表於國立臺灣師範大學臺灣史研究所主辦，「東亞近代漢生病政策與醫療人權」國際學術研討會，2009 年 6 月 11-12 日。

結構，亦即這次事件發動「主體」研究機構——美國海軍第二醫學研究所
（NAMRU-2）所代表的權力及位階，以及它如何透過其知識／權力的代理
人，進行支配性的醫學研究。首先，就機構的性質而言，NAMRU-2 是美國海
軍為支援海外作戰，預防地區性疾病對戰力的影響，於 1955 年在臺灣、美國
雙方政府同意之下成立，並將總部設在臺北市臺大醫學院校區。它當然屬美援
的相關機構。其次，依據犀川醫師的回憶，事件的脈絡是：NAMRU-2 熱帶病
研究部為研究癩病，找樂生院的胡舜之醫師協助後，立即找到受試對象，也獲
得研究協助、代理其執行。[88] 此外，當時正在發展中的國際醫學研究倫理，有
另一項重要的規範，也就是由獨立機關對研究風險進行控管。然而以當時臺灣
的醫學界而言，能否或如何成立獨立機關？以及樂生院醫師是否有如此認知？
這恐怕都是問題。在此更深層的問題，是臺灣對於美國的依賴關係：美、臺之
間不平等的權力關係，恐怕也使此一事件難以避免。

　　其實，NAMRU-2 進行的這項醫療研究，從國際癩病醫療的角度，有另一
值得注意的面向：1950 年代以來癩病醫藥研究面對的重要議題，是患者使用
DDS 產生的抗藥性問題。從 1954 年由英國 Dr. Vincent Barry 團隊合成「癩必
寧」（Clofazimine）最初作為結核病藥物，1959 年轉運用於治療癩病，不僅克
服 DDS 抗藥性問題，而且有高度殺菌作用；1962 年，Browne 和 Hogerzeil 在
奈及利亞研究證實 Clofazimine 治療癩腫型有效。1968 年，由瑞士藥廠 Ciba-
Geigy 製造的「立復黴素」（Rifampicin），證實對各種類型癩病都具良效，並
能在短時間內殺死癩桿菌。[89] 換言之，1960 年代正是癩病醫藥研發進展快速
的年代。這時 NAMRU-2 挾帶美援衛生計畫執行之便，投入亞洲地區熱帶病
「癩病」之研究，以樂生院為試驗場所，或許正是試圖在國際癩病醫藥研究上
再創造新的紀錄，但樂生院的受試者則成為國際醫學知識生產的標本。

---

[88] 依據前文討論及參考犀川一夫，《門は開かれて》（東京：みすず書房，1989），頁 234-
　　244。

[89] 胡舜之，《公共衛生：Hansen's Disease》（臺北：省立樂生療養院，1981），頁 135-137；
　　Charles C. Shepard, "Experimental Chemothrapy in Leprosy Then and Now," *International
　　Journal of Leprosy* 41: 3 (July- September 1973), pp. 307-319；Robert R. Jacobson,
　　"Treatment," in Robert C. Hastings ed., *Leprosy* (Longman Group UK Limited, 1985), pp.
　　193-202.

1965 年，樂生院住院患者「人體醫療實驗」所造成的傷害，為美援時代的結束留下註腳。此事件說明美援醫療體制的另一重要的面向，即美援衛生計畫所形構的醫學知識／權力結構，也就是美、臺之間所建立的特殊的權力關係，可能使臺灣社會承受另一種健康的風險或身體的宰制。即使進入「後美援時代」，[90] 美、臺雙方合作的醫學研究計畫，仍有研究者選定以樂生院患者為受試對象，其中依然存在研究者與受試者極為不平等而宰制性的權力關係。

至 1967 年 7 月，國防醫學院韓韶華教授與美國華盛頓大學、國家衛生研究院合作，進行為期 3 年的一項有關「細胞免疫機轉」的研究計畫，而以樂生院患者作為受試對象，目的在藉由癩病患者的免疫反應來瞭解細胞免疫的機轉。就如相關研究所指出的，這是「非治療性的人體實驗」。[91] 這次研究計畫較為不同的，是美國國家衛生研究院要求符合國際醫學研究倫理規範，即需要受試者同意及醫院人體試驗審查報告。若依據研究者本人對此事的陳述：「同意書沒問題，我事先就已準備。但醫院沒有人體試驗委員會，臺灣也未有先例。幸好盧院長支持，……臨時組織一個人體試驗審議委員會……。」[92] 若對照前文分析，樂生院住院患者「不敢不順從」院方，則研究者所謂「沒問題」的同意書，仍可能存有問題。而醫院臨時組成的審議委員會，是否發揮實質的意義？誠然存在極大的疑問。

六、結論：防癩從澎湖的開始與落幕

2007 年 7 月底，筆者為執行癩病史研究計畫，跟隨 2 位高雄教會的朋友

---

[90] 有關「後美援時代」，指連接美援後期而延續至美援結束之後的處理措施。相關實例討論，請參考劉鴻德，〈邱仕榮與臺大醫院（1964-1972）：兼論後美援時代的醫療與臺灣社會〉，《臺灣文獻》59：4（2008 年 12 月），頁 401-466。

[91] 有關這次樂生院患者人體實驗計畫，邱文聰已進行開創性研究。參考邱文聰，〈樂生院醫學知識生產活動對本土研究倫理的意涵〉，頁 10-11。

[92] 依據韓韶華口述說明，衛生署於 1986 年 6 月 13 日才公布作業辦法，規範人體實驗。韓韶華口述，喻蓉蓉訪問，喻蓉蓉、藍玉人記錄整理，《臺灣免疫學拓荒者：韓韶華先生訪談錄》（臺北：國史館，2004），頁 148-153。

前往澎湖，探望臥病多年，88 歲高齡的白寶珠女士。這位澎湖人稱道的「白阿姨」，從 1955 年初來這裡的「白姑娘」，歷經半世紀為病患醫療奉獻，而今成為白髮蒼蒼的「白婆婆」。基於在當地從事癩病診療的經驗，深感疾病污名及社會偏見之深固，她在完成階段工作，退休的前夕，為了保護患者個人身分而將所有病歷資料燒毀，希望就此讓這群人（名字）從痲瘋病的標籤消失。[93] 從戰後臺灣癩病史觀之，她的行動象徵著戰後防癩工作從澎湖的開始與落幕，以及政策從「機構隔離」轉向「在地治療」的成功。

從本文的討論觀之，戰後臺灣防癩政策轉型並非平順而自然，也非順理成章，而是在美援的時代，特別是美援衛生計畫的基礎，以及國際教會組織的協力，才有啟動的可能性。至少從戰後初期至 1962 年為止，戰前日本強制隔離措施成為一種政策遺產，在政權轉移的過渡期持續運作，顯示當時的癩病政策是延續而非斷裂的。由於政策遺產是一種系統性的偏見，當政策運作所造成的疾病認知或污名一旦形成，就難以驟然消失，除非提出新的制度措施取代之，否則它將依照既有的制度慣性而持續運作。這也是 1949 年 2 月政府仍公布「臺灣省痲瘋病預防規則」，沿用戰前舊法規，再度強制收容隔離癩病患者的主要原因。

1950 年代美援介入癩病處理的開端，在於 1952 年起提供經費在樂生院增建、擴大院舍，收容逐漸增多的軍患。然而，樂生院院舍的增建、擴充仍無法徹底解決患者收容問題。尤其，當軍方患者人數遽增，樂生院欲收容軍患尚嫌不足，各地患者收容問題隨即呈顯出來。若依據既有的患者隔離政策，樂生院空間、設施終究無法負荷。從當時防癩機構所面臨的這些現實問題，顯示美援介入癩病處理的背景，並非僅是人道的因素，而與支援國民黨政府、穩定其軍力有關。對於當時政府部門而言，解決軍患收容問題的根本辦法，也是在美援的支持之下改變舊政策、推動政策轉型。換言之，即使沒有美援，當初機構隔離政策可能因無法容納所有患者而被迫停止；但其究竟是否或如何終結，因歷史無法假設，實不得而知。不過，由於美援衛生計畫之介入，將政策導向符合當時國際醫療發展的方向，確立政策向門診治療轉型之展開。

---

[93] 白寶珠 2008 年 4 月於澎湖馬公過世。根據她的醫療助手潘先生的口述指出，她在幾年前退休之際，決定燒毀所有患者病歷資料。范燕秋主訪，〈潘錦章先生口述訪談〉（未刊稿），訪談時間：2007 年 7 月 30 日，地點：澎湖馬公。

　　而美援衛生計畫對於癩病的處理，首要是選送醫師出國訓練，充實癩病新醫療知識技術。1954 年初，樂生院新任院長陳宗鎣就任之後，對於防癩政策轉型有比較完整的規劃，包括透過美援技術協助如：延聘外國專家顧問、派專人出國進修以及作為第三國訓練的地點，充實樂生院內部醫療設施，以及建立新政策運作的基礎設施「門診治療系統」。其後，從成立臺灣省癩病防治委員會策劃及推行防治工作，至建立防治成效的評估標準，如巡迴診療及全臺病歷資料統一建卡管理，癩病政策轉型終告底定。整體而言，1960 年代初，臺灣防癩歷經政策的變革，無論在醫療專業人才的養成，或透過醫院興建工程更新醫療技術觀念，以至癩病門診治療系統之建立，大抵可見美式醫療的形成。

　　另一方面，國際教會組織承續近代以來西方教會從事的癩病救治，並運用美援衛生計畫的新動向，力圖實踐其「醫療傳道」的任務。這點反映在 1950 年孫理蓮進入樂生院救助患者，當時防癩尚停頓於政策遺產階段，基督教會的慈善救濟，早已進入樂生院區協助危難的患者。1954 年，「臺灣痲瘋救濟協會」之成立，適度的整合國際教會組織之資源與人力，投入在地的（local）門診治療系統。包括 1955 年厚士端醫師偕同白寶珠前往澎湖，開辦在地的門診治療所，以及他藉著擔任樂生院顧問，推進 TLRA 在門診治療上扮演的重要角色。依據 TLRA 組織內部資料顯示，國際教會組織自有其籌措經費及人才的管道，但透過 TLRA 這個組織平台與政府部門合作，在協助防癩工作之餘，得以發揮「醫療傳道」效用。[94]

　　整體而言，1962 年 3 月省衛生處修訂公布「臺灣省癩病防治規則」，標誌臺灣戰後癩病政策的轉型，以及美式醫療在政策轉型所發揮的效力。然而，美式醫療對於臺灣也產生另一負面的影響。1965 年，美援時代結束之際，樂生院住院患者「醫療實驗」所造成的傷害，說明美援醫療體制所形構的醫學知識／權力關係，即臺灣依賴美國特殊權力關係，也使臺灣社會承受另一種健康的風險。即使進入「後美援時代」，美、臺雙方合作的醫學研究計畫，而以樂生院住院患者為受試對象者，仍有後續的研究議題，其中依然存在不平等的權力關係。當然，在這樣的事例之中，仍有必要面對的是：為何 1960 年代美國本

---

[94] TLRA 經費資源募集概況，參考該組織 1956 年起發行的年度報告。從該組織發行的年度報告或 1994 年出版的 40 年回顧，可窺知其中醫療傳道的意義。

土逐漸形成的醫學研究論理無法透過美式醫療影響臺灣？這是否意味著美援之影響僅及於師法美式制度的「形式」而不及於其「實質」？這問題可能涉及戰前日本殖民醫學如何的轉化，本文暫且無法深究。

　　事實上，戰後防癩政策轉型是否徹底，也是有疑問的。其中，最大問題在於 1962 年以降，樂生院應該暫時收治「開放性」患者，他／她們一旦痊癒之後，即應回歸社會。然而，由於樂生院收治患者包含戰前或戰後初期入院者，都可能因缺乏化學治療或者實驗性治療而造成身體殘缺，因此即使克服癩桿菌、治癒癩病，這些所謂痊癒者能否或如何回歸社會，都是極大的難題。若加上當時社會，癩病污名化仍然嚴重，回歸社會的問題就更為複雜。當住院者無法返歸社會家庭，接著所衍生的就是住院管理的問題。從近期的樂生院民訪談紀錄，[95] 實證樂生院內部管理長期存在各種不合理、不人道的對待，成為戰後臺灣人權歷史另類的負面教材，也是研究者應該正視的歷史紀錄。當然，若檢視戰後不少國家在終結癩病隔離政策上，同樣也歷經曲折而漫長的過程；[96] 相對來說，臺灣雖在政策改變的時間點並未算遲緩，但終究必須面對政策執行留下的各種負面紀錄。

---

[95] 2005 年台灣人權促進會為了替樂生院民提出「人權損害的國家賠償訴訟」，因此進行為期約半年持續而廣泛的院民口述訪談。其後，清華大學碩士生陳歆怡也曾引用這些訪談資料撰寫碩士論文，參考陳歆怡《監獄或家？台灣痲瘋病患者的隔離生涯與自我重建》（新竹：國立清華大學社會學研究所碩士論文，2006）。

[96] 比如日本與美國於戰後漢生病處理上，為取消隔離療養所同樣歷時甚久。相關研究參考 Zachary Gussow, *Leprosy, Racism, and Public Health*, pp. 151-175; Hajime Sato and Minoru Narita, "Politics of Leprosy Segregation in Japan," pp. 2529-2539.

附錄一、樂生院與國際醫療相關活動年表 1949-1960s

年代	事件
1949	公布「臺灣省痲瘋預防規則」，沿用戰前強制隔離措施。
1950	孫理蓮牧師娘（Mrs. Lillian R. Dickson）到樂生院協助病患醫療與生活。
1952	戴仁壽醫師返臺處理樂山園產權事宜，並主持樂生院禮拜堂的奠基禮拜。 10/5 基督教信徒興建「聖望禮拜堂」、落成啓用。
1953	經由美援、引進 DDS。 12/　陳宗鎣就任院長。
1954	1/　實施住院患者技能調查。邀請英國防癩協會祕書 Mr. Miller 及香港痲瘋院長 Dr. Fraser 等對本院改革之討論。 2/　省建設聯工程總隊測勘修建水管工程。 3/　省衛生處顏春輝處長和農復會衛生組許世鉅主任偕美國軍醫 G. Sunmon 參觀。 　　軍醫署新建軍患病舍落成。本院設置門診。 　　戴仁壽醫師來院參觀，並討論與樂山園合作事宜。 4/　護理改為三班輪值制。與安全分署商議修建本院房舍。 5/23 佛教信眾自建「棲蓮精舍」落成。安全分署衛生組商議修建房舍。 　　安全分署及省立基隆醫院院長復商修建病舍事宜。 6/　安全分署護理組參觀。 　　臺大公衛班學員及醫學院醫務人員參觀，為外界醫護衛生人員參觀之始。 7/　挪威籍醫師畢嘉士（Dr. Olav Bjørgaas）夫婦及護士 2 名來院服務。 8/　陸軍總司令部軍醫處長偕美籍軍醫顧問參觀。本院水道修建開工。 　　陳宗鎣院長應美國國外業務分署之邀，赴香港考察痲瘋防治事業。 9/　美援藥材會撥贈 Stibophen 一批。美國大使夫人參觀。 10/　肺病患者另行遷住，以免混居。性病防治中心派員驗血。 11/　退役榮患病癒出院。將學園舍改為臨時結核病舍。安全分署、省衛生處、結核防治中心、基隆醫院等商議建築肺病病舍及新建小型醫院病房病舍等計畫。職業治療工場開幕。

年代		事件
1955	1/	省衛生處與安全分署、基隆醫院及樂生院商議建築本院房舍。
	2/	長老教會厚士端醫師來院商討本島防癩工作，聘為本院醫師顧問。農復會衛生組商議住院患者節育之事。邀請醫學界、立監委、臺大醫學院、衛生機關等來院參加防癩座談。
	3/	農復會畜牧組外籍主任參觀。孫理蓮牧師娘邀省衛生處長、農復會衛生組、樂生院長及其顧問等商議防癩工作。
	5/12	省衛生處開防癩會議，在臺北市雙園衛生局開辦門診。
	6/	夏威夷衛生處長由農復會衛生組、中央衛生實驗院長陪同參觀及演講。
	7/	美援會技正陪同安全分署衛生及護理組勘查新建病舍基地。
	8/	陳宗鎣院長與美援會技正會商建築第 2 期工程事宜。
	9/	WHO 性病防治主任醫師 Dr. Florich 參觀。
	10/13	與厚士端顧問商決在彰化、臺南、嘉義、高雄、屏東、澎湖等地基督教會醫院設置癩病門診部。樂生院民辦理身分證。
	11/	美國哈佛大學教授 Dr. Gamble 參觀並贈避孕藥 2 打。聯合國社會服務部 Miss Rannch 參觀。WHO 癩病專家 Dr. Ziaquitto 參觀。
1956	1/	華亞之聲牧師及大陸救災總會捐款修復禮堂。
	3/	日本療養所及厚生省官員參觀。
	4/	WHO 東南亞區公署長及其駐臺性病顧問參觀。美醫藥援華會主席參觀。
	5/	改選臺北縣新莊鎮長，本院禮堂特設投票櫃，患者始有公民權。韓國保健社會部醫師來院考察。
	8/	WHO 東南亞區公署駐臺顧問來院攝製病情資料。
	10/	臺北國際婦女會捐款設重病房完工使用。
	11/	本院派醫師胡舜之赴澎湖西嶼鄉檢查病患 4,535 人，發現患者 8 人。
1957	3/	胡舜之赴澎湖西嶼鄉進行第 2 期病患檢查共 3,892 人，發現患者 9 人。
	4/	聯合國經濟考察團參觀。臺大護理學院畢業生來院實習。改選省議員及縣長，本院設投票櫃。
	5/	日本愛生園外科醫師犀川一夫來院做矯形示範。安全分署視察來院查看自來水供應情形。痲瘋講習會由犀川博士主講，並示範脫眉補植術。
	6/	行政院退輔會蔣經國委員偕軍醫署楊文達署長參觀。
	7/	退輔會於本院新建 100 床病舍 1 棟完工。病舍達 42 棟。
	9/	WHO 西太平洋公共衛生考察團參觀。
	12/	派本院醫師胡舜之赴香港喜靈洲癩病醫院進修。本院醫護檢驗員 4 人組隊赴金門檢診。

年代	事件	
1958	1/	選舉臺北縣議員，患者投票率 96% 強。
	5/	本院醫師應臺灣痲瘋救濟協會之請，為中南部癩病患者做矯正及整形手術。
		住院患者投票選舉里長及鎮民代表。
		香港喜靈洲癩病院院長參觀。
	7/	退輔會贈金黴素等藥品及器材 81 件，計值新臺幣 36 萬餘元。
		本院邀集軍醫署、退輔會、國防部等單位商決軍榮患收容及健癒復原等問題。
	11/	香港大學病理系教授施仁欽（Dr. Skinsnes）及美國海軍醫學研究所流行病主任葛雷遜醫師參觀。陳宗鎣院長赴日本出席國際癩病會議。
	12/	法籍癩病專家，也是「世界癩病日」發起人 Mr. Follereau 夫婦，以及英籍癩病權威學者 Dr.Muir 來院參觀。
1959	4/	臺北國際婦女會派員洽商捐款興建職業治療工場事宜。
		邀請軍醫署、國防部、退輔會舉行「商討寄醫軍榮患收容管理會議」。
	4/10	本院醫師胡舜之協同日本癩病專家犀川一夫為中南部癩病患者做矯正及整形手術。韓國保健館館長來訪。
	5/	夏威夷癩病醫院醫師參觀。
	7/	本院患者一律參加公膳。本院病患救助會成立，首次開會。
	8/	農復會畜牧生產組會商本院建築養殖場事宜。
	9/11	慈光職業治療室落成。
	10/3	成立臺灣省癩病防治委員會，在臺北市衛生院舉行第 1 次會議。由陳宗鎣兼該會主委，到會委員許世鉅、賴尚和、陳登科、張武虎、明有德、艾福瀾（Myles. E. Efteland）等。
	12/	本省醫護人員防癩講習班第 1 期醫師班開課。
		本省醫護人員防癩講習班第 1 期護士班開課。

年代		事件
1960	2/	本省醫護人員防癩講習班第 2 期醫師班開課。 本省醫護人員防癩講習班第 2 期護士班開課。
	3/	本省醫護人員防癩講習班第 3 期醫師班開課。 本省醫護人員防癩講習班第 3 期護士班開課。
	4/	本省醫護人員防癩講習班第 4 期醫師班開課。 本省醫護人員防癩講習班第 4 期護士班開課。
	5/	本省醫護人員防癩講習班第 5 期醫師班開課。 本省醫護人員防癩講習班第 5 期護士班開課。
	6/	本省醫護人員防癩講習班第 6 期醫師班開課。 本省醫護人員防癩講習班第 6 期護士班開課。 為擴大癩病巡迴檢診，並加強就地治療工作，邀請臺北、基隆兩市及臺北、苗栗、新竹三縣各衛生院院長開會議決於各縣市設特別皮膚病門診。
	10/	省衛生處來院指導籌備 11 月「癩病防治宣傳月」。 新建患者福利社完工。
1961	1/	第 5 屆縣議員選舉，患者投票。
	3/	院長赴美考察各大癩病院設備與行政。
	5/	韓國醫師 3 人參觀。
	6/	美國海軍軍醫第二研究所醫師送 1 患者來院檢查。
	8/	韓國醫師、泰國衛生部長參觀。
	9/	韓國醫師、泰國衛生部長參觀。
1962	3/	公布「臺灣省癩病防治規則」，廢止強制隔離、改為門診治療方式。
	9/	退輔會設置墾區、安置非開放性癩病榮民，由蘇澳榮民醫院管理，稱和平墾殖隊，為榮患痊癒轉業之始。1980 年改為花蓮榮家和平堂。
	12/	黎巴嫩衛生部祕書參觀。日本岡山大學醫學部整形外科等參觀。 美國慈善團體捐建「怡園」，作為院區精神病患居住之用。
1963	3/	美國熱帶病第二研究所 Dr. Fresh 及中國海軍軍醫參觀。聯合國復健專家參觀。本院兼預防科主任胡舜之赴大阪發表演說及參觀療養所。
	4/	癩病防治講習班檢驗員開始上課。
	9/	WHO 傳染病管理處長來臺考察癩病患者傷殘重建工作，舉行檢討會。
	10/	泰國國立癩病院院長參觀。日本防癩協會西村博士來訪。
1965		收容患者達 1,118 人。天主教「威廉聖堂」落成。省衛生處舉辦癩病防治工作人員訓練。施行「癩病防治十年計畫」。

年代	事件
1966	成立「樂生分監」，監禁判刑癩患。外科醫師犀川一夫為樂生院及各地癩患施行手足以及面部矯正手術（1966-67）。盲人病房啓用。
1968	樂生院與國防醫學院和榮民總醫院合作，執行癩病免疫學研究。

資料來源：樂生療養院編，《臺灣省立樂生療養院廿五周年特刊》，頁56-68；省立樂生療養院編，《臺灣省立樂生療養院三十週年紀念特刊》，頁39-72。

疾病因果網絡的重構及病人的雙重消失：DDS 如何成爲臺灣漢生病治療藥物 [*]

洪意凌｜國立清華大學社會學研究所助理教授

一、DDS 及漢生病的治療變革

　　第 1 次聽到樂生療養院的時候，大部分的人，包括我自己，最先浮現的念頭是：臺灣還有痲瘋病嗎？[1] 住在樂生療養院的那些人還會傳染給別人嗎？他們已經被治癒了嗎？這些疑問在後來的研究過程中，始終都沒有消散。回頭看看，其實這些疑問正指向一些重要的研究方向，因爲與漢生病有關的社會過程，原本就涉及醫療觀點及實作的交雜與轉變。將樂生療養院中以「病人」爲主要社會認同的人群的存在，放在 20 世紀中期臺灣引進被醫療和院民社群視爲神奇藥物的 Diamino-Diphenyl Sulfone（DDS）此一脈絡下，更加引人好奇。特別是，今日生活在樂生療養院中的人有許多是在 DDS 引進以後才入院。爲什麼治癩新藥並未使病人重返「正常」？本文探索一個對漢生病醫療非常核心，但尚未被充分討論的課題，亦即 DDS 作爲一科技物如何與醫療知

[*] 本文原刊於《科技、醫療與社會》23（2016 年 10 月），頁 17-76。本文初稿曾發表在林文源籌組之「從醫療化到另類知識空間」工作坊，筆者感謝主辦單位，雷祥麟、郭文華 2 位評論人的回應，蔡友月閱讀文稿並給予修改意見，以及在場與會師友的提問與建議。感謝 STM 主編王秀雲、副主編邱大昕、編委會、審查人的寶貴建議，助理編輯古家餘在審查過程中的協助。也感謝郭凡嘉協助日文翻譯。最後，感謝所有研究參與者，以及中央研究院臺灣史研究所檔案館授權資料的使用。

[1] 本文依行文的歷史脈絡而交替使用「癩病」、「痲瘋病」及「漢生病」。例如日治時期醫療社群主要用「癩病」一詞，則行文用此一詞彙。

識與實作相互形塑。本文的主要論點是，DDS 成爲漢生病治療藥物的過程同時伴隨著漢生病醫療技術物網絡的重組以及一群病人（即後來成爲樂生院民的病人）的雙重消失。因此，DDS 帶來的治療變革，與樂生療養院院民病人身分的形成是同一個社會過程。

DDS 是磺胺類藥物的一種，自 1940 年代末到今天在各國都是治療漢生病的第一線藥物。磺胺類藥物的使用被認爲是現代醫學的一個重要成就（Spink, 1978）。漢生病的醫學教科書甚至將漢生病醫療分成前磺胺類藥物時期（presulfone era）以及化學療法時期（Hastings, 1985）。2000 年中期以來，在臺灣及日本，法律扶助團體也在肯定近代漢生病治療的效果之前提上，主張漢生病之隔離缺乏科學根據。不同社會群體在各自領域提出了關於漢生病的種種公衛、醫療、政治觀點。然而這些不同觀點其實共享了對 DDS 效果的假設，而沒有探究 DDS 作爲一種技術物進入醫療實作的社會過程及社會後果。本研究以 DDS 此技術物爲核心，分析臺灣引入 DDS 前後的漢生病醫療工作，探討與 DDS 引進同時發生之漢生病工作的重新安排，並討論這個重新安排的社會後果。藉由說明醫療社群對漢生病的理解和實作鑲嵌在怎樣的醫療知識生產方式、醫病關係之中，筆者分析與一個藥物相關的社會世界。

DDS 成爲漢生病化學治療藥物的過程涉及了醫療工作的重新安排及對漢生病的重新定義。DDS 的使用提供了一個重新組構既有網絡的方式，使醫療工作環繞化約式的疾病因果關係重新安排：診斷的重點、用藥方式，及追蹤都強調細菌有無。本文用組構（constitution）一詞，[2] 而不用建構（construction）來形容漢生病醫療技術物網絡的重新安排，是想強調 DDS 並非從無到有打造出一個不存在的網絡，而是提供一個重組既有技術、醫療體制、人員的方式；DDS 前後的醫療工作同時存在著延續和轉換。本文並置不同時期的漢生病醫療，並非其有進步程度之分，而是因爲今日的樂生療養院院民由於經歷此二不同時期的漢生病醫療，而形成特殊的疾病經驗。本文也借用 constitution 這個字有「給予某事物一個合法的形式」之意，突顯 DDS 所促動的醫療技術物網絡有定義社會關係、賦予意義與責任等的效果。

本文強調：當我們把一個即使從許多角度來看都「成功」的藥物所涉及之

---

[2] 關於 constitution 一詞，見 Georges Canguilhem（1989）關於生命與環境之關係的討論。

社會關係帶入分析時，可以發現它的成功其實建立在許多看不見的社會成本之上。伴隨 DDS 的採用所發生的一個社會效果是：讓大部分的病人都接受治療的策略取代了先前將有高度感染性的病人隔離的策略。不過，與此同時，有一群病人在這個新的醫療體制中雙重地消失了。伴隨著 DDS 的使用而發生的醫療工作重組其實是另一種科學主義式的疾病治理，甚至是更爲細緻的監控。它積極向外指認病人並將病人納入標準化管理，而促成一部分病人經驗的邊緣化。這個漢生病醫療技術物網絡的形成與存續，一直是這一群漢生病人疾病歷程中張力的重要來源。隨著時間過去，這些病人還是以邊緣化的病人身分生活著。因此有必要探索這個網絡的形成，以及它如何框構漢生病、如何促成意義的產生與斷裂。

二、疾病因果關係及醫療技術物網絡

近年國內外對漢生病的研究累積了豐富的成果，說明了形成癩病複雜意涵的歷史脈絡、醫療措施所涉及的權力關係，和病人的能動性。近代癩病的污名可溯及至西方殖民帝國對癩病流行的恐懼。西方人在非西方地區重新發現在大多數歐洲地區已絕跡的癩病，並將其視爲他者的疾病（Gussow and Tracy, 1968）。在 19 世紀末至 20 世紀上半葉，許多殖民地的癩病機構都可見到「生命權力」藉由現代醫學機構展現的特質。[3] 然而，癩病患者也展現出形塑生活環境或反抗的力量（Fairchild, 2006; Obregon, 2002）。在臺灣，癩病同樣具有複雜的文化和政治意涵。傳教士醫師試圖藉由治療身體以拯救靈魂（Leung, 2009；王文基，2003；周忠彥，2006）。官方癩病治理則與科學知識生產以及殖民和戰後脈絡密切相關。1930、40 年代強制隔離的施行，使樂生院內的各類醫學知識得以大量累積（王文基、王珮瑩，2009）。樂生院的癩病研究立足於日本癩病醫學移植的基礎，但因應殖民政策需求，也發展出有別於日本之研究方向，尤其注重闡明臺灣人癩病的特性（范燕秋，2014）。戰後美援政策也一定程度地影響了漢生病醫療體制（范燕秋，2009）。既有文獻大多聚焦在漢

---

[3] 此處癩病與殖民帝國相關文獻的討論摘自王文基、王珮瑩（2009）。

生病於殖民脈絡中與殖民帝國、種族、現代性、宗教相關的各種文化和政治意涵，而較少探討 DDS 作爲漢生病醫療上的重要轉折，究竟透過怎樣的社會過程、如何與醫療實作及漢生病知識相互形塑。

1930 年代末期到 1940 年間化學療法的爭議及使用是國際癩病社群的重要事件。癩病學者們對化學療法的效果寄予非常大的希望，各國的癩病政策也因爲化學療法有很大的轉變。然而，DDS 成爲漢生病治療藥物並非理所當然之事。漢生病研究若未對 20 世紀中期以後化學療法帶來的影響加以討論，等於未對 20 世紀中期以後充斥於漢生病論述的「科學的進步使病人得救」此一命題加以審視。探討這個問題的重要性不只在於挑戰環繞著醫療技術的社會安排，也在挑戰醫療技術的內容。

筆者從醫療工作的社會學（sociology of medical work）觀點，分析漢生病醫療在使用 DDS 前後的轉變。此理論架構關注醫療技術物網絡爲使用者（包括醫療工作者及病人）所框構的是怎樣的使用腳本，包含了兩個重點：疾病因果關係及醫療技術物網絡。

（一）疾病因果關係

歷史學家觀察到，在 19 及 20 世紀之間，西方社會中的醫療有了很大的變化，重新界定了人與身體的關係。Charles Rosenberg（2007）甚至將其視爲「治療的革命」（the therapeutic revolution）。一直到 19 世紀初，醫師的治療目的主要在輔助身體原有的機能。到了 19 世紀末，醫療重點轉變爲影響疾病的歷程：對疾病的理解逐漸從生理機能的失衡轉變到強調特定的病因。與此醫療實作的轉變同時發生的，是醫病關係，以及對疾病的理解的轉變。在醫病關係上，醫師的角色從調整生理機能逐漸變成影響特定疾病歷程，因而跟病人不再共享同一個對身體的看法（Rosenberg, 2007）。而 Jewson（1974; 1976）觀察1770-1870 年之間的英國醫療，發現從床邊醫療到醫院醫療、實驗室醫療的發展過程中，知識的生產者從病人轉變到醫學研究者，且醫療專業漸由資深者掌控。此過程中，疾病的焦點逐漸由病人轉向顯微鏡下的物質、其解釋由多因轉向單因，病人逐漸由醫療世界觀中消失。

與關注實驗室醫療的 Jewson 不同，David Armstrong（1995）認爲 20 世

紀醫療最重要的發展在於監控醫學（surveillance medicine）。他援引 Michel Foucault 疾病的空間化（spatialization）之概念，來說明醫院醫學和監控醫學的不同疾病理解方式。醫院醫學以一個三維的概念框架（symptom-sign-pathology）來理解疾病，將表面的症狀和徵象與身體內部的病理連結起來。而監控醫學則更加入一個時間的向度，以一個四維的概念框架來理解疾病。在此四維框架中，疾病不再座落在個人身體之中，而座落在人群及其所處的環境中。醫學管控的對象不再限於個別病人的身體，而是整體社會中的健康人群。且不像醫院醫學的當下導向（例如對病人病史加以探究以瞭解目前既存而可觀察的症狀），監控醫學是未來導向的，視疾病爲一個不斷演變的現象，期透過早期介入，來防範疾病的發生。爲了控制散布在人群中、不斷演變的疾病，監控醫學也強調個人對自己的責任，透過教育及基層醫療中的推廣使個人採取措施以監督自己的健康。

作爲西式醫療的後進國，臺灣的醫療在 20 世紀間變化相當快速。疾病在 19 世紀末以前的臺灣，尚且屬於個人或特定移墾集團內部的問題，而疾病判斷的準則或衛生的標準也還沒有全島一致的看法。然而，日本政府從殖民開始面對臺灣的疾病問題時，就直接將疾病視爲公共性的議題，以防疫和社會控制爲政策核心，[4] 使臺灣社會的健康觀與衛生思想遂逐漸趨近於當時重要的醫學及衛生學主流思潮（劉士永，2006）。戰後臺灣的醫療持續受到日治醫療以及美制醫療的影響，一連串的現代化措施皆是以整體社會中人群的健康爲目標（張淑卿，2006；郭文華，2006）。

鑲嵌在殖民及戰後歷史脈絡中的 DDS 特別值得研究。它作爲一個化學療法的產物，高度象徵 20 世紀初醫者影響疾病歷程的企圖。檢視 DDS 開始使用的過程使我們能探討此藥物在追求與國際醫學及衛生學思潮接軌的 20 世紀中葉臺灣，意謂著怎樣的疾病定義與醫病關係的轉變？醫療工作者如何試圖使這個被寄予厚望之藥物的療效在醫療工作中實現？在探討 DDS 所具有的 20 世紀前半葉醫療普遍特質及所鑲嵌於其中的歷史脈絡之同時，筆者也強調個別疾病有其特殊的生理和生物現象。這些生理／生物現象其實是對醫療工作者和病

---

[4] 劉士永（2006）認爲這乃受日人侵臺時遭遇到的疫病經驗，以及日本醫學西化運動中仿傚德國醫學教育體系此二原因所影響。

人而言最切身的事務（Timmermans and Haas, 2008）。爲分析個別疾病的特殊性，筆者利用醫療技術物網絡相關理論，用以分析醫療的實作。

（二）醫療技術物網絡

晚近科技與社會研究認爲技術物發生於複數行動者之間建立起連結，而形成特定的世界觀之時（Akrich, 1992; Mol, 2002）。受到符號互動論（symbolic interactionism）影響，而著眼於科學工作現場的研究取徑主張科學工作的目標和工具是在同一個過程中互相形塑而產生的，特別有效地說明了行動者間如何產生連結。Joan Fujimura（1996）以這樣的觀點研究美國 1970 年代蓬勃發展的癌症基因研究，發現這個領域的成形其實就是一組理論及工具的「套裝組件」（package of theory and methods）的形成過程。這一組套裝組件包含了致病理論及研究技術，而形成不同工作團隊可以相互溝通的平台。在醫療工作現場，研究者們也發現醫療技術物透過常規化（routinization）的過程，成爲工作現場秩序中的一部分而形成其社會意義（Gordon, 1988）。醫療技術物被採用，是因爲能夠在醫療現場中應用、提供一個基本結構（infrastructure）、[5] 定義誰做什麼工作。

醫療工作既是實作，也充滿了政治性，在社會關係的協商或角力下，決定特定技術物被採用（Clarke and Fujimura, 1992）。而這些技術物的採用，也形成塑造新的社會關係和社會意義的動力。因此，研究醫療技術物和社會關係如何相互形塑揭示了醫學既是關於生理運作機制的科學，也同時是關於社會利益分配或社會關係安排的理論。

從上述疾病因果關係及醫療技術物網絡的理論觀點來理解 DDS，則必須探討此藥物所代表的疾病因果關係理論，以及這樣的理論如何體現於醫療工作之中。化學療法於 20 世紀初成形之前的數十年間，醫療研究社群已開始累積一個新的看待及處理疾病的方式──將疾病視爲有特定成因的獨立存在，[6]

---

[5] Star 與 Lampland（2009）將基本結構定義爲「別的事物在其上運轉的東西，是事件和運動的底材」。

[6] 研究者們（Canguilhem, 1988; Latour, 1988; Rosenberg, 2007）認爲將疾病視爲獨立存在的想法至遲從 1860 年代就已開始。

而化學療法（chemotherapy）提出透過特定合成化合物之方式來將之落實。[7] DDS 首次在藥物史上出現的場景即環繞著化學療法以科學方法發現新藥物的追求，[8] 試圖找到只針對病原體而不對人體細胞作用的療法。[9]

1935 年，德國 Bayer 實驗室的 Gerhard Domagk 和法國 Pasteur Institute 的研究者們先後發現 Prontosil 及 Sulfanilamide 對鍊球菌感染有療效，引起了藥學家們，包括在 Wellcome Institute 生理學實驗室工作的 Gladwin Buttle 的注意。依照化學療法的原則——以操作物質的結構來操作物質的效果—— Buttle 選擇與 Sulfanilamide 在化學結構上很相似的 DDS 作為下一個測試的對象（Buttle et al., 1937），在 1937 年進行了 DDS 對細菌之作用的首次實驗。這次的測試建立了藥學家對 DDS 的活性及毒性的瞭解。然由於當時的藥學家認為 DDS 的毒性太強，並未於人體上進行測試。

直到 1941 年，美國癩病院發現以磺胺類藥物中原試用以治療肺結核的 Promin 來治療漢生病頗有成效，DDS 引起國際癩病社群注意。1940 年中後期，即使在質疑的聲浪中，許多地方的醫師（包括巴西、馬來西亞、奈及利亞、法屬圭亞那、比屬剛果）都嘗試使用磺胺類藥物治療癩病。1950 年在奈及利亞工作的英國醫師 John Lowe 幾經嘗試後提出，口服 DDS 100mg 就可以產生治療效果，不至於帶來太大的毒性。

20 世紀中臺灣開始運用 DDS 於漢生病的治療時，DDS 儼然已是一套包含疾病理論、化學療法理論、醫生臨床技術的套裝組件。它包含特定的對疾病因果的理解，也包含如何使用一個可能有療效但也有毒性的化學物質的技術指示。這樣一套套裝組件拆裝和安裝到臺灣社會的過程，伴隨著一組包含醫師、醫檢人員、樂生院及各地皮膚診所的基本結構的形成。DDS 便宜、有效、方便、單一而能配合細菌檢驗。它提供了一個組織醫療工作的腳本，使醫療工作的安排變得標準化、常規化、連結了身體症狀／細菌／追蹤工作，並使有限的人力及資源得以完成對人群的監控。

---

[7] 化學療法曾提出以合成以及篩選染劑的方法來尋找對病原體具有選擇性、親近性的合成物。Sneader（2005）仔細闡述了這個想法的發展，以及這個想法跟其他同時間的藥物發明原理的關聯。

[8] 關於德國、法國、英國的不同藥學傳統，見 Sneader（2005）。

[9] 見 Georges Canguilhem（1988）對化學療法的分析。

　　如同其他基本結構一樣，伴隨 DDS 而形成的漢生病基本結構突顯某些世界觀，而排除某些其他世界觀（Star and Lampland, 2009）。它使偏離這個基本結構背後腳本的病人經驗消失在醫療工作網絡中。大部分關於監控醫學的文獻觀察到其重要社會效果之一是，無論是否已出現病徵，每個人都變成可能性的病人（Kreiner and Hunt, 2014）。相對照之下，漢生病醫療構成一相反的社會效果──最需要醫療照護者的經驗消失於此醫療框架之中。本文透過探討形塑病人經驗的醫療工作腳本變遷，說明病人經驗與醫療框架的解離並不是偶然，而正是特效藥引進的社會效果之一。

三、研究方法

　　本文主要資料來源包括：日文漢生病醫學雜誌《レプラ》（*La Lepro*）、《臺灣醫學會雜誌》、樂生療養院醫師的漢生病相關著作、樂生療養院製作的調查資料、業務報告以及所發行的宣傳手冊與雜誌、《社会事業の友》、《植民地社会関係資料集》與趙榮發醫師（DDS 剛引進時在樂生院擔任預防科主任）的訪談。研究期間筆者也進行了樂生療養院院民訪談。然而因為本文主要聚焦在醫療實作，因此訪談資料只取用能補充本文論點的部分。

　　筆者依循晚近 STS 研究對跟隨行動者以及實作的強調，對資料的使用以「實作誌」（praxiology）（Mol, 2002）的方式，聚焦在行動者們實際上如何協力完成任務，而把某些東西變成了別的不一樣的東西的過程（Timmermans and Haas, 2008）。本文分析環繞著 DDS 的異質社會世界，以說明各個行動者所賦予 DDS 以及漢生病的社會意義。

　　以下筆者分析臺灣開始使用 DDS 前後的醫療實作，尤其醫療工作者如何進行漢生病的調查、診斷、分類、治療、追蹤，藉此說明：DDS 是在與特定疾病觀、特定醫療工作者和標準化工具相連結，才成為一個治療的藥物。筆者也討論 DDS 的社會意義，說明 DDS 所促動的醫療實作如何強調特定的疾病觀而邊緣化其他的疾病觀。

四、大風子油與漢生病：有傳染性而無法治療的疾病

　　日治時期日本政府與傳教醫療開始以西式醫療理解和介入癩病。也是在此時期，癩病開始被指認爲一個可怕的疾病。在臺灣近代癩病史上，患者身分建構的重要起點是在日本治臺之後（范燕秋，2008）。18 世紀到 19 世紀末，癩病在臺灣並不是一個顯著的社會分類。至遲於清朝乾隆元年（1736 年）臺灣已經有社會事業收容癩病人的紀錄，但這類社會事業並不是爲癩病人專設，而是收容無家可歸之人的機構。至傳教醫療開始治療痲瘋病人，以及日治政府管制癩病，癩病人開始成爲一種特殊的社會身分（陳威彬，2001）。

　　筆者發現此時癩病實作主要發生在醫者與病人之間，而此時癩病知識的生產並不是純粹爲了治療，也是爲了癩病體制和政策的應用以及學術社群的發展。然而，此時的癩病醫療並未大幅改變醫療實作發生的空間及醫病關係。在臨床實作上，細菌並未扮演核心角色。癩病診斷和治療主要環繞在症狀的分辨，以及隨時觀察症狀的變化據以治療。醫生是主要的知識生產者，其經驗對診斷和治療都非常重要。

（一）癩病科學知識與文化／政治意涵的交織

　　從 1870 年代開始積極吸收西洋醫學的日本，在 19 世紀末開始重新瞭解癩病。接受西方訓練的醫師開啓了癩病的研究，尤其投入於細菌學及免疫學領域。在一個積極以新興生物科學治理殖民地的政府推動下，臺灣開始有專門的癩病機構和政策。

　　1893 年，在當時日本醫學界對癩病的解釋存有遺傳說及傳染說爭論的情形下，東京大學皮膚科教授土肥慶蔵將挪威醫師 Gerhard H. A. Hansen 的近著譯爲〈癩的原因〉（らいの原因）一文，刊登在《中外醫事新報》強調細菌在癩病中的重要性（土肥慶蔵，1893）。雖然後來遺傳及體質因素從未完全消失在日本醫學界對癩病的理解中，但醫療社群多爲傳染說所說服。[10] 隔年，第 1 次國際痲瘋會議舉行，會議中 Hansen 對癩桿菌的發現受到肯定，並建議各國

---

[10] 關於日本本土癩病研究及政策爭議，見范燕秋（2014）。

採用隔離爲主要防治措施。日本癩病專家對癩病的防治政策存有歧見，但大致上以隔離爲癩病防治工作的基調。日本政府後來在 1907 年通過癩病預防法，實行強制收容癩病患者（山本俊一，1997）。

這些癩病醫學理論及政策的演變標誌著日治時期癩病醫療社群的兩個重要特徵。首先是科學知識的累積。20 世紀初期，臺灣及日本的醫療社群試圖以現代醫學角度瞭解癩病。1900 年到 1910 年代，《臺灣醫事雜誌》（《臺灣醫學會雜誌》之前身）開始有關於癩病在國外的臨床及實驗室研究的抄錄。1920 年代日本癩病學會脫離皮膚學會獨立，並發行癩病醫學雜誌《レプラ》（*La Lepro*），研究結果有許多也登在《臺灣醫學會雜誌》。此時日本的細菌學研究很活躍（范燕秋，2014）。後來 1927 年開始建造的臺灣總督府癩病療養樂生院也爲當時醫學家們提供絕佳的實驗材料（王文基、王珮瑩，2009）。

其次，與這些科學活動相交織的是種種與疾病相連結的文化和政治意涵。癩病的存在與否象徵了文明的程度。宮原敦醫師觀察臺灣人的生活後指出，他本來就知道臺灣人不注重衛生觀念，但看到臺灣的癩病患與一般人生活在一起，還是大吃一驚。他並指出，日本與印度並列大癩竈，是文明國家的恥辱（宮原敦，1919）。

日本癩病工作者在 20 世紀初依據隔離本位的策略訂定了根除癩病的計畫。1930 年樂生院落成並開始運作。在隔年的《社会事業の友》雜誌中，院長上川豐將臺灣的癩病問題，與日月潭問題、產業問題、理蕃問題、阿片等並列爲燃眉之急的問題。他提出以挪威爲效法對象，希望藉由隔離將癩病由臺灣根除（上川豐，1931a）。如圖 1，該期雜誌並將臺灣各州別癩分布圖與挪威實施隔離法後逐年減少的癩患者統計表並置，暗示臺灣也將朝相同方向發展。

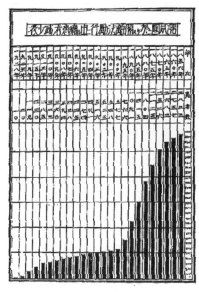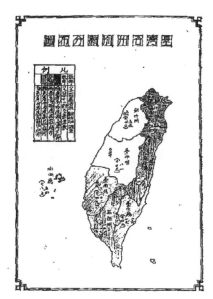

圖 1　挪威實施隔離法後癩患者減少表及臺灣各州別癩分布圖

資料來源：未知作者（1930）（中央研究院臺灣史研究所檔案館）。

（二）癩病的診斷

　　日治時期的癩病醫療雖然在政策及研究上強調現代生物醫學的角色，但癩病的診斷非常需要經驗。不少醫師曾嘗試發展探檢方式，然而在實作上主要仍依據症狀做判斷，需要醫師對癩病的特徵及疾病過程有所認識。

　　曾任職於臺灣總督府醫院及臺北病院的皮膚科醫師青木大勇（1927）指出，關於癩病的診斷，當癩疹（肉芽腫）、局部性麻痺、神經腫大這三項症狀都完全具備之時，在診斷上並不能說是特別的困難。然而在臨床上常遇到在上述三個症狀當中，缺乏其中某些症狀，或者是所產生的症狀不完全。例如癩菌未直接侵入神經末梢，則在知覺上完全不會產生異常，並且神經也不會有腫大的現象，因此在診斷上很容易讓人產生遲疑。此外，如果在皮膚上產生了局部麻痺的現象，以手能觸到神經腫大的部分，但是在其他的部位都沒有發生看似癩疹的症狀，也可能會無法判別。

　　除了與皮膚及神經相關的症狀以外，醫師也必須要對疾病的過程有經驗，瞭解病變可能發生的順序和部位，才能做出正確的判斷。青木大勇指出，在診斷癩病患在鼻黏膜處較陳舊的變化時，常常都還必須要同時觀察咽頭、眼瞼等黏膜是否產生了同樣的變化，才能診斷是否是癩病。雖然當時癩病醫療社群有研究者認為鼻腔是癩桿菌侵入人體的第一門戶，但青木曾見過有 1 例病患的鼻腔未產生變化，而卻在臉上的患部發現許多典型癩病菌。基於這樣的經驗，他主張皮膚也可能是第一侵入的管道。

　　痲瘋病的診斷除了判斷上，也有醫病互動上的困難。青木大勇這樣說：

> 特別是如果要向患者告知，我診斷出他得了癩病，這帶給患者的痛苦，比要宣告他即將死亡的痛苦還要高出許多。而且不只是患者本身，這也等於是帶給患者的家族一種社會性的致命傷，因此在診斷時，必須要非常慎重（青木大勇，1927）。

　　由於早期診斷很困難，但又需要早期診斷，而誤診的代價很大，包括青木大勇在內，日本及西方癩病醫療工作者在 19 世紀末 20 世紀初做了許多採檢的嘗試。其中不乏會造成患者痛苦的方式，例如在病灶處施以特定處置，待之化膿後取化膿部分來檢驗。由於採檢必須實施多次，青木大勇結論說，檢測的方式應該盡可能是隨手可及而簡單的，並盡量讓患者的痛苦降到最低且沒有後遺症。設備也應盡量選擇精簡而容易的。他仔細地描述了他的方法：

> 我的方法是先在皮膚表面以「酒精」擦拭，用眼科用的有鉤鑷子任意的將皮膚較深處往上夾起來，再用右手持眼科用的小彎鋏，把彎曲的那一邊放在內側、直的那一邊放在外側，且深深的剪下一小截，接著手術進行者再剪一下，取出大約穀粒大小的皮膚切片，在切下皮膚的患部最中央，直接貼上附有消毒紗布的 OK 蹦。另一方面，將切取的皮膚切片以有鉤鑷子夾取，並且將真皮層放在反面，以事先準備的「載玻片」輕壓，像是要把組織液給壓出來一樣，薄薄的塗抹上去。塗抹了數片之後，再用事先清洗好、並且烘乾消毒完畢的細小玻棒把皮膚切片固定住，當移開鑷子時，拿著玻棒將皮膚切片再用其他

的「載玻片」一直加壓、塗抹，直到成爲扁平狀爲止（如果在鑷子還
夾著的狀況下，就進行擠壓及塗抹的話，會產生一個缺點，被夾在鑷
子裡面的眞皮層，之後將會沒有辦法進行塗抹）。在操作進行中，如
果變得太乾燥，只要再以新鮮的無菌水塗抹即可。以這個方法取得的
「玻片標本」，可以避免空氣中的異物附著，並且彷彿像是被「屋頂」
覆蓋住一般，等到其乾燥固定之後，就可以隨意的進行染色法了（青
木大勇，1927）。

　　這樣的檢驗方式是經驗累積的結果。是醫師由於接觸過很多病人，並持續
嘗試在病人身體不同部位以不同方式檢驗，才得出在病人身上找到細菌的方
法。然而青木大勇尚認爲此方法準確度仍不夠高，因此還是要由有經驗的醫
師，配合症狀來判斷。

　　雖然日治時期有不少如上述基於細菌病源論而嘗試發展的檢診方式，但癲
病的診斷以症狀爲主要診斷標準。例如上川豐等人描述癲病檢查方法爲針對
步行狀態、體格、顏貌、頭髮、軀幹、四肢尤其前膊、下腿加以視診，並對各
處神經、淋巴腺進行觸診。發現有異常（脫毛、皮膚異常、神經萎縮）時則進
行更詳細的檢查（知痛覺檢查、既往症聽取），並採鼻腔分泌物、異常皮膚部
分組織液、淋巴腺穿刺液、睪丸穿刺液等加以鏡檢，也對病人施以光田式反應
（上川豐、賴尚和、佐藤忠夫、馬嶋四郎，1936）。

（三）大風子油與其他癲病治療

　　與診斷一樣，癲病的治療非常依賴醫生的經驗。治療的目的是以改善症狀
爲主，由醫師依個別病程決定，依病勢改變治療方式。治癒可能性方面，醫師
們並不十分樂觀，只有在輕症且早期治療的情況或有痊癒的可能。

　　青木大勇（1927）曾根據他在日本癲病療養院的經驗，並參考九州療養院
的上川豐醫師的經驗，而提出大風子油爲主的治療方式。他考慮的重點包括用
量、製劑、施用方式。在用量方面，他認爲大風子油既然沒有毒性，則更應該
盡情地大量使用。只是大風子油的注射或口服都會造成病人痛苦，他於是做了
各種嘗試，以減輕不適：

在過去，我曾想過要如何能夠以簡易的方式大量吸收，因此把它製成天麩羅來食用。但是由於是經口攝取，如果食用的太大量的話，就會造成腸胃不適，因此也沒辦法持續進行，而且灌腸的話，就算能夠承受其不舒適，在吸收的方面也不盡理想。因此剩下的方式就只有注射了，如果是靜脈注射的話，使用的量只能夠很微量，因此我所進行的，都是皮下以及肌肉的注射。……由於皮下注射時，會非常疼痛，因此最近都採用肌肉注射，其中又以臀部肌肉注射最多，不過肌肉也不適用於大量注射，而且注射的部位除了臀部肌肉之外，就只有上手臂以及大腿肌肉，因此就算想要變換部位注射大量的藥劑，也是極為困難的。但是如果是皮膚的話，優點就是全身的皮膚都可以選擇，而且皮下很鬆弛，因此也適合大量注射。最大的好處是，痲瘋病患者會有很多的痲痺處，所以就算是很大量的藥劑，只要選擇病患的幾個痲痺處，並且分量注射，就可以比較無痛而大量的注射。

在製劑方面，青木大勇比較了效果、副作用及價格，再考慮到注射後會產生疼痛、浸潤部會硬化變為腫塊，並且斟酌藥學性的關係，青木大勇將大風子油當成主要藥劑製成了「neo-anti-Leptin 劑」。他將此劑的施用作為主療法，並配合以碘化鈉的預備療法。治療方針是在注射了第 1 次碘化鈉適當反應量的隔天，注射 5ml 的「neo-anti-Leptin 劑」。注射的部分、劑量、頻率之決定除了療效以外，還需一邊觀察是否引起病患疼痛或反應（腫脹硬塊或是輕度的發燒）（青木大勇，1927）。

曾受教於青木大勇的上川豐後來成為樂生院長。他在樂生院進行的治療除了青木大勇的影響，也有許多方面是依賴自己的經驗，並依樂生院的情況做調整。樂生院的癩病治療分成一般療法、分科療法、大風子油療法。此外，也著重處理因季節變化而產生的症狀（上川豐，1940）。

在一般療法之中，營養療法是重要的一環。上川豐（1940）提出，以其多年經驗來說，癩症狀的消長跟體內脂肪的囤積應該是有某種程度的關係。比較肥胖的患者容易對治療有所抵抗而生成結節。有一些比較肥胖的患者如果吃到大量的肉類的話，症狀會突然惡化。他仔細地描述了這種因脂肪攝取而發生的症狀變化：

有一些胖肥的患者因爲初期輕微的症狀住院。持續注射大風子油後斑疹脫落，在快好的時候發燒，並發生結節。食慾變得不好，病況沒有改善，因此用緩下劑。剛開始胖肥的病患在長期臥床後變得瘦弱，結節開始消失，情緒變好，吃比較多的東西，身體又變得肥胖。這時就又開始出現結節的狀況。甚至會告訴醫生說有神經痛的現象。這樣接下來又會開始出現急性的症狀，暫時又開始臥床。變瘦之後病況又變穩定。像這樣的情況反覆不斷。這種病例以我的經驗來看是常有的。像這種病例建議吃菜食爲主，限制肉類，再施以一般的治療。這樣急性症狀會漸漸減少、穩定，大多數的案例是這樣。

另外，他也觀察到營養與神經痛間存有一定的關係，可以施以肝油、B1劑、食用維他命、少量肉類，補充脂肪、蛋白質。待病患漸漸地體重增加，再加以一般治療方式，神經痛就會消失，癩病症狀也會變得輕微（上川豐，1940）。

上川豐結論說，施以一般治療法時要注意到每個患者的病型、體質等等來進行，針對營養素的分配有所增減。特別是脂肪量要特別注意。要極盡所能地讓癩病的各種症狀可以減輕（上川豐，1940）。因此樂生院內的日常飲食也被視作治療的一環，而仔細地計算過脂肪和卡路里含量。以 1940 年 6 月 11 至 20 日爲例，樂生院 461 人份的三餐如下表 1。

表 1　樂生院 6 月中旬三餐伙食（作者依上川豐（1940）「減脂肪食餌試驗献立表」再製）（表中單位如未特別註明則為公斤）

日期	6/11	6/12	6/13	6/14	6/15	6/16	6/17	6/18	6/19	6/20	米及調味料
早餐	應菜70	瓜70	大豆20	新莊豆腐470個	應菜70	落花生19	瓜70	大豆20	白菜80	瓜72	蓬萊半搗米2,350 醬油72公升 白絞油18公升
午餐	乾牡蠣2 冬瓜100	茄子90	馬頭魚80	蔥20 出雜魚1 豆腐400	白菜30 出雜魚2 味噌28	生薑3 蜆貝80	應菜70	蔥10 金光蝦15 本島素麵20把	乾牡蠣2 胡瓜120	蔥28 絲竹筍30 豆腐150 金光蝦4	鹽60 生豬肉40 味精2.25 砂糖15 縮麵雜魚6
晚餐	韮20 新莊豆腐470個	瓠瓜110	應菜70	芥子菜120	荇菜70	菜豆90	乾牡蠣15 瓠瓜110	生薑2 冬瓜100	應菜70	韮30 莔70	脂肪21.6 g 熱量2,154 Cal.

　　在一般療法之外，樂生院也從事分科療法。分科療法分成外科、眼疾、鼻腔及咽喉科、內科。外科處理的是癩性潰瘍、足蹠穿孔、神經痛、傷口感染；植皮、神經切除／伸展／剝離術、傷口處理、截肢。眼疾、鼻腔及咽喉腔的症狀在病人裡面非常普遍，主要採取姑息性療法。內科處理各式各樣的併發症狀。上川豐這樣說：

　　癩性神經痛以及急性癩性結節性紅斑，也會有自主神經系統的機能異常、神經精神病性的異常、内分泌系統的異常的現象，並可能會侵犯消化系統當中的肝臟與脾臟，一般來說很多都會便祕，但也有很多是很容易就反覆下痢的病例，且會有低血壓的症狀，一般來說許多病例都會有各式各樣的併發症狀（上川豐，1940）。

在樂生院內，患者們每天上午接受治療，下午從事作業。院內的治療由院長、5 名醫師、1 名齒科醫分擔（近現代資料刊行会，2000）。1 位患者曾於日記中記錄治療情景，由其紀錄可見治療除了大風子油外，治療工作重點之一爲處理使病患痛苦的症狀，尤其是鼻子的症狀和潰瘍。日記作者雖因病症尙輕而僅接受大風子油注射，不需每日接受外科診療，但同爲患者，他從旁觀察其他病人的治療情況，對於癩病造成的身體症狀感到噁心及恐懼。

今天要注射大風子油，去到注射處時，已經許多人在排隊等候了。我也排在隊伍當中，接受完注射，又去了一趟耳鼻喉科，但是那裡已經人滿爲患了。雖然在病患中，沒有一個人不爲鼻子的症狀所苦，但是尤其是最近，耳鼻喉科的人卻特別多。我想如果要收錢的話，大概可以收取很高的費用吧。在莫可奈何之下，我只好坐下來等候。看著看著，竟看到醫生若無其事地從一位患者鼻孔中夾出一塊有如鼻屎一般大的結塊，而且又反覆的仔細替他在鼻子裡塗上藥劑。

在注射處我等了一下子，接受完注射之後，就到外科的診療室去了。雖然我住院已經有一段時間了，不過因爲大家都説去了外科就會覺得噁心，甚至覺得想吐，因此我還沒有去過外科的診療室。再說我也沒有去的必要，所以也不曾偷偷張望過。今天一進入診療室，眞是讓我嚇了一跳，這個寬闊的空間裡，竟被幾十位重症患者給擠得滿滿的。診療室的三處放置了三張大約三尺高的診療檯，大家都並排坐在診療檯前，各自把繃帶或紗布拆開，伸出潰瘍遍布的雙手與雙腳，等待著醫生與護理師的治療。然而就連我這個身患同一種疾病的人，都承受不了飄過來的令人想嘔吐的氣味，而他們手腳上的潰瘍，就像是成熟的蕃茄外皮被剝掉了一般，呈現出紅紅黃黃的樣子，而且這種潰瘍還不是只有一處而已，簡直就像是身上根本沒有一處完好的皮膚一樣。要是膽小的人，看到這麼多患者如此悲慘的傷口，恐怕都會昏厥過去吧（行川信吾，1939）。

如同青木大勇一樣，上川豐也須決定採用何等大風子油製劑、如何使用。

以製劑來說，參考其他醫師經驗及綜合自己經驗後，他使用的是將大風子油與 Thymol 混合後的製劑。此外也曾試用它的 Ethyl Acetate 製劑（上川豐，1940）。

在注射量及頻率方面，上川豐特別以他的經驗而有自己的做法。1930 年代末期國際癩病社群曾推薦大量注射於皮下及皮內。此法也是青木大勇所推薦。但上川豐認爲大量的吸收有困難，還可能引發急性症狀發作。他的經驗是 1 次 10c.c.，1 週 3 次就有可能造成急症發作（上川豐，1940）。樂生院內 1 週爲病人注射 3 回，1 回 1 至 3c.c.。依成人或孩童、體質、病勢等加減注射（近現代資料刊行会，2000）。

這樣的療法可以說是環繞著症狀，以及病人個人的身體狀況而進行。上川豐這樣總結：

> 總而言之，癩的治療除了給予衛生的生活及癩所特殊需求的營養以增加身體抵抗力，再加上最有效的大風子油、補充以其他藥物療法、免疫療法、理學療法，注意病狀的消長以進行治療。如此可得相當的效果（上川豐，1940）。

在絕大部分的案例中，大風子油並不能眞正改變病程。樂生院在成立的前 9 年內新收容患者共 1,200 人次。這之中因症狀改善而退院者有 56 名（以斑紋神經癩佔多數，43 名），其中有 42 名退院後狀況良好（同樣以斑紋神經癩爲多數，35 名），11 名再發入院，3 名消息不明。而醫師們基於治療經驗也承認大風子油雖然是當前最有效的藥物，但它並不是特效藥，並希望有一天化學療法能發現眞正的特效藥（上川豐，1940）。

（四）效果與策略的計算

日治時期醫療社群雖認爲當時癩病的治療並沒有特效藥，然而政府方面的防癩目標是很明確的，亦即藉由隔離讓病人逐漸地消失。

治臺初期就有醫師提出癩病需要管制。1901 年，青木大勇在《臺灣醫事雜誌》發表文章，以臨時傳染病及地方病調查委員的身分呼籲政府管制癩病。

他引用總督府醫院門診資料，推算癩患人數佔門診患者 0.95%，並推估臺灣的癩病人總數爲 28,800 人，以傳染力強的結節癩佔多數。1919 年，臺北病院的宮原敦醫師再次提出了在臺灣進行癩病管制的需要。

自 1910 年至 1939 年，總督府警務局衛生課總共發動了 8 次癩病全島調查。以 1935 年爲例，調查結果發現全臺 5,212,426 人之中，有 839 名癩病患者。這幾次調查指出癩病的地理分布以臺北和臺南爲最重要的癩病流行地區。調查者並建議，如要收容，應以結節癩爲優先（賴尙和，1952）。在樂生院於 1930 年成立以後，更需要瞭解患者實數。然而這幾次調查的結果各異，並沒有提出確切的患者數目。

1931 年，院長上川豐在《社会事業の友》雜誌發表〈癩豫防と根絕事業社會的運動〉一文，表示唯有徹底實施隔離，方能根絕癩病，並提出防癩社會運動的各項工作。其中就隔離措施而論，他主張在 10 年間將最具傳染性的 2,350 人徹底隔離。另外，據統計，癩病患者在發病後 20 年間的死亡率爲 87.87%，再加上最長壽的病患預計於發病 48 年後死亡，因此他估算在半世紀後可將癩病從臺灣清除完畢（上川豐，1931b）。

隔離政策並非沒有受到批評。同在 1931 年，青木大勇從隔離所需經費、將所有患者隔離的可行性、人道三方面對當時隔離本位的政策提出批評。他並借鏡在印度推行頗有成效的治療所，而提出一些改進的方式，例如無傳染危險性者不需隔離、設立以早期診斷、早期治療爲目的的治療所（青木大勇，1931）。傳教醫師戴仁壽也一直與日治政府維持既批評又合作的關係，並試圖建立一個有示範作用的病人療養所（王文基，2006）。

然而隔離仍然是當局主要的治癩策略。1934 年，臺灣施行規定癩病強制收容的癩預防法。1936 年 10 月，樂生療養院院長上川豐從東京參加由日本內務省召開的癩療養所會議回到臺灣後表示，臺灣癩患者約千名，預計 15 年可根絕癩病（臺灣日日新報，1936）。在 1937 年，樂生院正式運作 7 年之後，上川豐再次提出將癩病從臺灣根除的執行方案。雖然也知道印度的門診做法，但他重申隔離在挪威爲一奏效之策略（上川豐，1937）。

因爲樂生院內病棟有限，在營運的前 3 年，人數固定在 100 人。利用財團法人癩預防協會一筆資金的利息，樂生療養院每年增建房舍，以擴大到能收容 1,000 名病人爲目標。除了資助增建房舍外，癩預防協會也發動收容。在這樣

的動員下，樂生院收容的病人每年增加約 100 名。到 1940 年之後，住院人數維持在 700 人左右（近現代資料刊行会，2000）。

（五）小結：可怕的癩病，不幸的癩患者

　　本節對日治時期癩病醫療實作的分析再次肯定了既有研究的許多發現，也提出一些尚未被提出的觀察。歷史學者曾觀察到日本殖民醫學對癩病的治理呈點狀的分布，藉由統計學和各式實驗連結樂生院及其藩籬之外的社會。此外，癩病政策明確而治療虛無（王文基、王珮瑩，2009）。筆者將焦點放在日常實作，發現癩病醫療確實治療虛無且強調科學知識，但治療依賴醫師的經驗以及對病人個人病勢和體質的瞭解，也強調依個人情況調整治療。

　　日治時代對於癩病實施的流行狀況調查加上防癩的社會動員，將癩病指認為一個可怕的疾病。然而癩病醫療並不能改變病程。樂生療養院雖規定病人經收容後無傳染之虞可退院，但實際上退院者非常少。年紀較長的院民回憶入院經驗常提到入院後才領悟到從此要以院為家，反映了當時癩病治療的悲觀。

　　從醫病關係來看，此時癩病的社會世界有一有趣的特徵，即雖然癩病是需要依據科學證據處置、將病人移到病院隔離的疾病，但是它的診斷和治療仍是以症狀為主。雖然實驗室中對細菌有多方面的研究，但是沒有造成 Armstrong 所說的，疾病理解（尤其疾病的存在空間）的根本性改變。對細菌生命史及病理的瞭解使醫師更細緻地區分不同癩病型、幫助醫師診斷並據以施行不同的營養和治療方針。但主要治療重點在於觀察患者症狀的變化，而根據變化來決定施以何種治療。由於醫療實作是基於醫者及患者都直接可觀察的症狀，醫者跟患者仍然共享對疾病及身體的看法。

　　因此，日治時期的癩病醫療存在著策略與日常實作間的矛盾。一方面，策略的決定主要基於對健康及疾病人口的計算。另方面，在日常實作上醫師要考慮治療效果以及副作用如何呈現於病人身體。病人雖在策略層面被化約為數字，但在醫病互動中仍然是會嘔吐、疼痛、急性發作的人，需要為這些身體反應而改變治療方式的人。

　　會傳染、需要專業處置，但又沒有有效治療的方法。在這樣的斷裂之下，癩病不是能夠以人力加以對抗的疾病，而只能將患病與否歸於個人的幸與不

幸。病人回憶患病之初，有些人很快遭到家人厭棄，有些人得到家人支持。[11]
但在經歷過家人逐漸遠離，或者發現終究沒有辦法治療之後，許多病人進入樂
生療養院，最後只好接受「不幸的癩患者」（臺灣日日新報，1938）的命運。

五、DDS 及大眾防治

　　雖然日治政府和教會醫療爲臺灣開啓漢生病現代醫療工作，但 1953 年是
漢生病防治的一個重要時間點。1963 年樂生療養院回顧癩病工作，就以 1953
年起算，而發行了一本名爲《癩病防治十年》的刊物。以 1953 年爲始的這 10
年，究竟漢生病醫療工作有何不同？臺灣的 1950 年代初期是一個形塑公衛政
策的各種力量接合的時期。1951 年，國民政府開始了重要的防癆和防瘧計畫
（張淑卿，2006）。也是大約在同時期，農復會把防治痲瘋加入計畫之中，與
恢復鄉村自來水設備、全省防癆防瘧、全省學校保健計畫、研究黃豆營養價
值等並列爲鄉村衛生重要工作，並初步指出取消隔離改採在各地衛生院所治
療的方向（中國農村復興聯合委員會，1952）。後來的防治逐漸轉向大眾防治
方式，亦即以整體人群爲介入目標的方式。本節說明以 DDS 新療法爲工具，
由樂生院及教會醫療體系共同形成的一組基本結構，如何提供了一套明確、
方便且符應監控醫療的工作腳本，而在 1950 年代到 60 年代初期逐漸常規化
（routinized），成爲主要的漢生病防治措施。此外，本節也說明此時成形的漢
生病工作腳本如何帶進了監控醫學理解疾病的框架。

（一）等待已久的特效藥——DDS

　　1940 年，樂生院第 1 次使用磺胺類藥物。此時的嘗試並沒有得到使癩病
工作者們滿意的結果。當時樂生療養院院長上川豐得知歐洲科學家的磺胺類藥
物相關研究，於是以磺胺類藥物的 Therapol，每日 3 回，每次 5% 濃度的溶液

---

[11] 許多在日治時期入院之患者在患病之初的共同經驗是，在確定所患的是癩病之後，常需
　躲避鄰人的目光以及官方的搜索。但在家人無力再支持治療所需費用或者無力抵抗污名
　時，病人只好入院治療。關於病人的疾病軌跡，將在另一篇文章中處理。

2c.c.，試用於 18 位病人身上。如此進行了 7 到 56 次，最長到 5 個月。試驗的結論是，大風子油仍然是當前最有效的藥物（上川豐，1940）。然而他也承認大風子油的效果有限，並非癩病的特效藥，而期待將來能有眞正的特效藥出現。

西方醫療社群在 1940 年代中後期確認磺胺類藥物對漢生病的效果時，臺灣的漢生病醫療社群認爲這是等待已久的特效藥。臺灣大學熱帶醫學研究所癩研究室的賴尙和及樂山園的趙篤之曾得知 1943 年美國報導磺胺類藥物具有特效，然而因臺灣沒有生產這種藥物而無法試用。1949 年樂生療養院從樂山園戴仁壽醫師處得到一批同屬磺胺類藥物的 Diasone，試用於 28 名患者身上。結果發現除一部分效果不明之 6 例外，28 例中 15 例有部分改善。不能忍耐藥物之副作用中途休藥有 3 人，而增惡者有 2 人（賴尙和、趙篤生，1950）。

到了 1953 年，趙榮發醫師結束了在香港喜靈洲痲瘋院的 1 年實習回臺擔任樂生療養院預防科主任時，磺胺類藥物中的 DDS 成爲樂生療養院最主要的治療藥物。在預算不足[12]的情況下，樂生療養院選擇藥物的重要考量之一便是其價格。幾種藥物之中，DDS 因爲便宜、使用簡便，且用量小而毒性較低而成爲主要的使用藥物（樂生療養院，1955）。

（二）標準化的治療方式

1953 年趙榮發醫師到樂生院之後的工作重點之一是建立治療工作的準則。他將樂生院的治療工作區分成「痲瘋治療」及「一般治療」。「痲瘋治療」包括基本治療及併發症（痲瘋反應、神經痛、貧血、磺醯之毒性反應、睪丸炎、腎臟炎、營養性潰瘍、骨髓炎）治療。「一般治療」則是變形（角膜炎或血管翳而成之盲目、兔眼、淚管阻塞、眼瞼外翻、鼻軟骨內陷、四肢肌肉萎縮、手指骨消縮、鷹爪手、馬足、乳部女性化、男性育不全、末梢皮膚角化增生而致之浮腫變化）的治療（樂生療養院，1955）。

---

[12] 1954 年間，樂生療養院院民每名每月醫藥補助費預算爲新臺幣 12 元，除役官兵爲 30 元。當年實際支出爲 212,456.36 元，較預算超過 72,056.36 元。到了 1955 年，院民每名每月醫藥補助費提高爲 24 元，但原有衛生材料費預算 81,960 元反被刪除（樂生療養院，1955）。

　　十分值得注意的是在此工作分類中，「痲瘋治療」下的基本治療（DDS 治療）及併發症治療此一分別。趙醫師這樣說明併發症中的痲瘋反應：「痲瘋反應對於病人之威脅甚大，且有患者因恐懼發生反應而拒服 DDS 者，我人爲謀解除病人痛苦，乃根據其他痲瘋院及本院之經驗，應用各種不同方法之治療之。」這樣的理解方式反映治療的主從之別：DDS 雖有可能引發痲瘋反應，但被視爲基本治療，不會因可能引發反應而輕易停止。相反地，治療痲瘋反應的治療目的之一是爲了不影響基本治療。

　　同樣值得注意的是趙醫師對「一般治療」的說明：「其他併發症雖與痲瘋無直接關係，但能減低病體之抵抗力，而促發反應，故當盡量治療之。」其他併發症與痲瘋「無直接關係」此一理解，與大風子油時期的癩病理解非常不同。大風子油時期，併發症及變形的治療都屬痲瘋的治療，而沒有區別痲瘋「本身」和痲瘋以外的併發症、變形。神經痛、潰瘍、眼部、鼻腔、消化系統的症狀，都算是「癩性諸症」。

　　被趙醫師歸類爲痲瘋基本治療的 DDS 治療在許多方面都高度地標準化。不像日治時期治療方式以病人的症狀、個別病勢爲主要依歸，DDS 治療的用藥方式較爲固定，依照既定的標準（體重、細菌有無）來實施。趙榮發主要遵從 John Lowe 在 1951 年的報告。這個依個別病人體重來決定劑量的方式在樂生院變成標準治療方法。他這樣說明：

> 目前所用 DDS 劑量，乃以每公斤體重每星期十至十五公絲爲原則，如以體重五十公斤計則每星期給藥零點五至零點九公分。院中最多用者爲 DDS（Avlosufon-I.C.I.）每片零點一公分。普通成人之劑量爲六至九片，分三次服用。四十四年五月前每星期發藥二次，五月一日起改爲每星期三次，每次一片至三片不等。……同時採用者，尚有 DDS 油質懸劑及水質溶劑（Suspension in oil, Avlosulfon Soluble）兩種……

> 三者之中，本院則以片劑內服爲主，因服用簡便，分發省事故也（樂生療養院，1955：17-18）。

　　配合 DDS 的使用，樂生療養院原就有在進行的皮膚抹片變得標準化，抹片結果以細菌指數（Bacterial Index, BI）記錄。1953 年 9 月開始，樂生療養院按香港喜靈洲痲瘋院之標準，為全院病人建立了細菌檢查紀錄。標準化後的皮膚抹片在漢生病醫療的許多環節都扮演重要角色。診斷上，需要有 BI 作為證據。追蹤上，需要看 BI 的變化。此外，BI 也成為病人出院的依據。

　　細菌抹片檢查進一步加強了治療的標準化。在樂生療養院中的治療，主要分成斑紋型以及結節型，兩種各有其固定的用藥法。在結節型中，抹片細菌檢查尤其是一個重要的治療方法判準：

> 本院目前所取之方針，則為對於痲瘋素 Lepromin 反應（光田氏反應 Mitsuda Reaction）陽性之斑紋型病例，經用藥達其進行性症狀消失，或趨靜止，即可考慮停藥（預計期間約一年至一年半左右）。早期結節型病例，經用藥後，其皮膚（及黏膜）塗片細菌檢查，迅速轉呈陰性者，自轉陰性時起，採間歇用藥法。方法為第一年中服藥一月，停止一月。第二年中，服藥一月，停藥二月。第三年中，服藥一月，停藥三月。此後視病情輕重持續若干年。

> 晚期結節型病例與前同，惟採間歇用藥法較遲，而用藥年限較長耳。

> 凡在停後或間歇用藥期中，而有症狀發生者，一律視為新病例，重複開始（樂生療養院，1955：19）。

　　與之前的治療相比，現在治療主要由體重及細菌決定，不再需要時時刻刻依照個人身體狀況、病症的發展來調整使用的藥以及劑量。由於治療方式漸趨固定，跟醫生的接觸幾乎只發生在一開始需要確診及辨認病型的時候。隨後與痲瘋「直接相關」的互動主要發生在病人、醫檢師之間，環繞著由皮膚抹片檢查產生的細菌指數。

（三）細菌為核心的疾病理解方式

由上述治療方法可發現，隨著 DDS 的使用，醫療實作從強調症狀轉向強調病原體。對漢生病的治療變得專注在移除「真正的疾病」，而不是改善症狀。在一次訪談中，趙榮發醫師表示，之前的治療都只是對症下藥而已，DDS治療才是針對細菌的治療。如同趙醫師的想法，對細菌的強調從對疾病的理解、診斷、決定可否出院，到追蹤都能觀察得到。

此時對疾病的理解，有一個明確的細菌生命期與疾病自然史的相對應關係。任職樂生院預防科主任的胡舜之醫師以下圖 2 說明了這個理解方式。如圖 2 中「(1) 未治療」部分所示，疾病的過程始於癩桿菌侵入，一段時間之後細菌開始增多，相對應到人體則為症狀發生。當細菌繁衍更多且散布到身體各處，則相對應為晚期及身體殘障。而「(2) 治療後」則示意如果在暴發期／症狀發生之前開始治療，可以中斷這個過程，使病情得到控制。

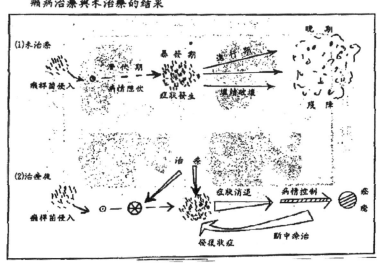

圖2　癩病治療與未治療的結果

資料來源：胡舜之（1978：79）。

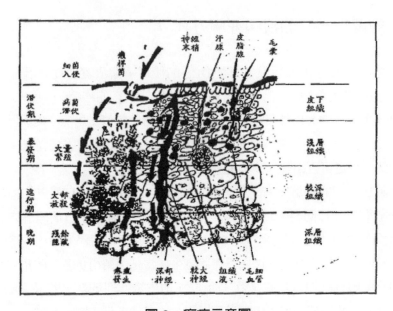

圖 3　癩病示意圖

資料來源：胡舜之（1978：79）。

　　胡醫師又以皮膚組織的切面圖進一步具象地說明了細菌感染如何造成皮膚的變化。圖 3 示意癩桿菌入侵皮膚，潛伏一段時間後，經過「大量繁殖、大部被殺、殘餘隱藏」的過程。在此過程中痲瘋發生，而對皮膚各層組織和神經造成影響。

　　除了細菌的生命週期，胡醫師也說明癩桿菌侵入身體、造成各種症狀的過程可能顯現於全身各部位，包括五官、四肢、軀幹，造成結節（nodules）、神經肥厚、損傷（lesion）、班紋（macule）、肢體萎縮等等（如圖 4）。如此，身體的現象與細菌的生命史連結了起來。

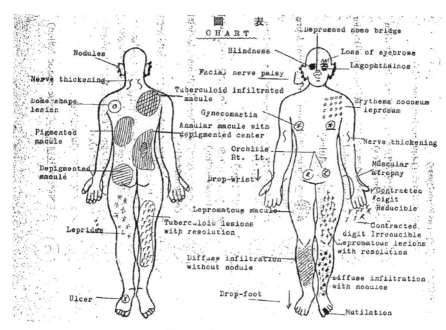

圖 4　癩病病灶紀錄

資料來源：胡舜之（1978：73）。

　　基於這樣對疾病的理解，醫療工作者可以在身體不同部位採取標本以監視身體的變化。樂生院的做法如圖 5，在左右眉、左右耳、左右面（住院病人），或身體各病灶處採取標本（初診病人），製成玻片。

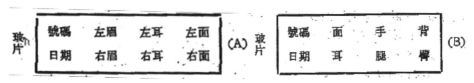

圖 5　細菌檢查的部位及方法

資料來源：胡舜之（1966：55）。

　　透過皮膚抹片，身體的症狀被轉化為用以代表細菌量的數字，而此數字被用來監測身體的變化。圖 6 及 7 為樂生院的病歷錄及癩細菌檢查記錄表。除使用病歷錄，記載病人的病史、家族病史、診斷及處理外，樂生院也為病人記錄細菌檢查結果。

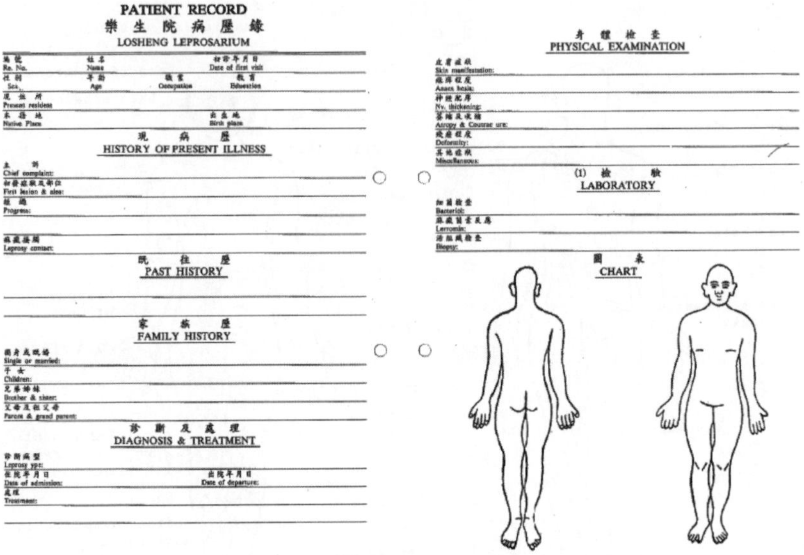

PATIENT RECORD
樂生院病歷錄
LOSHENG LEPROSARIUM

編號 Re. No. | 姓名 Name | 初診年月日 Date of first visit
性別 Sex | 年齡 Age | 職業 Occupation | 教育 Education
現住所 Present resident
本籍地 Native Place | 出生地 Birth place

現病歷
HISTORY OF PRESENT ILLNESS

主訴 Chief complaint:
初發症狀及部位 First lesion & sites:
經過 Progress:
痲瘋接觸 Leprosy contact:

既往歷
PAST HISTORY

家族歷
FAMILY HISTORY

獨身或既婚 Single or married:
子女 Children:
兄弟姊妹 Brother & sister:
父母及祖父母 Parent & grand parent:

診斷及處理
DIAGNOSIS & TREATMENT

診斷病型 Leprosy ype:
住院年月日 Date of admission: | 出院年月日 Date of departure:
處理 Treatment:

身體檢查
PHYSICAL EXAMINATION

皮膚症狀 Skin manifestation:
麻痺程度 Anaes hesia:
神經肥厚 Nv. thickening:
萎縮及收縮 Atropy & Coutrac ure:
殘廢程度 Deformity:
其他症狀 Miscellaneous:

(1) 檢驗
LABORATORY

細菌檢查 Bacteriol:
痲瘋菌素反應 Lerromin:
活組織檢查 Biopsy:

圖表
CHART

圖 6 樂生院病歷錄

資料來源：樂生療養院。

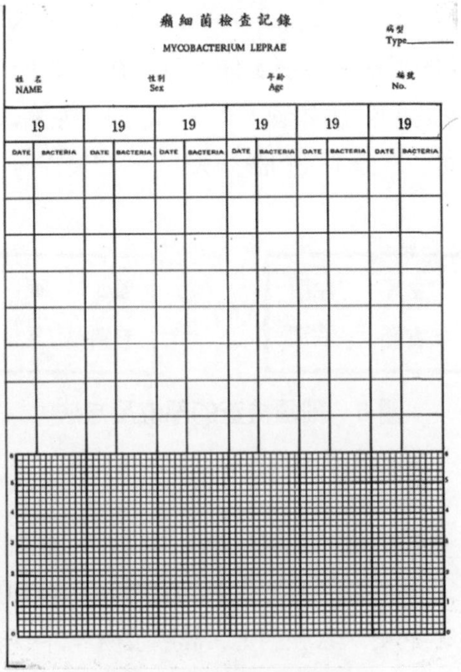

癩細菌檢查記錄
MYCOBACTERIUM LEPRAE

病型 Type

姓名 NAME | 性別 Sex | 年齡 Age | 編號 No.

19		19		19		19		19		19	
DATE	BACTERIA	DATE	BACTERIA	DATE	BACTERIA	DATE	BACTERIA	DATE	BACTERIA	DATE	BACTERIA

圖 7 癩細菌檢查記錄

資料來源：樂生療養院。

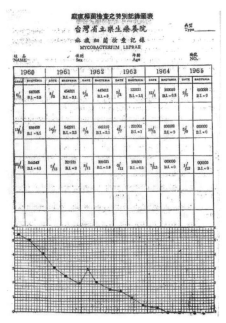

圖8　痲瘋桿菌檢查之特別記錄圖表

資料來源：胡舜之（1978：72）。

在 1953 到 54 年間，樂生院爲全院院民做了皮膚抹片檢查並做成表格。如圖 8，痲瘋桿菌檢查記錄圖表除了記下檢查日期及 BI 外，也將 BI 視覺化成一曲線圖。

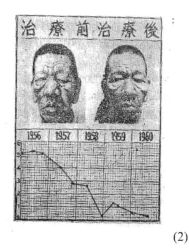

(1)

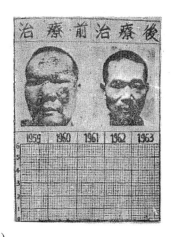

(2)

圖9　治療過程

資料來源：胡舜之（1966）。

　　胡醫師便是透過如此環繞著細菌來理解疾病的方式深刻地影響醫生如何看待病人的身體變化、解釋在病人身上觀察到的現象。配合如圖 9 的照片和菌檢記錄，他對 2 位病人分別做了如下的說明（摘錄自（胡舜之，1966：132-136））：

1. 這個麻瘋病人，已經很早就得了麻瘋病，可是自己也不知道，後來被送到麻瘋醫院裡來，可是當時還沒有特效藥治療，自從公元一九五六年開始服用 DDS 後，細菌的數目由圖中曲線可看出來，對治療確實有效，至一九六〇已快變成陰性了，可是因爲發現得遲，面部進步的情形並不十分理想。早期診斷早期治療，是非常重要的。癩腫型（結節型 L）。細菌檢查陽性。傳染性強。面部皮膚重度浸潤，兩耳肥大，獅面。治療藥物 DDS 預後較壞，有復發可能，仍住院中。

2. 這個病人最初在左側面部發現如癬狀病灶，在外面經過若干中西醫治療無效，且病灶漸漸惡化腫大，經過編著者數次的檢查診斷亦不敢確定爲麻瘋病，編著者當時認爲該患既經過外面很多皮膚專科醫生診察，也未斷定爲那種皮膚病，乃決定暫時將該患收容，作試驗性的治療診斷，局部使用大風子油及內服 D.D.S. 二三個月後，效果良好。[13]
(1) 斑紋型（T）。
(2) 細菌檢查陰性。
(3) 無傳染性。
(4) 面部斑紋蔓延擴大，最初反應繼而退化。
(5) 治療藥物大風子油，D.D.S.。
(6) 預後良好，不致復發，找不到職業，仍住院中。

　　這 2 例的說明有著類似的敘事結構。醫師主要以病型、細菌檢查結果、病灶、DDS 治療介入的時間點這幾個要素來分析疾病歷程。這樣的敘事中有細

---

[13] 樂生療養院至遲於 1963 年時絕大多數病人都採用 DDS 治療（樂生療養院，1963）。但如同此病例所示，到 1966 年時仍有些病人同時使用大風子油及 DDS。大風子油此時主要為局部使用（皮內或皮下注射；胡舜之，1966），詳細角色與功能需進一步調查。

菌生命期與疾病自然史的相對應關係，但沒有病人的發熱、神經痛、疲倦等症狀。

　　而值得注意的是病人是否在開始以 DDS 治療時已經因病脫離原有社會人際網絡。此雖是影響病人能否重返社會的重要因素，但在以菌檢結果爲重點的追蹤中並不會被記錄。以第 1 位病人爲例，病人被送到樂生院時還沒有特效藥治療，後來因服用 DDS 而菌檢漸呈陰性。許多這樣的病人後來持續住在樂生院中。隨著時間過去而醫療工作人員逐漸換新，病人何時發病、何時脫離社會人際網絡不再爲後來的醫療工作人員所知。留下來的只有病人的病型、菌檢結果等紀錄。這樣的病人於是逐漸被視爲只是發現得晚而有後遺症的病人，而不是因醫學對疾病的理解改變而成爲「前漢生病人」的人。

（四）效果與管理的計算：樂生轉型及門診、巡檢隊、癩病防治委員會

　　DDS 的應用使得醫療介入點集中在疾病的初期。醫療所需的便不再是照顧每一位病人整個病程的龐大人力，而是可以負責從人群中篩檢出病患、投藥並追蹤的人力。相較之下，所需人力大爲減少。這個計算正是 1950 到 60 年代初期臺灣癩病策略一連串措施（樂生院的轉型、各地門診的設立、巡檢隊的成立）背後的一個重要邏輯。

　　樂生院由隔離轉向門診之初，預防科主任趙榮發醫師如此說明磺胺類藥物爲麻瘋病門診帶來的可能性：

> 關於瘋病之門診治療，目前尚未獲得多數醫師瞭解實行。普通醫院門診部，都替梅毒、結核、砂眼、或疥癬的病人診察治療，但是那些病都比麻瘋容易傳染，而麻瘋病向來爲人們歧視。這種現象，真值得驚訝與感慨！麻瘋病，若是早期獲得充分治療，可以防止四肢之殘廢及萎縮，同時也可以消失麻痺的斑紋及其他種種症狀。
>
> 由於殺瘋劑 Sulfones 之發明，有關麻瘋病之治療問題，漸漸引起世人的關心與興趣。最近根據中外各麻瘋病專家，或公共衛生專家推測，

本省大約有痳瘋病患者，六千至八千之多，因為自從光復以來，未有
經過詳細調查，很難決定其正確數目。現在由本院及另外一個私立樂
山園（現收容約五十人），收容總數還不到九百人，其餘五千到七千
多的患者，無疑的，是散布全省各地（樂生療養院，1955：35）。

針對上述約五千到七千多患者散布各地的情形，趙醫師主張痳瘋病的傳
染危險性是極有限度的、DDS 藥價值低廉且用法簡單、隔離方式易使病人逃
避。而建設足夠容納所有患者的隔離療養院之建設費及維持費非政府財力所能
負擔。故主張應採門診治療，這有助於實施所有與患者接觸的檢驗工作。

樂生療養院在 1954 年 3 月由其預防科負責開辦門診部，使用新藥來治療
漢生病。到 1955 年 9 月為止的 1 年半之間，門診人數共有 417 人，其中 346
例有痳瘋病、71 例非痳瘋病。346 例痳瘋病中，收容住院 191 人，其餘 67 人
由樂生門診部以新藥治療，88 人在家自療。向樂生院門診部申請治療之患
者，可優先購買新藥，但必須將藥品存放門診部，每隔 2 至 4 星期到院接受檢
診及治療之督導。樂生院對患者入出院手續加以規定。患者送至樂生院時，先
向門診部掛號登記，經過細菌檢查及臨床診斷確定屬傳染性患者，則由樂生院
收容。收容之患者辦理入院手續後轉送治療科進行全身檢查、製發病歷表，加
以治療。患者住院治療經過 3、4 次以上定期菌檢均屬陰性時，即認為無傳染
性而已痊癒，可准出院。

趙醫師認為門診很有成效。在門診實施近 2 年後他寫道：

門診部實施新藥治療未及兩年，所有申請治療者有來自臺北、基隆、
桃園、臺中、彰化、嘉義、臺南、高雄等地。六十七個患者中，大多
數已有明顯進步，有自覺症狀快癒者，有臨床症狀已退減者，如斑紋
消失，結節吸收等，皮膚細菌數量亦日見減少，此可見門診效果之有
助於防癩事業也（樂生療養院，1955：38）。

1960 年代開始，奠基於 DDS 療法的漢生病防治政策是一個積極尋找病人
的政策。樂生療養院陸續提出「臺灣省加強癩病防治十年計畫」（1976）、「臺
灣省加強癩病防治十年計畫之後續計畫」（1986）、「癩病防治六年計畫草案」

（1991）、「癩病防治五年計畫」（1994），皆是以撲滅漢生病為主要的任務。例如「臺灣省加強癩病防治十年計畫之後續計畫」說明樂生療養院執行此計畫之目的：「以全面公共衛生體系之力量，共同努力尋找出所有之癩患，列管治療，使其喪失傳染力，不再發生。」至於實施期間，則說明「直至無傳染性病例發生，所有患者病情穩定無活動性病灶為止，估尚需 20 年」（臺灣省政府，1986）。

此時醫療工作將治療生病的個人視作一個預防漢生病在群體中發生的方法，盡可能讓愈多病人接受治療愈好。這個策略背後是立基於 DDS 的效果而衍生的關於健康人口與疾病人口的計算：只要治療 1 個人，就能使許多人免於被感染的風險。1960 年，癩病預防委員會成立，由樂生療養院院長擔任會長。他這樣描述此委員會任務：

> 一般傳染病，依理應先從預防入手，而治療次之。但癩病菌，至今不能培養，因之無法製造疫苗和血清，以作積極的預防，所以自日據時代起，即根據他們的「麻瘋病預防規則」，強制隔離，以作消極的預防。……在藥物昌明的今天，若能早治，當無不愈。預防理應改為防治，於是發起一個癩病治療委員會……（樂生療養院，1963：6-7）。

癩病預防委員會訂有幾個階段的任務，第 1 階段是找出病例、全面治療。為此，癩病預防委員會輔導各縣市衛生局所設立特別皮膚病門診所，負責患者之給藥、治療、管理、家庭訪問等工作。此外臺北、彰化、嘉義、臺南、高雄門診所，原係由基督教臺灣癩病救濟協會主辦，自 1961 年起，亦歸癩病預防委員會輔導指揮。因此 1961 年之後全臺灣的漢生病診所共包括樂生療養院、馬偕醫院、衛生局所的特別皮膚病門診、教會診所，由樂生療養院作為資料統整的中心，並定期到各地巡檢。

巡檢隊由 1 位樂生院醫師及數位醫檢師組成，定期到各地的特別皮膚科診所或診療所調查患者之病型與確數、為管理中的病例追蹤檢查，並試圖由既有病例的家人中發現新病例以使接受治療。前 3 年（1960 年 7 月至 1963 年 6 月）共發現病例 1,297 人（巡迴檢診隊發現者 626 人、自動求診者 671 人）。1963 年，全臺計有 3,288 癩病人，住院 1,105 人、診所 2,183 人。而樂生療養

院估計在臺灣有 8,000 到 1 萬位漢生病人，並由此得出結論，有未接受治療的
5,000 到 6,000 位病人散布在臺灣各地（樂生療養院，1963）。

此時的巡檢有兩個重要意義。首先，它是預防醫學意義上的篩檢
（screening）。相較於日治時期以症狀爲依歸的抽樣調查及家族檢診，1950 年
中期以後的漢生病巡檢目標在於找出或許連病人都還未查覺的疾病早期徵象。
1970 年代巡檢隊並曾選擇病例較多之鄉鎮，以國小、國中學生及機關團體員
工爲主要對象進行篩檢（胡舜之，1978）。其次，巡檢建立了使病人重返正常
的標準。在巡檢中，皮膚抹片所產出的細菌指數（BI）是每年統計的重要依
據。從 1960 年開始，樂生院每年都爲所有患者進行皮膚抹片檢查。1960 年全
臺共計有 2,538 位管理中的患者（包含住院及門診），其中皮膚抹片檢查陽性
者爲 910 位、陰性者爲 1,673 位。到了 1988 年，全臺有 3,979 位管理中的患
者，陽性者爲 407 位、陰性者爲 3,572 位（樂生養院會計室，1991）。

1950 年代中後期之後，全臺防治癩瘋的基本結構（包括巡檢隊及地方診
所）逐漸成形。這個基本結構的建造落實了特定的疾病想像：不只是消極的預
防，而是積極的防治。相較於治療個別生病的人，這個基本結構更在意達到一
定的預防率。此外，這個基本結構也預設疾病狀態是暫時的，而設定目標讓
病人回歸社會、讓整體社會健康。樂生院長陳宗瑩的一番話道出了 DDS 時代
的預防邏輯：「隔離預防，不如早治，在藥物昌明的今天，若能早治，當無不
愈，預防理應改爲防治。」（樂生療養院，1963：7）他也設想了一個漸次使
癩病從臺灣消失的時間表：「癩病收容的時代固成過去。治療的時代，也快過
去，存下來的應該是向重建工作邁進。」（樂生療養院，1963：30）

（五）消失在 DDS 時代醫學觀中的病人

在 DDS 實施的最初 30 年間，有很多人入院之後便長期地住院，甚至沒有
再出院。這些人在 DDS 時代醫學觀中無法被分類，其經驗也非當代漢生病疾
病觀所能理解，而成爲特別邊緣化的一群病人。

1960 年代臺灣每年都發現約 200 名新病患，其中接近一半進了樂生院。
到 1970 年代，每年仍然發現 100 人左右，有數十人新入院。到 1988 年爲止的
29 年間，共發現患者 3,753 人，共 1,184 人入院，佔歷年新發現患者總數將近

三分之一。此外，非常値得注意的是漢生病多半於兒童或青少年時期發病，但歷年的大部分病例在被發現時已經是成人（15 歲以上）（樂生療養院會計室，1991：51）。

與新發現患者每年都有 1 到 200 名相較，從 1961 年到 1981 年間，每年出院人數幾乎都在 100 人以下，尤其 1967 年之後，幾乎都在 30 人之下（樂生療養院會計室，1991）。以住院年數來看，以 1981 年爲例，全院 784 名的患者之中，有 667 人（約佔總人數百分之 85）住院在 10 年以上，而全院平均住院年數爲 21.5 年（樂生療養院會計室，1991）。這一群爲數六百多人的病人，在 DDS 療法能根治漢生病的允諾之下進入漢生病院，卻開始了長期住院的生活。

其實從 1960 年代中期開始，就已經開始有病人雖符合出院標準但仍然住在樂生療養院的情形。以 1963 年爲例，住院病人共 1,056 人。癩菌檢查結果尚爲陽性者有 242 人、已爲陰性者 814 人，其中 415 人爲連續 6 次以上陰性，已符合出院標準。

在樂生院於 1994 年提出的「癩病防治五年計畫」中，長期住院的院民被歸類爲「因癩病所致之殘障後遺症患者或遭社會歧視、孤苦無依，無家可歸之癩病患者」（行政院衛生署，1994：9）（亦見其附件三「臺灣省立樂生療養院整建計畫草案」頁 2），而定性爲救濟性質。在這樣的定性下，長期住院者只是撲滅癩病計畫中偶然形成的一群人，是撲滅漢生病以外附帶的業務。

DDS 時代的癩病防治以預防整體人群中的疾病爲核心考量。對此策略有意義的分類是有菌／無菌、新病例數、流行率。病人被分爲具傳染性而需要暫時隔離者，以及不具傳染性可以在家治療者。可是在 DDS 策略開始實施時已在病程較晚期而常已脫離原有社會關係的病人（可能日治時已入院或者在戰後 DDS 開始實施後才被新發現而入院）並不屬於這兩個分類中的任一者。

對這些病人來說，病是有時候會發燒、手變得不能動、失去感覺了、外傷、潰瘍。然而，隨著 DDS 之前的醫療知識和實作消失，癩反應、神經痛、外傷等症狀，在以往是漢生病的治療重點之一，但現在被歸爲漢生病的併發症。如此，院民之所以爲病人的合理性基礎也隨之消失，於是病人的疾病經驗特別邊緣化而不可見。

（六）小結：疾病因果網絡及病人的雙重消失

今天我們在樂生療養院看到的病人有許多人是在 DDS 時代的防治計畫中
（重新）開始接受治療並住院。新的漢生病醫療在各個環節都逐漸轉向以化約
式的疾病因果論做安排。這些病人身上還有的某些漢生病特徵，雖然在過去可
能會被視為漢生病的一部分，但在新漢生病醫療體制中，卻以去歷史化的方
式，重新被定義為漢生病的後遺症。本節說明臺灣醫療工作人員如何拆裝以
DDS 為核心的一套理論與方法的套裝組件，安裝到臺灣的漢生病醫療之中。
這一套套裝組件結合了原有的療養院和教會體系診所，而以 DDS 為核心，配
合細菌檢驗，建立起一套流程，有明確的腳本說明誰在什麼時候做什麼、怎麼
做。這個腳本讓一小群工作者可以負責整個人群的監控，並主動追查病人。這
樣的疾病網絡積極發現新病例，將病人納入管制，也建立起標準化的治療及入
出院準則。

DDS 時代的醫療實作與大風子油時代在病原體的角色、治療方針的決
定、疾病分型的意義上皆有不同。在大風子油時代，細菌檢驗的功能主要是輔
助診斷，而治療則主要依個人情勢來判斷。DDS 時代細菌檢驗在許多方面都
有重要的角色，不只幫助診斷、用以決定是否需收容，也幫助決定治療方針、
成為醫檢師定期幫每個病人做的檢查，作為病人出院及追蹤依據。配合 DDS
的採用而重新安排的醫療工作讓病原體可見、可記錄，可以用來標誌不同時期
的變化。在治療方針上，DDS 治療比大風子油方便。醫師不需考慮製劑的問
題，也不因個人體質、病勢而調整治療方針，只在有痲瘋反應及貧血時需加以
處理。最後，疾病分型的意義改變了。本來漢生病型的分類意義在於幫助醫生
診斷、決定用藥方針，但 DDS 時代漢生病型分類主要影響醫師停藥的決定。
癩病的分類（斑紋型、結節型）從強調症狀轉向強調細菌的有無。

這些醫療實作上的不同，突顯了疾病理解框架的不同。大風子油時期醫師
是以一個三維的症狀－徵象－病理（symptom-sign-pathology）框架來理解疾
病，試圖將表面的症狀和徵象與身體內部的病理連結起來。DDS 時期則更加
入一個時間的向度，以一個四維的概念框架來理解疾病。大風子油時期注重的
是改善病人的症狀。而 DDS 時期則注重將病人分類及追蹤。醫學管控的對象
不再限於個別病人的身體，而是整體社會中的健康人群，目的在早期介入、防

範疾病的發生。疾病不再座落在個人身體之中，而座落在人群及其所處的環境中。

1950 年代開始成形的漢生病工作腳本帶進了監控醫學理解疾病的框架。為了控制散布在人群中、不斷演變的疾病，DDS 所形成的監控醫學對病人課以主動接受治療的責任。日治時期的醫療以隔離為基調，強調患者對社群的責任、避免將疾病傳染給別人。DDS 時代則強調病人對社群及對自己的雙重責任，鼓勵病人接受治療以重歸健康。如此，漢生病醫療工作環繞著監控重組，而形成更細緻的監控，試圖從管制非生產性的人口轉向改造病人，使之重新變成具有生產性的人口。

這樣的漢生病工作實施之後，將許多病人納入管制。這些病人各在漢生病的不同階段，有發病初期，也有已經在疾病較後期者。對疾病後期的病人而言，監控式醫療中關於回復正常的假設並不符合他們實際的疾病經驗（其經驗是雖然不再有急性的發作，但疾病的影響仍在）。隨著醫療社群對漢生病的理解轉向預防醫學、對病人課以再度回到正常的義務，漢生病逐漸變成一個可以去除的疾病。然而對病人而言，這個轉變過程也是一個外加的移除病人身分的過程。他們於是經歷了雙重的消失。

一是在醫療觀中的消失。漢生病醫病關係的核心轉向病原體，而不是病人。如同歷史學者發現隨著醫學實作強調科學知識和測量，病人逐漸消失了（Rosenberg, 2007; Jewson, 1974; 1976），漢生病實作環繞著細菌做安排，於是漢生病人的經驗在醫學觀中逐漸變得不重要。

二是漢生病疾病歷史的消失。歷史學家 Robert Aronowitz（1998）研究疾病的分類與實作，將因為醫療知識與實作的變遷而消失的醫療技藝稱為「被遺棄的知識」（orphaned knowledge）。與這些被遺棄的知識類似，曾有的癩病醫療知識與實作消失了，而樂生院漢生病人的經驗亦隨之消失於新的醫療知識與實作之中。從醫療工作的安排上來看，大風子油時期的樂生院可謂癩病的專門病院，醫師專長治療「癩性諸症」。但 DDS 時期，住在樂生院的病人逐漸變成一般人，只是有一些因漢生病造成的「後遺症」。然而需要再次強調的是，這些病人們大部分是在「被新發現」之前就已經開始漢生病的病程。事後加在這些病人身上的疾病定義及解釋與他們的疾病歷程並不相符。隨著 DDS 所促動的化約式疾病因果關係逐漸變成漢生病的主要定義，這些在 DDS 時代被新發現

或重新接受治療的病人經歷了疾病經驗跟疾病的解離：在 DDS 的技術物網絡中，他們仍然承受的疾病經驗被認為只與漢生病間接相關。從漢生病醫療實作的歷史來看，這群病人在 DDS 的允諾之下，作為一個新病例開始治療。隨著時間經過，而漢生病從人群中被移除，對這些在 DDS 時代開始之初（或之前）成為漢生病人並以之為主要社會認同的人而言，他們卻從來沒有被治癒過。存在於如此中介狀態的這群病人，其實正是漢生病歷史消失過程的見證人。

六、DDS 如何成為漢生病藥物：發現治療藥物，或是發現疾病？

> 健康就是財富，防癩人人有責，每個人都應該改變過去歧視病人的態度，更要承認癩病與其他疾病一樣，應得到合理的處置，非傳染性的癩病人，均有就學，就業的權利和機會，任何人不應予以歧視（胡舜之（1978）（無頁數））。

這段話出自 1 位於 1960 年代開始在樂生療養院工作的醫師。如同他在 1978 年寫下的這段話所描繪，DDS 為漢生病醫療工作者帶來樂觀的前景。有別於大風子油時代，有了 DDS 之後，醫師自信地認為可以治療漢生病。然而，當我們追溯 DDS 的歷史，可以發現它也同時為最需要治療的病人造成邊緣化的地位。

分析 DDS 被用於漢生病治療的社會過程，筆者發現 DDS 成為一個藥物，跟漢生病的重新理解，是同時發生的過程。DDS 並不是實驗室裡的科學醫學拓展的自然結果。雖然細菌病源說在 19 世紀末就開始形塑醫療社群對漢生病的理解，但 20 世紀初到中期，漢生病的醫病關係以隨時觀察病症而調整治療方式為主要互動腳本。20 世紀中期開始，醫者以細菌為疾病的主要定義，並形成一個積極向外指認病人的網絡。DDS 是在與這樣的醫療工作接軌時，才成為漢生病治療藥物。這個網絡的形成充滿機遇性，並且跟治療實作的轉變緊密連結。這個過程包括一個社會問題的指認以及一組基本結構的形成，其結果並不只是發現治療藥物，也是重新發現漢生病。

　　大風子油時代的漢生病醫療將病人與健康者視爲不同的兩個人群。在 DDS 時代，漢生病醫療不強調這樣的分別。漢生病被重新定義爲分布在人群中的，可以用一個標準化的工具去篩檢、轉化爲數字，並且持續一段時間後便能從人群中逐漸消失的問題。[14] 漢生病存在的空間不再侷限在病人的身體，而是在人群之中。這樣的醫學積極走入人群，在其中實行細緻的監控。

　　當我們把樂生院民放在這個疾病重新定義的脈絡來看，可以看到他們經歷了一個疾病經驗及角色與疾病解離的過程。Anderson（2006）分析 19 世紀末 20 世紀初的菲律賓癩病院，認爲癩病院製造一個健康與疾病的中介（in-between）狀態。但 20 世紀中期開始的 DDS 時代或許創造了一個更深層的中介狀態。DDS 提高了康復的可能性、預期病人在一段時間後回歸正常。樂生院民作爲第 1 代使用 DDS 的病人，他們的時代裡漢生病首次有了痊癒的希望。可是由於他們的病程已在使用 DDS 前開始，且多已脫離原有社會關係，DDS 並無法眞正使他們回歸正常。偏離腳本的院民們被定義爲已經痊癒，只是無家可歸而住院。然而病人身上還有一些在過往會被歸爲漢生病治療重點的症狀，例如癱瘓、變形、外傷及慢性潰瘍。可是，隨著 DDS 之前的醫療知識和實作消失，這些對病人來說是疾病之一部分的身體經驗，現在被歸爲漢生病的併發症或後遺症。當癩病轉向監控醫療，一個未來導向的醫療，病人卻留在一個已經過時的「現在」。當醫療社群的共識是漢生病是可以治療的，偏離這個設定的病人身上仍然有的病於是逐漸成爲個人的不幸。

　　如果我們不去看這個過程，很容易會認同醫療社群的論述，認爲 DDS 帶來了治癒的希望，而在漢生病已經從臺灣社會被移除的今天仍住在樂生療養院中的病人是因爲外於醫療的因素才持續以病人的身分生活著。然而，如同本文所說明的，這些病人其實在醫療工作重組的過程中經歷了疾病的重新定義以及雙重的消失。這個過程並不外於 DDS 的使用。相反地，它與 DDS 成爲一個治療藥物是同一個社會過程。在沒有 DDS 的時候，得到漢生病的病人或許特別不幸。然而有了 DDS 以後，被指認出來的病人仍然是特別邊緣化的一群人。

---

[14] 本文區分大風子油及 DDS 時代的不同實作並非認為不同知識及實作系統間存有絕對的界線或缺乏交流與互動，而是試圖分析不同藥物成為治療實作之一部分的社會過程與效果。此過程中涉及許多協商、角力及矛盾。例如樂生療養院院民疾病角色的模糊（Hung, 2016），即是此矛盾之一例。感謝審查人提出關於知識系統界線的討論。

　　歷史學家 Rosenberg（2007）曾指出，對醫療技術的研究必須探討其社會效果。本文說明 DDS 帶來治療希望的同時，也促使醫療工作重新安排。重構之後的漢生病醫療以化約的疾病觀爲其理論基礎，並積極指認病人，以致造成了疾病經驗和角色與疾病的解離。這個重新發現治療藥物及疾病的過程，對於被新形成的疾病網絡指認並納入管理的漢生病人而言很難說是幸或不幸。理論上，DDS 可能帶來如同本節開頭引文所說的，讓每個人可以自由追求健康的情形。然而以化約的疾病觀、標準化的方式大規模指認病人的結果是，有一群本來就無法被治癒的病人跟其他病人一樣被同樣的方式對待，而雖然滯留在醫療體制之中，但因爲 DDS 之前的醫療知識和實作消失，他們之所以爲病人的合理性基礎也隨之消失。

　　沒有治療的話，漢生病只有很小的可能自然地痊癒。在大部分的案例中，漢生病人會持續地惡化（Bushby, 1958）。DDS 大幅提高了漢生病痊癒的可能。在使用 DDS 之後，確實有許多人變成門診病人，而並未住院隔離過（或者短期住院後痊癒出院）。然而，探討 DDS 的社會過程及社會效果，也讓我們發現以化約的疾病觀點追求病因的去除對社會造成的「副作用」：DDS 時代的漢生病醫療以群體利益爲先，邊緣化病人的疾病經驗。尤其諷刺的是，被邊緣化的是剛開始使用 DDS 時已經生病或開始生病，因此也最需要醫療介入的那一群病人。

參考文獻

上川豐。1931a。〈臺灣には癩病人が果して幾千人あるでしょうか〉,《社会事業の友》27：108-111。

——。1931b。〈癩豫防と根絶事業社會的運動〉,《社会事業の友》27：112-121。

——。1937。〈臺灣の癩救濟根絶計畫案〉,《社会事業の友》100：44-61。

——。1940。〈癩治療法の現況〉,《レプラ》11(1)：1-30。

上川豐、賴尚和、佐藤忠夫、馬嶋四郎。1936。〈近海部落ノ癩調查成績〉,《臺灣醫學會雜誌》35(381)：2869-2872。

土肥慶藏。1893。〈らいの原因〉,《中外医事新報》313：27-29。

山本俊一。1997。《增補日本らい史》。東京：東京大学出版会。

中國農村復興聯合委員會。1952。《中國農村復興聯合委員會工作報告第三期》。臺北：中國農村復興聯合委員會。

王文基。2003。〈癩病園裡的異鄉人：戴仁壽與臺灣醫療宣教〉,《古今論衡》9：115-124。

——。2006。〈生活方式的移植：戴仁壽、癩病防治與醫療宣教〉,《臺灣醫療四百年》,頁 84-89。臺北：經典雜誌。

王文基、王珮瑩。2009。〈隔離與調查——樂生院與日治臺灣的癩病醫學研究〉,《新史學》21(1)：61-123。

未知作者。1930。諾威國實施隔離法後癩患者減少表及臺灣各州別癩分布圖,《社会事業の友》27：無頁數。

行川信吾。1939。〈癩院生活の実相〉,《社会事業の友》127：49-60。

行政院衛生署。1994。《癩病防治五年計畫》。臺北市：行政院衛生署。

周忠彥。2006。〈臺灣的癩病與樂山園的建立〉,《史匯》10：114-149。

近現代資料刊行会。2000。《植民地社会関係資料集 [臺湾編] 20：救療事業－ハンセン病政策 (2)》。東京：近現代資料刊行会。

青木大勇。1901。〈癩院設置の必要を論ず〉,《臺灣醫事雜誌》3(6/7)：1-10。

——。1927。〈癩ノ早期診斷竝ニ其ノ最近療法〉,《臺灣醫學會雜誌》262：55-81。

——。1931。〈癩の豫防撲滅法に関する改善意見〉,《社会事業の友》27：71-93。

范燕秋。2008。〈癩病療養所與患者身分的建構：日治時代臺灣的癩病社會史〉,《臺灣史研究》15(4)：87-120。

——。2009。〈臺灣的美援醫療、防癩政策變動與患者人權問題，1945 至 1960 年代〉,《臺灣史研究》16(4)：115-160。

——。2014。〈樂生療養院與臺灣近代癩病醫學研究：醫學研究與政策之間〉,《臺灣史研究》21(1)：151-218。

胡舜之。1966。《怎樣預防可怕的痲瘋病》。臺北：大學圖書出版社。

──。1978。《公共衛生》。臺北縣：臺灣省立樂生療養院。

宮原敦。1919。〈臺灣ノ癩人〉，《臺灣醫學會雜誌》201：734-804。

張淑卿。2006。〈防瘧與防癆：一九五〇年代的公共衛生〉，《臺灣醫療四百年》，頁
　　152-159。臺北：經典雜誌。

郭文華。2006。〈婦幼衛生與家庭計畫：一九六〇年代的公共衛生〉，《臺灣醫療四百
　　年》，頁160-169。臺北：經典雜誌。

陳威彬。2001。《臺灣的癩病與療養：以樂生療養院爲主軸》。新竹：國立清華大學歷
　　史研究所碩士論文。

《臺灣日日新報》。1936。〈臺灣癩患者約千名　經十五年必見根絕　上川樂生院長歸臺
　　談〉。10月26日。

──。1938。〈不幸な癩病患者　全部を融離　樂生院内に住宅を建設して　臺南州下
　　から一掃〉。2月12日。

臺灣省政府。1986。《臺灣省加強癩病防治十年計畫之後續計畫》。

劉士永。2006。〈新的疾病與衛生標準：以瘧疾與結核病的防治爲例〉，《臺灣醫療四百
　　年》，頁104-113。臺北：經典雜誌。

樂生療養院。1955。《臺灣省立樂生療養院廿五周年特刊》。新莊：臺灣省立樂生療養
　　院。

樂生療養院編。1963。《癩病防治十年》。新莊：臺灣省立樂生療養院。

樂生療養院會計室。1991。《省立樂生療養院統計輯要：中華民國八十年》。新莊：臺
　　灣省立樂生療養院。

賴尚和。1952。《中國癩病史》。臺北：東方印刷公司。

賴尚和、趙篤生。1950。〈Diasone對癩之治療效果〉，《臺灣醫學會雜誌》49(1)：20-
　　21。

Akrich, Madeleine. 1992. The De-scription of Technical Objects. In W. Bijker and J. Law
　　(eds.). *Shaping Technology-Building Society: Studies in Sociotechnical Change*.
　　Cambridge, MA: MIT Press.

Anderson, Warwick. 2006. *Disease and Citizenship Colonial Pathologies* (pp. 158-179).
　　Durham and London: Duke University Press.

Armstrong, David. 1995. The Rise of Surveillance Medicine. *Sociology of Health and Illness*
　　17(3): 393-404.

Aronowitz Robert A. 1998. *Making Sense of Illness: Science, Society, and Disease*. New
　　York: Cambridge University Press.

Bushby, SRM. 1958. The Chemotherapy of Leprosy. *Pharmacological Reviews* 10(1): 1-42.

Buttle, GAH, Stephenson, D, Smith, S, Dewing, T, and Foster, GE. 1937. The Treatment of Streptococcal Infections in Mice with 4:4' Diaminodiphenylsulphone. *The Lancet* 229(5936): 1331-1334.

Canguilhem, Georges. 1988. *Ideology and Rationality in the History of the Life Sciences*. Cambridge, Mass: MIT Press.

——. 1989. *The Normal and the Pathological*. New York: Zone Books.

Clarke, Adele E. and Fujimura, Joan H. (Eds.). 1992. *The Right Tools for the Job: At Work in Twentiety-century Life Sciences*. Princeton, N.J.: Princeton University Press.

Fairchild, Amy. 2006. Leprosy, Domesticity, and Patient Protest: The Social Context of Patients' Rights Movement in Mid-century America. *Journal of Social History* 39(4): 1011-1043.

Fujimura, Joan H. 1996. *Crafting Science: A Sociohistory of the Quest for the Genetics of Cancer*. Cambridge, Mass.: Harvard University Press.

Gordon, Deborah R. 1988. Clincal Science and Clical Expertise: Changing Boundaries between Art and Science in Medicine. In M. Lock and D. R. Gordon (eds.). *Biomedicine Examined* (pp. 257-295). Dordrecht; Boston: Kluwer Academic Publishers.

Gussow, Zachery and Tracy, George S. 1968. Status, Ideology, and Adaptation to Stigmatized Illness: A Study of Leprosy. *Human Organization* 27: 316-325.

Hastings, RC. 1985. *Leprosy*. New York: Churchill Livingstone.

Hung, Yiling. 2016. The Body Mechanical: Building a Caring Community, Crafting a Functioning Body. *Health: An Interdisciplinary Journal for the Social Study of Health, Illness and Medicine* 21(4): 392-408.

Jewson, Nicholas. 1974. Medical Knowledge and Patronage System in Eighteenth-century England. *Sociology* VIII: 369-385.

——. 1976. The Disappearance of the Sick-Man from Medical Cosmology, 1770-1870. *Sociology* X(2): 225-244.

Kreiner, Meta J. and Hunt, Linda M. 2014. The Pursuit of Preventive Care for Chronic Illness: Turning Healthy People into Chronic Patients. *Sociology of Health and Illness* 36(6): 870-884.

Latour, Bruno. 1988. *The Pasteurization of France*. Cambridge Mass: Harvard University Press.

Lampland, Martha, and Susan Leigh Star. 2009. *Standards and Their Stories*. Ithaca: Cornell University Press.

Leung, Angela Ki Che. 2009. *Leprosy in China: A History*. New York: Columbia University Press.

Mol, Annemarie. 2002. *The Body Multiple: Ontology in Medical Practice*. Durham: Duke University Press.

Obregon, Diana. 2002. Building National Medicine: Leprosy and Power in Colombia, 1870-1910. *Social History of Medicine* 15(1): 89-108.

Rosenberg, Charles. 2007. *Our Present Complaint: American Medicine, Then and Now*. Baltimore: Johns Hopkins University Press.

Sneader, Walter. 2005. *Drug Discovery: A History*. Hoboken, N.J.: Wiley.

Spink, Wesley W. 1978. *Infectious Diseases: Prevention and Treatment in the Nineteenth and Twentieth Centuries*. Minneapolis: University of Minnesota.

Timmermans, Stefan, and Haas, Steve. 2008. Towards a Sociology of Disease. *Sociology of Health and Illness* 30(5): 659-676.

監獄或家？
樂生院漢生病患者的隔離生涯與自我重建 *

陳歆怡│自由撰稿人

一、前言

　　2004 年 5 月，筆者初到樂生療養院（以下簡稱樂生院），覺得像來到異域。不曾在別的地方見到他們，這裡自有一套紀年、光影，與敘事。原預定在 2005 年中遷建的樂生院，院內當時還生活著兩百多位平均年齡 74 歲的痲瘋病人們，許多人在這裡居住超過半世紀，晚年卻由於捷運建設徵用土地而要被迫搬入病房大樓重新適應生活。因著這個機緣／劫數，人們才得以重新見到痲瘋病患者的生存樣貌，那樣低限的、卑微的，卻又真實、沉重的尊嚴。

　　當筆者初訪樂生院，正值公權力造成迫遷的集體危機感，1 年多來，這個場域發生著外來組織者積極搬演的抗爭劇碼（repertoire of contention）與抗爭認同（contentious identities），事實上，筆者的觀察位置及研究身分的形成，乃是與這個抗爭場域的形構密不不分，筆者被此一融合歷史保存與弱勢社群的議題所吸引，也不斷反問自己為何在此？與他們的關係為何？進入田野的前 4 個月，筆者隨著倡議保存的小團體共同摸索樂生院的人文生態，藉以抒解處在不熟悉的環境中的緊張與不安。不安是莫名的，若真要說明，或許是感到自己與他們彷彿處在兩個世界，刻意挑起的互動本身就構成一種侵擾，或是一種虛假的、目的性的關懷（尤其當時外來者的抗爭目標定在「古蹟保存」，對「人」

---

* 本文改寫自陳歆怡，〈監獄或家？台灣痲瘋病患者的隔離生涯與自我重建〉（新竹：國立清華大學社會學研究所碩士論文，2006）。

的關注尚少），不互動而只是杵在那兒注視則又像是一種監控、獵奇的行為。

漸漸地，「我在異域」衍生出「我在我域」的感受，是由於與他們之間產生具體的熟識感與話題，互相喊出名字、請吃東西，對筆者而言是彼此接納的好兆頭。進而鼓舞自己單獨行動，並最終選擇脫離抗爭團體，成為田野中的 1 名參與觀察者。第 1 年，筆者大多時候仍順應著抗爭的主題與節奏來切入對象的日常生活，有機會也協助辦事跑腿。後 1 年則更彈性地以自己的節奏進行探訪。此外，2005 年 1 月至 3 月，曾義務協同台灣人權促進會，針對一百五十多位院民進行訴訟預備之訪談，也成為寶貴的研究素材。

當「在地知識」越多，筆者也敏感地察覺到，一般外人是如何誤解與看待痲瘋病人，即使是出於善意，例如朋友曾經指正，痲瘋病人是不會「痛」的，受苦主要是由於污名與隔離，又常有人問，「他們是不是沒有錢？如果有足夠的補償金，他們應該會想回家吧？」又或者，「他們需要什麼幫助才能讓他們順利回家？」似乎，人們從來都沒有想像過以院作家的生活是如何可能的，甚至是可欲的？同時，人們對痲瘋病的病因、症狀不甚理解，卻總是先看到疾病背負的沉重污名，以及患者被排斥與救濟的命運。最終，人們從來就沒有把握痲瘋病人會擁有自己的人生、自己的故事，也沒有想過他們的人生故事與自己的人生故事會有交流、共鳴的機會。就像筆者剛踏進樂生院時一樣。

二、研究問題

痲瘋病是人類受苦的典型，身體處於長期性病痛、失能狀態、社會關係隔絕與生涯的斷裂，使得受苦成為痲瘋病人生命經驗中無可迴避的主題。此外，療養所的強制政策解除後，遺留給當代的難題是遭受過隔離的患者無法回歸社會，批判論述傾向將癩病患者持續遭排斥的處境歸罪於隔離政策及機構體制帶來的污名化，然而，一些研究展示出患者重建自我與社會關係的能動性，尤其表現在患者保持群聚而活絡的人際網絡時。

本研究的問題意識是：人如何從受苦經驗中製造、轉化出意義？筆者欲以樂生院內的患者為分析焦點，去探究特定歷史時空中遭遇到疾病污名與社會隔離的人們，如何面對自我認同與社會污名的問題，活出自我人生？以「家」作

為痲瘋病患「身體受苦」、「身分受污」與「社會隔離」的反題建構，特別顯現弱勢社群自我維持的能力。探究樂生院由「監獄」朝向「家」的過程，即是本研究的核心主題。

進一步，回到樂生院的特定社會及歷史脈絡，希望更細緻地理解，自成社區如何可能是一種自我培力？它的侷限或兩難何在？在象徵上以及實質上，樂生院對院民而言如何既是監獄又是避難所，又像公社又像家？

三、「以院作家」的起點

樂生院從創建到戰後隔離鬆綁之前，性質上接近全控機構（total institution）。即一套特權及獎懲系統取代原本的社會框架，生活作息被由上而下的規訓穿透，個人品味與多樣性被排除（Goffman, 1961）。樂生院就其規訓程度而言，並不算標準的全控機構，然而，痲瘋病患者在隔離時期經歷到自我的屈辱、隱私的排除、擁有物的剝奪與行動的限制，使得住院如入獄。

對於痲瘋病患者而言，進入機構同時有幾重危機或斷裂，一是對存在本體的不安，擔憂自己病情惡化，也懷疑何時才能出院？其次是與原來世界的關係發生扭曲或斷裂，最後則是人身自由的剝奪感，這些都導致自我認同的危機，嚴重衝突時會殘害到自我性命。「以院作家」因此不是一個自然而然、理所當然的調整軌跡，而是要在基本生計能被維持的前提下，透過自我重建才能達成的境界。

（一）強制入院或「自願進來」

患者被診斷罹病到送入樂生院的過程，尤其是在日治時期入院的患者，常有類似的遭遇。在診斷得到癩病之後，許多人過著軟禁在家、躲躲藏藏的生活一段時間。日治時期到戰後初期強制入院者通常由醫師或學校檢查通報，再由警察來家裡帶人。有些人深刻記得被運送到樂生院一路上的感受：1940 年代入院的陳女士記得，「16 歲檢查出患病，跟區公所的人從澎湖坐船來，坐火車

每站都灑消毒水，走過的路區公所也都要灑消毒水」。[1] 1940 年代入院的汪先生記得，火車到嘉義站時已經半夜 12 點，車上已有來自高雄、澎湖的患者，清晨 4、5 點火車才到桃園，再換車。[2] 對許多人來說，送入樂生院一路上的消毒、告示、特殊車廂，是污名生涯的起始，也是一種死亡的象徵。

有些人強調基於生活條件的考量。1970 年代入院的韓先生說，「原本被部隊送到桃園分院治療，10 年後退伍才住進來，因爲住進樂生不用錢。桃園管得比較嚴」。[3] 1950 年代入院的榮患廖先生說，「搬出去的話，生活開銷會不夠用」。[4] 有些人是癒後不佳或復發，又面臨家庭社會的壓力。第 1 次入院是在 1960 年代的許女士說她治療返家後，醫師曾來家中宣傳癩病的傳染性，繼母因此對她甚爲排斥，又，在臺北街上遇到樂生院職員，被斥不該出入公共場所，「1 年後停止服藥一陣子，病況復發又住院，於是想，乾脆住下來好了」。[5]

（二）自我的挫折與調整

樂生院裡有一塊刻著「以院作家，大德曰生」的石碑，許多患者會說，當他們看到石碑後便「恍然大悟」，自稱「已經向命運低頭」。[6] 這種頓悟常伴隨別的患者講述的身世故事，想像一種落到谷底的境遇，油然而生「就這樣活著」的覺悟。來自宜蘭的藍女士說：

> 我二十一歲被送入樂生，當時看見那些容貌變形的阿公、阿嬤，暗自擔心自己會變成那樣，別人遞給我的食物，我也不敢摸，只好謊稱肚子不餓。教會的人一直給我安慰，心情還是很惶恐，很想早點回家，

---

[1] 台灣人權促進會（以下簡稱台權會）訪調紀錄（訪員：廖彩婷），訪談時間：2005 年 2 月 29 日。

[2] 台權會訪調紀錄（訪員：林庚厚），訪談時間：2005 年 2 月 29 日。

[3] 台權會訪調紀錄（訪員：洪念慈），訪談時間：2005 年 2 月 29 日。

[4] 台權會訪談紀錄（訪員：洪念慈），訪談時間：2005 年 2 月 19 日。

[5] 台權會訪調紀錄（訪員：江浩），訪談時間：2005 年 1 月 29 日。

[6] 台權會訪調紀錄（訪員：趙恩潔），訪談時間：2005 年。

直到有人告訴我，日子是從日、月、年，到以十年爲單位計算的，我才覺醒，要「以院爲家」，從此，在教會的教誨及互助的生活中得到平安，心情才輕鬆起來。

病情惡化的經驗與院內醫護資源不足有關。1952 年引進 DDS 以前，治療癩病主要靠療效不明的大風子油，而剛引進 DDS 時，卻因醫師不清楚新藥的藥效及使用方法，很多患者在服藥不久產生很多副作用，例如貧血、急性癩反應、頭暈眼花、神經劇痛、失眠等。

患者們記得，日治時期到戰後初期，樂生院的醫師及護士看病都會戴口罩、手套，拿藥也用鑷子夾。醫師、護士不會到院民住的地方來，開門時刻意避開患者會碰到的門框。[7] 輔導室、辦公室前有消毒水，進出時要踩一踩並換鞋。患者家屬要來探視也必須穿消毒衣才能進來。醫護人員的舉止讓患者更覺身染惡疾。而隨著痲瘋病逐步侵蝕肢體、被迫截肢的過程，患者的自我形象與生活能力皆大受挫折。

「拘禁」是另一項至關重大的生涯轉折，1954 年起開放無傳染性者外出，但必須有院方認可的理由，在指導員允許下，發 1 張通行證才能外出。當時有憲兵、保警、院方巡察人員三股管理勢力，不假外出或被認爲胡搞（例如聚賭）的分子會遭受處分，關入反省室或罰割草。1958、59 年間，戒嚴時期晚上會有人查鋪。院方開始鼓勵病症較輕微的患者外出就職，院方定期通知其回院，進行身體檢查。外出需請假的院規一直到 1980 年代才停止。1952 年政府全面換發身分證時，樂生院民被當時的新莊鎮公所以「面容腐爛、無法辨認」予以拒絕（陳美羿等，2002：15），[8] 一直到 1954 年才恢復公民權，然而身分證要交給院方保管。[9]

---

[7] 台權會訪調紀錄（訪員：劉佳蕙），訪談時間：2005 年 3 月 20 日。

[8] 院民呂先生則記得此說是：辦理身分證之後，有關單位以「面容難以辨識」為由，免貼照片。台權會訪調紀錄（訪員：邱盈綺），訪談時間：2005 年 1 月 28 日。

[9] 許多人說投票時陳院長會指定投給誰，「要投給會捐錢給樂生院的人」，當時全樂生院上千票足以左右新莊選情。投票時有人在旁監督，或是代替手腳不便的人蓋章。還有人說監票的人是黑道。

　　身心遭遇如此困厄，由於不能接受這樣的際遇而萌生什麼都可放棄的心理，表現出來則是不再介意一般行為規範、自暴自棄或自我孤立，這樣的過程即心理學所謂的情感危機（emotional crisis）。被形容是浴火重生的佛教會長金義禎，是很突出的例子：金義禎，江蘇人，抗日戰爭時投身軍旅，1949 年來臺後 2 年，診斷罹患痲瘋病。當時他年僅 30，官拜少校。帶著簡單行囊及一紙公文來到樂生院，以為憑著少校階級待遇應該不會太差，從上午等到下午，直到 1 位院民見他傻傻坐著，帶他到合作社旁 1 間房並說，「請人幫忙搬 1 張床要 4 塊錢」。金義禎翻遍所有行李，身上只有 5 毛錢，「這是我這輩子最狼狽的一次」。第 1 個夜晚他打地鋪無眠地度過，「感覺比判了死刑更死刑」。隨後的日子他以喝酒、賭博、胡搞度日，心想反正也是死，曾經服下一百多顆藥企圖自殺，卻大難不死，更由於當時院內剛形成的佛教會患友時時找他幫忙出主意，他才漸漸重新定位自我，並在佛法中找到安頓與昇華的道路（陳美羿等，2002：42-49）。

四、「家」的物質建構

　　患者進入樂生院時，幾乎是一無所有，脫離家庭生活、斷絕原有社會聯繫、失去地位，沒有多少屬於自己的東西，也不能控制自己的環境，連自己的身體都在變形、失去，在這個情況下，要怎麼建構「家」？反過來想，在這種處境下，沒有「家」要怎麼活下去？

　　從擁有一些自己的東西開始，意味著人的存在狀態開始有所指向與施力點；擁有並非靜態的享用或獲得，掌握及使用一件擁有的客體要依靠特定的力量、特殊的才能與努力，這種透過行動的具體佔有是一種深度的擁有，會對擁有者的內在品行與日常活動施加影響（Simmel, 2002: 229-233）。然而，家不只是一個可以讓人擁有、或是提供遮風避雨的地方，它更可能由於人常處其間，完成重要的個人、家庭與社區的活動，進而讓人發展出心理上的連結。從「物」的擁有到「家」的擁有，乃是身體－主體與外在環境－物之間的互相對話、辯證的過程，理想的家必須透過人的努力經營方能達成。

（一）院區空間規劃

　　樂生院位在臺北平野的西南西邊，已經迫近山區，臨接觀音山系高處南端，在白匏嶺下方的塔寮坑高原之丘陵地上，總面積 77,853 坪。樂生院的規劃採偏離公路（當時的縱貫道路即今省道新莊中正路）退縮式建築配置，即整個病院的配置計畫，捨平坦的水田區，向北依附在丘陵起伏的地形，利用「土地高燥，帶有南風迎面吹來，絕好的健康之地」（郭俊沛、賴志彰，2005：31）。[10]

　　樂生院創建之初，周遭皆為田野，人口稀疏。數十年來快速的都市化使樂生院周圍成為人口密集的社區，然而入了院區大門，不變的是兩條長長的上坡道，拉開了上頭的院舍、大樹與外頭繁忙道路的距離；在象徵上及實質環境上，這處地點仍然遺世獨立。樂生院環境條件優異處在於：家庭式獨立住所、自行維護的寬廣庭院、與住宅相連的照護系統、各種就近提供的生活服務、對周遭社區開放但又保持適度安寧。

　　樂生院的居住空間從 1978 年最後一次擴充至 2003 年捷運施工以前，大致沒有什麼變動。2003 年因應捷運工程的過渡時期，先拆除了五雲舍、臺南舍、官職員宿舍區，另在樂生院外圍、籃球場下方位置蓋了 5 排鐵皮組合屋，提供被拆遷之病患的臨時居住所。

（二）居室與家務

　　過去在一些生活領域內部，院民擁有一定程度的自由，來安排自己的住所或耕作地。1980 年代以前，有人嫌病舍過於擁擠吵雜，就往後山搭建自己的房子住。1978 年，朝陽舍率先將廁所由糞坑式改為抽水馬桶，並帶動全院病舍廁所改裝。此外，院區有部分植栽、園圃是院民自己經營照顧，早期多為家計生產，目前則為怡情養性。擁有自己習慣盤據的小天地，意味著自我與環境開始有親密的附著，不論是 1 個花圃，甚至只是 1 個涼亭、1 棵樹下。

---

[10] 引自日治時期作為樂生院宣傳而發行的〈樂生院案內〉，轉引自郭俊沛、賴志彰（2005：31）。

改造通常因陋就簡。譬如在廁所加裝熱水器，寒流來時就不用老遠走到公共浴室。搬到悶熱的組合屋的阿添伯，在廁所馬桶上方裝了一個電風扇，是實用的巧思。有 1 位院民曾邀我到他自己 1 個人搭建的「別莊」坐，整個房子幾乎都是用撿來的物件組裝，包括 2003 年職員宿舍拆除時撿來的木板，門窗還刻意挑檜木材質。木板隔出一個像火車臥鋪的床位，枕頭位置側的門板挖個洞，從洞口伸手出來可以接聽桌上的電話。他的 DIY 充滿廢物利用及迷你空間的巧思，像一個人工作室，物品各有所歸又在伸手可及處，整個房子搭建在山坡邊緣，歷經颱風大雨都還很穩固。

即使是手腳不便、年事已高的患者，尤其女性，許多仍然靠自己打理最基本的家務，包括洗碗、洗澡、洗衣、晾衣、摺被、到市場買菜、煮飯、打掃家裡。我認識 1 位阿嬤，一大早起來就做這些事（就得花很多時間），下午拉張椅子到外頭曬太陽或是回屋裡看電視，偶爾家人帶著一些食物用品來看她或打電話給她。行動不便者若沒有家務幫手，比較無法維持個人環境。雙腳截肢的陳先生，現年 70 歲，沒有請看護，生活器具幾乎都放在地上，房間凌亂，地板和牆壁難以維持整潔，拿飯也要在地上爬到門口，洗澡要先爬到門口上坐代步車，再到浴室去。1 位雙腳截肢的女性患者則在室內都用有滑輪的板子移動，她的物品都放在低矮處以方便取用。

（三）人與物

早期患者入院時，院方僅提供大通鋪跟棉被，以及菜錢跟米，日用品則要用自己的錢買。依據患者記憶，生活津貼最早 1 天 8 角半菜錢。1999 年起調整成每月 7,750 元另加老人津貼 3,000 元。近年的津貼比往年提升許多。阿添伯跟我說，只要曾工作存錢，或省吃儉用，院民並不如外界想像的「窮」。但是由於老化疾病產生，或是肢體殘障無法自理生活，必須自付的治療費、住院費或看護費是近年造成經濟負擔的主因。

在居室內部，大小家電包括收音機、洗衣機、電視機、電冰箱、電扇，目前幾乎每戶擁有。有的女性患者會有縫紉機，幫人縫衣服賺外快。原本沒有隔間的單身病舍，偶見有人用木板隔間（這情況通常是娶老婆了，或同舍人口稀疏了），或是用蚊帳、衣櫥等圍出遮蔽的效果。住在同一舍的室友都使用自己

的 1 套物品、看自己的電視、用自己的炊具，院子的洗衣機會放好多台，這些物品有時候放置在共同使用的空間，例如餐廳，大家就會輪流使用這個空間，更多是佔用自己房門外的走廊空間。

癩瘋病人因爲不同程度的失去感覺或肢體功能，跟四周環境與物需要長期互動才能自在、靈活。手指癩痺的癩瘋病人日常穿衣、扣扣子、繫鞋帶可能都要花十多分鐘。手指萎縮的院民，沒辦法操作諸如剝葡萄蒂、開瓶蓋這種動作。足底潰瘍是癩瘋病患易發症狀，截肢癒後仍要保護肢體末端，避免繼續潰瘍，許多人的截肢過程是漸進地從腳指、腳掌再到小腿。在 2000 年起電動車才引進，下肢障礙患者以往是靠穿義肢、拄枴杖而行。

在日本，有工廠專門設計製造適合癩瘋病人的各種生活輔具（食具、保護鞋是基本的），另外還有各種物理治療協助機能恢復，避免運動不足，樂生院的患者沒有這種待遇，提供給他們的輔具只有義肢及近幾年才提供的電動代步車而已。然而，患者也因此發展出各自的「特異能力」，手指萎縮的藍女士拿起長期使用的鍋、鏟相當順手，她告訴我手指截肢只要留住大拇指的一小結，就能確保許多必要的動作，有的醫師不知道這個道理，手術前還要特別告誡他分寸。另有一些人則是在消蝕成肉樁的手上套上橡皮帶，再把刀柄等器具套進去便可操作自如。在家就學過縫紉的陳衛，沒有了手指後照樣做裁縫、打毛衣，她用兩指尖夾縫的肉夾住裁縫車的小鑽子中段，彎曲的拇指夾住握把，然後用小鑽子壓著布來車縫（陳美羿等，2002：186）。已過世的盲眼患者蔡玉治，雙眼失明曾經讓她想尋死，學了 2、3 年才能平穩走路，從此她以掃帚當枴杖，每天獨自從住處走到佛堂竟也是來去自如（同上，pp. 160-161）。

愛照相的陳先生，手指萎縮，手腕略下垂，但是用起他的照相機卻相當俐落。愛抽菸的阿伯，沒有我幫忙「賴打」服務，都能自己點火，並練就嘴角叼菸邊講話的功夫，帥氣過頭燒到手沒感覺，所以手常顯得粗粗黑黑的。還有一項消遣就是打四色牌，據說患者用臉盆裝牌，手沾口水黏住牌用力甩到桌上啪的一聲，顯示豪氣。嘴巴常常取代手，有時是開蓋子、有時是拉一條線，或是測試洗澡水的溫度。

五、勞動與消遣

進入樂生院讓患者脫離家庭及經濟、社會責任以及原有的自我生活軌道，與外面社會相較，被放逐到這個世界的人們，容易落入「什麼也沒發生」的遲滯狀態，無法跟隨外在世界變化的腳步，長期效果即所謂與文化脫節（disculturation）或去社會化（desocialization）（Goffman, 1961）。用 Marx 的古典方式來說，人的存在應被理解為利用物質從事生產行動的主體，即改造無機世界，證明人是有意識的存在；唯有勞動才能創造人性。通俗地說，人活著的意義感有時候正是來自「有所負擔」。

另一方面，院民在有限的物質環境與隔離的生活中，感官的調劑與逃脫煩悶的方式，不見得是管理人員能夠瞭解與接受的，不被允許的消遣活動常要在管理者看不見之處或是故意忽略的地方進行。

（一）院內勞動

日治時期的管理辦法即規定住院患者協助院務，戰後，陳宗鑑院長推行自治，各病舍推選舍長處理各區內事務。勞動方面，院方與教會分別組織生產作業，內容含括協助院務運作，尤其炊膳、洗衣、護理、清潔、看護、福利社經營、園藝、畜牧、縫紉、土木水泥、油漆、理髮、樂器演奏及各種手工藝。1960年代患者多中壯年齡，除重病、年邁患者以外，幾乎全員參與院內服務。

附近居民曾經不願賣東西給樂生院，因此院內有病友自營的菜市場，清晨6點左右開市，8點收市。早年因有2攤菜攤、2攤肉攤，彼此還會互相競爭；也因政府給予豬肉免稅，便宜豬肉遠近馳名。市場也成為院內的八卦中心，傳遞各種瑣事（張平宜，2004：126）。有一些人在樂生院內從事農牧再拿到外面賣，院方並不會特別干涉。也有倒過來，或是兩頭經營的情形：平安舍的鄭先生過去徒步往返樹林，或從中央市場批貨，回院內設攤經營菜市場，他還一面飼養兔子，不時騎腳踏車到三重市場叫賣，或賣給臺大醫院做解剖實驗用。上街做買賣之便，鄭先生總要買本日文版《讀者文摘》回去細讀，至今還保留了一百多本（張蒼松，1993：157）。

1978 年秋，佛教會與慈濟證嚴法師的一段因緣，促成朝陽舍整修作為癱

癱病舍，起初由慈濟每月捐助 10,000 元聘請 4 位行動方便的院民照顧癱瘓患者，並補貼 5,000 元伙食費。1983 年，佛教會募集患者及親友資金成立了專屬基金，利用孳息維持朝陽舍運作。1999 年，院方加派 3 位工友協助維護，但週末及夜間仍靠患友看護工來維持，二十多年來，從事看護工作的院民來去約有幾十人，有 3 位患者從照顧工作成立直到 1999 年為止沒有間斷過看護任務。[11] 現年 97 歲的黃貴全，三十多年前就住在朝陽舍照顧癱瘓病友，因為要打理的事情多，凌晨 2 點就要爬起來，幫舍友換尿布、提熱水、刷牙洗臉、倒便盆、洗衣服……，得到「老菩薩」的封號（陳美羿等，2002：19）。

（二）院外工作

1960 年代起，院方鼓勵年輕患者多去外面工作賺錢，以試工 6 個月的名義出院，不成功再回來。出院患者的工作範圍大多限於低階勞力與技術，如水泥工、木工、搬運工、擔砂石工等，許多是領日薪的工作，水泥工 1 天賺 150-200 元，條件較優的工作 1 個月收入可有 10,000 元左右，工作地點包括臺北、板橋、新莊、桃園。樂生院附近有座日治時代成立的磚窯場，戰後由患者接手自營，生產的磚塊曾是院內建材主要來源。1970 年代附近工廠也會來雇用男女患者，1950 年代入院的劉女士曾做過刺繡、縫紉、折疊椅加工等工作，另有些具榮民身分的患者從事過包括挖礦、屯墾、賣小吃、管理員等工作。

外出工作常因疾病身分而遇到種種困擾。「由於擔心彎曲的左手掌被發現，平時都要很小心隱藏，常常工作 2、3 個月後就主動辭職」，1970 年代入院的韓先生說。[12]「一般來說，社會上廣東人對痲瘋病特別有經驗，有些老闆是廣東人，和我們混熟了，並不害怕我們」（胡舜之，1985：117）。1960 年代入院的朱先生的經驗則是，「工作若是認真，久了人家也會認同」。[13] 有些患者原本即受過中、高等教育，但是出外求學或求職被拒的經驗，讓他們發誓再不出院。由於患者入院後戶口名簿及身分證上的註記欄都會填上樂生院的地址

---

[11] 他們是黃貴全、李春娥、翁月，在 1999 年時年齡分別為 92 歲、84 歲、70 歲。

[12] 台權會訪調紀錄（訪員：洪念慈），訪談時間：2005 年 2 月 29 日。

[13] 台權會訪調紀錄（訪員：林佳瑩），訪談時間：2005 年 1 月 29 日。

（榮民證上則註記「因病退伍」），外面有些人一看到這個地址就知道是從痲瘋病院出來的，而加以拒絕。一直到 1980 年代院方才免除新進患者遷入戶口的規定。

（三）娛樂消遣

院內生活最受歡迎且歷久不衰的娛樂是賭博，牌九、骰子、麻將、大家樂、六合彩，連肥皂、米糧等救濟品都可拿上賭桌。此外，因院內禁止賭博，住民到療養院旁賭博，形成特區，因有痲瘋當「金鐘罩」，連警察都不敢去抓賭。一傳十、十傳百，引來黑白兩道，賭桌上沒人怕痲瘋，「小澳門」的名號因此在道上響叮噹（張平宜，2004：713）。院民第 2 代甄先生告訴我，他小時候一家人就住在「一百戶」最上面，後頭的賭場以他們家為門戶，進來的人會給個小費，他常當跑腿買菸、買酒，警察來抄賭客就從後山路落跑，外面黑道也會以解決紛爭為名來圍事，起初只有一股勢力，後來，發現裡頭也有人出手闊綽，便有不同勢力介入，促成患者也分別靠行。而後，賭博特區隨患者老邁凋零，規模逐漸縮小，終於在約莫 1999 年收攤。後來小規模的據點轉移到經生一舍與天主堂之間患者搭起的小棚架下，在新大樓展開搬遷之前，人氣一直很旺。此外，院內有 1 間六合彩、樂透簽注站，自從院外某簽注站收攤後，包括院民、院外的人、院內工友都有人加以利用。

隨著患者的老化與人數的凋零，院內的氣氛常是寧靜而緩慢的，早晨 4、5 點用過早飯，欲看病者，早早到候診室外排隊，一方面是想取得先機優先看診，另一方面也是和其他病友聚會聊天。多數人會讀報，少數人會持之以恆的讀書、寫作、寫毛筆字。

六、社會交往與親密關係

進入機構讓患者經歷「同命相憐」，但不必然引出高度群體道德或連帶，樂生院的患者因為各種緣由而組成小圈圈，區分的線索包括軍患／民患、同鄉、先來後到（後到者因為打不進圈圈而彼此聯盟或被孤立）、室友，即使同

寢室也可能不相聞問。人際之間彼此隔閡、摩擦，甚至莫名尋仇，在外面的社區也會發生，但是，在樂生院內，一大群人的共居、共用、共享是出於被迫與將就，因此人們似乎更沒有條件擺脫長年積累的摩擦，更易受到人際分合的撥弄。最終，合不合還是充滿個人變數。

（一）結黨與小圈圈

在樂生院，基本人群分類是民患／軍榮患（老百姓／阿兵哥）。兩群人的居住領域分開，早期甚至連治療都分開[14]（省立樂生療養院，1963），再加上津貼高低及語言差異，兩個群體間始終存在一條界線。早期院內軍、榮患有成群結黨傾向，新到者，會被老患者吆喝加入，例如金義禎提到剛入院就在老兵邀約下加入賭局，借著打麻將、抽菸、喝酒解愁，也因此很快跟榮患們打成一片（陳美羿等，2002：44）。宗教組織、男女交往，少部分榮患後來搬進一般病舍，多少打破了上述界線，雙方即使操不同語言也能彼此會意。不過或許是生涯歷程的不同，直到現在，許多榮患的交友範圍及生活領域仍與民患有所區隔。

陳宗鑑院長曾提到院內存在「有組織之黑社會」，又說「男女重症與輕症者相互雜居，良莠不齊，作奸犯科之事層出不窮，即輕症者亦忌厭重症者之不清潔，同病既不相憐，且生仇夾恨，毆鬥殘殺，使本院幾無寧日（省立樂生療養院，1963：17）」。1965 年有則報紙新聞地方版提到，樂生院曾經收留過數名犯案病人，這些病人住院後卻經常外出作案，被警察抓住時自稱患有痲瘋，迫使警察不得不將其飭回。

（二）婚姻關係

由於癩病在流行病學上男性感染者總是高於女性，加上軍榮患的集中收

---

[14] 1954 年起，住院病人之診療改為每星期 6 天，規定 3 天診療軍榮患，3 天診療民患，重症者則不分軍民，隨時診療。1955 年起取消軍民患之分，按病房所在地方分為 3 區（省立樂生療養院，1963：20）。

容，使樂生院內男多女少，[15] 患者之間同居與結婚成家的男女畢竟是少數，許多單身患者表示他們「不敢結婚」、「怕拖累人，養家怎麼可能！有了孩子怎麼辦？老婆要睡哪？我們什麼都沒有！」[16] 生理及情感需求總有不同解決之道，據說過去有個老鴇在樂生院附近開「查某間」，興盛時期有 20 個小姐專門接痲瘋客，有的還因此嫁給樂生人從良。其中 1 位大奶婆接了三十幾年客，完全靠樂生維生，是樂生男人的共同情人，收到的戒指以斤論，還有好幾張戰士授田證（張平宜，2004）。

關於結婚，根據患者訪談，日治時期院方曾禁止結婚生育，強制結紮甚至墮胎（但也有人說沒有墮胎的情形）。直到 DDS 藥物治療被廣泛運用後，才解除禁婚規定，但並不鼓勵生育，尤其在生下第 1 胎之後，院方會勸說結紮。1950 年代，聖望教會的孫理蓮牧師娘成立托育所將新生兒移往院外撫養，以杜絕感染；扶養至 9 歲，期間每個月見面 1 次，也有患者說是 3 個月見 1 次面、每年母親節見 1 次面，有的孩子甚至被別人收養，不曾再見面。第 2 代的孩子仍有許多後來跟父母一起住在樂生院，白天上學，晚上回來睡覺讀書，增添樂生院內的年輕氣息。院民第 2 代甄先生回憶他的青少年時期，跟其他院裡的孩子一起玩耍，還組成籃球隊，是附近地區最強的一隊。他說，「在樂生，每個叔叔、伯伯、嬸嬸、阿姨都是我的家人，樂生院是個大家庭，要互相照應」。

（三）家務伙伴／擬親屬關係

由於院內醫護資源長期不足，病患很早就開始訓練自我照料，「久病成良醫」本是存在於慢性病人身上的普遍現象。有些院民長期擔任其他院民的看護或是陪伴者，彼此關係密不可分。目前仍有女性院民幫其他患者洗便當、洗衣服，或推輪椅散步，收一點費用。已經住在院外，卻常常回來探望老患友的許女士說，「護士對患者有距離，不會主動服務，也不說明藥單，要靠老病患互相幫助」。[17]

---

[15] 男女人數統計：1963 年時是 889 比 172 人（省立樂生療養院，1963）；1994 年為 459 比 120 人（陳京川，1994）；2002 年時則為 280 比 96 人（署立樂生療養院，2003）。

[16] 院民彭先生口述，台權會訪調紀錄（訪員：吳彥蒔），訪談時間：2005 年 1 月 29 日。

[17] 許女士口述，台權會訪調紀錄（訪員：江浩），訪談時間：2005 年 1 月 29 日。

　　住在樂生院附近的人從很早以前就加入這個以照顧需求為主的生態，由於這種交易涉及情感勞動，透過日積月累的互動，竟成為患者的重要他者。1 位計程車司機柯先生，許多院民長期以來都習慣找他，不論是送醫院、到附近買東西，甚至不識字的患者請他到郵局窗口代為填寫存款單（陳美羿等，2005：125）。「情感勞務」並非經過計算的交換，外人到樂生院休憩、交誼，久而久之投緣的人相互成為陪伴者。院民們的情感狀態是更容易「依賴」的，高興並期待有人像家人一樣對待。不過，有患者提到，「有些外面的人看這裡的人孤單、又有固定津貼，就會跑進來跟患者混熟，跟不同人交往，就是想要錢」。

（四）宗教生活

　　院內三大信仰中心分別是，建成於 1952 年的基督教堂、1954 年的佛教堂，以及 1965 年的天主教堂。早期院內物資缺乏，教會提供的物資與協助對院民而言非常重要，例如一些患者對基督教會的最早印象，是牧師娘每天早上會沖熱熱的牛奶給院民喝。此外，3 個教會協助公炊、福利社的組織運作，更與患者的生活緊密相關。基督教會與天主教會的神職人員長期協助重病患者的醫療照護，院內盲人舍也是由基督教會設立與維持的，牧師娘過去將患者的新生兒集中照顧，也因此基督教會擁有許多患者第 2、第 3 代的參與，是目前 3 個教會中人氣最旺的。

　　3 個宗教團體（尤其佛教會完全是患友組織）是院內患者實行自治的憑藉，教會長老或會長經常要調解患者間的紛爭，或擔任院民代言人向院方建言，院方有時也會主動邀請教會代表參與院務討論，一些重大事務若能取得教會認同，推行起來才能事半功倍，有時院方也可據此向上級積極爭取。然而，院內長期醫護資源不足，以及每任院長行事風格的差異，宗教團體與院方間始終存在頡頏張力。

　　教會除了透過定期聚會製造認同與歸屬感，教會每年的節日或特別的活動，也都是患者與外人共聚、值得紀念的日子。又，周而復始地參與教會儀式對院民而言與其說是一種信仰的啟發，不如說是排遣時間、組織生活規律的一種習慣。

（五）原生家庭

　　除了被家人遺棄或和配偶離婚的情形，以及軍、榮患來臺後與家人斷了聯繫，大部分長期住院的患者後來都與家人恢復聯繫。有的榮患也與大陸家人（原來配偶）聯繫上。一種情況是始終與家人保有聯繫，還會攢錢寄回家裡貼補家用。黃貴全在金門結婚生子，1958 年擔心八二三砲戰影響留在金門的家人安危，就想辦法在樂生院山下租屋，安置家人。兒子成家時，他贊助部分蓋房子的資金，「這樣探親才有面子！」兒女的婚事都是他親自主持。在院內當看護以前，他一直在外打工，省吃儉用就是要寄錢給家人。現在他的 11 個孫子女都常常到樂生院探望他（陳美羿等，2002：108）。

　　另一種情況是患者本人考量到家族名譽問題，不願回到原鄉，很多人會主動避開家族的各種婚喪喜慶活動。1 位患者回去看兒子結婚，只是遠遠望著兒子向親友們敬酒，他感到很高興但是不敢露面，只和胞弟打過招呼就走，即刻回到樂生院，此後也沒有再和家人聯絡。又一種情況是，儘管患者與原生家庭之間的聯繫恢復，卻仍存在微妙的彆扭、不自在。有位早年的病人告訴胡舜之醫師，當他好不容易治癒回家：

> 家人早已為我準備了一間很別緻的房間，作為我單獨隔離房間，我每天睡我自己的床鋪，還特別為我準備了一套用具，吃飯時我是單獨開飯，我每天用我自己的碗筷，用我自己的面盆和毛巾，以及浴缸等，這些安排起初讓我非常的難過，後來日子久了也就習慣了，……我現在雖然病癒回家，還是遭受隔離，對我心理上有被漠視的感覺（胡舜之，1985：116）。

　　目前最常聽到的說法是「在這裡住習慣了」、「有時會回去看看，不會回去住了，因為在外面跟別人不一樣啊，住在這裡吃藥比較方便，痲瘋病還是要一直吃藥控制」。[18] 此外，雖然患者有著難以融入家族儀式的無奈，在過年家家團圓的時候，仍有些家屬會把患者接回家一起吃年夜飯。許多親人會主動來院

---

[18] 台權會訪談紀錄（訪員：吳盈臻），訪談時間：2005 年 1 月 29 日。

裡陪伴老人家，週末時常可見到患者家屬攜家帶眷到來，有的子女住在附近則每天來，陪這裡的親人吃飯、聊天，打理生活瑣事，或享受這兒的悠閒，順便睡個午睡、洗洗車子。院民也老得沒有力氣坐車遠行了，或許這種互動模式讓雙方更自在、更符合雙方利益。

（六）周邊社區

從 1978 年的空照圖來看，樂生院大門越過省道（中正路）對面最早形成院外聚落，此外，樂生院西區即「一百戶」及「臺南舍」，再往西南方向，也有一簇沿著緩坡而蓋的社區——當地人稱爲痲瘋村的所在，即許多患者家屬及搬出院外的患者，從草寮、磚造矮房子再合建公寓的小社區。這些 1980 年代以前成爲樂生院鄰居的人，除了本身爲患者或其家屬，其中一些人以受雇或其他各種形式，如看護、賣菜、賣日用品、賭博等，參與了樂生院的生活事務，當地說法是「吃苔疙仔飯的」。

1960 年代報紙新聞地方版曾負面報導過院民外出的情形：院民到外面雜貨店購物，老闆會準備一盆「收款專用」的消毒水供病患投幣；桃園縣警察局釋放賭博違警的痲瘋病患後，花了 3 萬元請衛生局大肆消毒一番（張蒼松，1993：159）。不過，透過日積月累的互動，附近人士大約都曉得痲瘋病不會傳染，長久以來院內、院外大致相安無事。

近二十多年新莊市快速發展，唯樂生院所在的迴龍、丹鳳地區因位在新莊市尾端，商業活動呈低度發展，又省道屬穿越性交通，把樂生院與周遭社區隔開，且樂生院依傍的丘陵地大部分劃爲保護區，故開發壓力不大，且存有零星田地。直到 1994 年捷運徵收附近私有地引發地主反彈、里長串連要求趕走樂生院，在地里長強調「痲瘋病院阻礙了地方發展」，才傷了院民感情。

（七）醫病關係

長期以來，樂生院內的醫療照護及重建資源不足，院方也承認「人員不足，工作繁重枯燥，待遇過低，延人不易，設備簡陋，尚有許多工作無法展開」（省立樂生療養院，1963：24）。「住院病人患了其他嚴重疾病或外科病

時，本院無法應付」（胡舜之，1985：135-136），醫病關係的脆弱與病情的進
展形成惡性循環。

樂生院內，站在第一線爲病患提供醫療服務的是護士人員，另有輔導員照
顧患者生活起居、發放生活津貼等。前護理科主任、得過傑出護理人員專業貢
獻獎的江素娥說，樂生院護士不但待遇低，而且做的工作是一般護士人員不願
碰的，曾經有年輕護士分發到樂生院服務，一看到病患狀況，就嚇得離職。當
時 31 位護士每天的工作包括幫病患換藥、修剪扎進眼睛的睫毛、按摩、潔淨
潰爛皮膚，甚至幫沒有自主能力重病患換尿片。江素娥也提到，以前藥物不發
達的年代，值夜班的護士還必須時時提高警覺，把企圖自殺的患者搶救回來。

1992 年，3 個宗教團體代表愼重地向院方提出一份主要針對醫療照顧改善
的建議書，提到：

> 加強病歷紀錄、病情追蹤、病歷建檔之制度；加強特約醫師來院治療
> 之制度；協助病患院外就醫之服務制度；請院方責成工友妥善照顧
> 「老弱病殘」者之生活起居；請政府加強建立更有系統的癩病研究制
> 度，積極從事有關癩病之醫學及預防研究，並透過各種宣傳途徑，告
> 知社會大眾適當知識；請院方常爲病人舉辦接觸社會的各種活動。[19]

同年，前衛生處邀集有關單位舉行「照護痲瘋病患座談會」，研議加強照
護樂生院住院病患、改善病患生活設施及籌劃本院整建事宜，應與此有直接關
連。在此之後，樂生院前院長陳京川提到，1992-1998 年間，院方陸續進行的
大小改善有：1. 醫療照護方面，整修手術室、重病房、充實外科門診設備；進
用工友負責轉診院外就醫及生活照顧；與臺北、中興、桃榮等建立支援合作關
係，並特准得按特約醫師標準支給酬勞，以解決醫師荒；將重病房之精神患者
外送精神專科療養院。2. 生活福利方面，爲病患爭取「營養特別費」，調增生
活津貼；增置全自動熱水機、不鏽鋼扶手、斜坡道止滑磚及鋪設柏油路及導盲
磚等環境改善等。

---

[19] 資料來源：「樂生療養院各宗教團體代表爲癩病患者向院方建議」，1992 年，前樂生院長
陳京川收藏。

　　然而，上述改進措施只能撐起基本的醫護功能，患者晚年由於癩病併發症
及各種老化疾病產生，處境更加弱勢。

七、結語：監獄或家的辯證

　　樂生院呈顯出弱勢社群的特殊處境，他們被隔離居住幾十年的老地方，是
醫院也是家，從群聚到集體生活，樂生院民控制了外來歧視的穿透，但也同
時侷限了生涯轉換的可能，疾病身分成為主要的社會認同。與全控機構不同的
是，在樂生院的生活世界中，強制隔離時期自 1930 年起至 1954 年止，日常生
活中顯性的獎懲機制是不存在的，而隔離鬆綁後，院內的管理呈現鬆散、放任
狀態，醫療照護雖來自一個權威的管理系統卻不附保證，管理者對患者的生活
規範部分轉移為患者自治，在這種情況下，自立更生是院民的無奈也是出路。

　　在樂生院，家的機能與家庭關係逐漸發展出來，這群具有共同污名烙印的
人長期聚集在同一地點的生活實踐，成為一種特殊的人文地景與生活樣態。
分析樂生院民的物質基礎、勞動形態、社會交往與宗教生活等面向，可以發
覺，患者因為擁有家庭，而得以與外在社群聯繫、交往，加上家庭生命週期的
盤算，使得有小家庭的患者產生脫離機構的動力。也有一部分人選擇留在樂生
院，是因為唯有留在這裡，他們才有建立「另類」家庭與積蓄資本的可能。用
Goffman 的話來說，「家戶的形成，提供了結構性的保證——有家戶的地方必
然會對全控機構做出抵抗」。或許，這種不像機構的全控機構正是患者的「本
錢」，是他們失去一切防線下最後的歸屬，在這個意義下，家成為弱勢者的自
我保衛的團體。

　　樂生院從監獄到家，甚至被視為「桃花源」的弔詭性在於，這是痲瘋病患
用最少的移動性、用病痛與歧視磨出來的韌性打造而成的家園，然而，理想的
家之所以為人所欲、所念，難道不是每次的離家及返家的經驗召喚出來的嗎？
一個難以脫離的家，一個沒有辦法從外部去思念的家，它畢竟還是象徵著囚禁
與牢籠。

　　醫療人類學者 Arthur Kleinman（1995）曾根據在中國湖南對神經衰弱患
者所做的田野調查寫就《痛苦與疾病的社會根源》（*Social Origins of Distress*

and Disease）一書，他以一套社會身體性歷程（sociosomatic process）的詮釋，將這些患者的病痛與他們在文化大革命經歷的道德性與政治性創傷關連起來，指出人們的病痛經驗既屬於社會病理學，也屬於心理病理學，要瞭解他們在病痛與醫療中的困厄，涉及他們的社會所經歷的歷史，一如涉及他們自己個人的歷史，然而，這不是醫學慣常瞭解病痛的方式，而這正是醫學需要改革之處（Arthur Kleinman, 1995: xxi）。

借上述觀點針砭樂生院的案例，可以進一步質問的是：樂生院的醫療系統與照顧模式，是否曾有意識地關照過痲瘋病患走過的隔離創傷與社會歧視經歷？而樂生院的改建計畫，是否曾將搬遷對於痲瘋病患在身體及精神層面的衝擊納入評估並審慎規劃因應之道？

從樂生院改建到轉型爲地區醫院的滄桑過程來看，患者的受苦經驗並未與醫療行政發生關連，衛生主管對於痲瘋病患的歷史與生命經歷欠缺關懷，社會長期與患者的疏離導致集體的盲目，才會以捷運建設之名驅趕痲瘋患者，並以脫離土地與生活脈絡的醫院大樓收納年老患者。於此，日治時期對痲瘋病患的查捕、隔離手段雖更爲殘酷，但補償這些病患受剝奪的人權之人道態度，卻值得深省。

參考文獻

胡舜之編譯，Fasal, Paul 原著。1986。《韓森病概論》（*A Primer of Leprosy Hansen's Disease*）。臺北：樂生療養院。

孫啓璟、江昭東、陸惟誠、安詳、蕭光祥等譯，McDougall A. C. & Yawalkar S. J. 原著。1995。《痲瘋手冊：簡介及處理》。臺北：行政院衛生署。

張平宜。2004。《悲歡樂生》。臺北：中華希望之翼協會。

張蒼松。1993。〈望鄉夢斷——痲瘋病患的宿命？〉，《人間有情》，頁 141-170。臺北：皇冠。

郭俊沛、賴志彰編著。2005。《行政院衛生署樂生療養院調查研究》。臺北縣：臺北縣政府文化局。

陳戎女，耿開君，文聘元譯，Simmel, Georg 原著。2002。《貨幣哲學》（*The Philosophy of Money*）。北京：華夏。

陳美羿等著。2002。《一個超越天堂的淨土》。臺北：靜思文化。

陳新綠譯，Kleinman, Arthur 原著。1995。《談病說痛——人類的受苦經驗與痊癒之道》（*The Illness Narratives—Suffering, Healing, and the Human Condition*）。臺北：桂冠。

臺灣省立樂生療養院編。1963。《癩病防治十年》。臺北縣：臺灣省立樂生療養院。

Goffman, Erving. 1961. *Asylums: Essays on the Social Situation of Mental Patients and Other Inmates*. N.Y.: Anchor Books.

主題三
晚近臺灣社會民主化後的樂生院保存與漢生病
人權運動

「樂生療養院保存運動」的影像紀要 [*]

潘佩君｜大仁科技大學社會工作系助理教授
范燕秋｜國立臺灣師範大學臺灣史研究所教授

◎引言

「進入樂生真是『以院為家』，過去痲瘋病發作時有多痛疼，只有親身
經歷者才瞭解。多少人自此離妻、離夫、離子、離母，挨不過去的，
就選擇自殺，說來真辛酸。今天樂生院留下來的三百多位院民，便是
從這樣漫長的痛苦熬過來。」——阿添叔

「我遺憾的是，歷史上來講，樂生院沒有留下一寸土地。保存樂生
院，不是只是為了我們住在這裡的人，這裡的生活是最好的社會教
育，告訴後人，先人是如何對待痲瘋病，希望後人不要犯同樣的
錯。」——金伯伯 [1]

「樂生療養院」，臺灣唯一公立的癩病防治機構。自日治時期創立之初，對
癩病患者採取強制而終生的隔離措施；以及在戰後初期醫藥進步、改為開放政
策之後，因社會對於「痲瘋」的偏見，使治癒者仍無法返歸故鄉。因此，至今
仍有三百多人居住在院區。在過去錯誤的防治政策和社會偏見之下，樂生院民

---

[*] 本文原刊於《台灣社會研究季刊》59 期（2005 年 9 月），頁 295-314。

[1] 陳歆怡整理，〈不斷迫遷的人生——樂生院民的故事〉，《人權雜誌》夏季號（2005 年 6
月），頁 14-15。

成為一群被隔離於社會之外的、弱勢與邊緣人。1990 年代初期，捷運新莊線機廠最終選址於樂生院區，因為都市開發的需要，樂生院民賴以維生的家園面臨拆遷命運，更突顯院民遭受的不公平對待。

事實上，在捷運新莊機廠選址規劃的過程，從未徵詢過樂生院民搬遷的意願，在工程的環境影響評估之中，也未曾考量院民在樂生院已經居住超過半世紀「以院為家」的事實。原先承諾安置院民而後又變更設計的新醫療大樓更有隱瞞、欺騙院民之嫌。[2] 這種粗暴的行政決策所透露的是國家權力再度假借「公共利益」之名，枉顧這群院民的基本人權。臺灣在民主化來臨後，並沒有改正對癩病患者的不當對待，卻正準備逐行剝奪他們生活的自主權。

在跨越新世紀（21 世紀）之初，承接著 1990 年代以來臺灣社區主義的發展，終於有社區團體及學者驚覺樂生院遭遇的悲運，起而為「搶救樂生院」而奔走、請願。自 2002 年春季，社區團體發動第 1 波搶救行動，以至 2003 年底開始，新一波的搶救運動發動之後，蔚為豐沛的社會力量，持續至今。基於不同的專業背景以及運動策略的考量，他們對於「搶救樂生院」提出幾種不同觀點與切入角度，再加上樂生院民本身的歧異性，使得這場社會運動呈現複雜的樣貌。

巧合的是，在 2004 年初「搶救樂生院」運動發動之際，「日本漢生病友人權律師團」也在此時來臺，準備為戰前被收容的院民向日本政府爭取人權損害的賠償訴訟。因此，樂生院搶救運動逐漸與國際漢生病人權問題匯流，增進了搶救運動的社會能量。新莊頂坡角的樂生院院區，儼然成為新世紀、臺灣與國際醫療人權交流活動的新舞台！

本文是以「影像」呈現「樂生保存運動」的一篇短文，緣起於《台灣社會研究季刊》編輯委員的提議，推促運動的參與者提供此影像紀要。[3] 基於文字與影像的限制，本文無法詳論這場運動的原委，僅擇取運動過程「階段性」的影像紀錄，對於運動的發展做些許回顧與反省，藉以提醒我們必須共同面對這嚴肅的歷史責任，也企盼對於目前運動陷入的僵局，能提供扭轉新局的思考。

---

[2] 陳歆怡編寫，〈樂生院迫遷與抗爭〉，《人權雜誌》夏季號（2005 年 6 月），頁 7-8。

[3] 本文 2 位作者特別感謝《台社》編輯王增勇、徐進鈺、李尚仁 3 位教授。

◎影像

影像 1：樂生療養院的歷史場景。

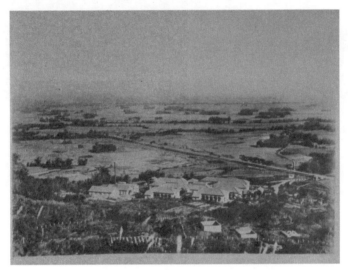

1930 年樂生院創院時全景（樂生院年報）

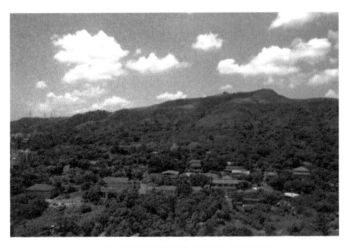

2000 年樂生院全景（楊仁佐提供）

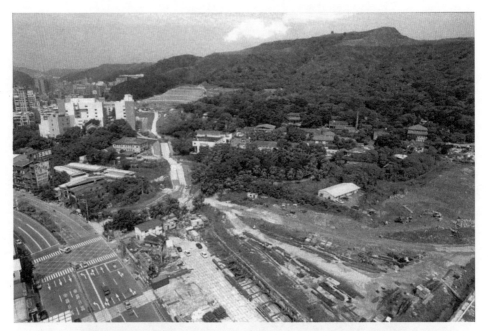

2005 年即將被捷運機廠工程吞沒的樂生院（輔仁大學許伯鑫老師拍攝）

圖説：1930 年，也就是日本治臺的中後期，位於新莊街郊外的頂坡角，偏僻而風
　　　景怡人的山坡上，悄悄地出現這座絕無僅有的院舍「樂生療養院」。這是當
　　　時臺灣總督府基於「公共衛生」的考量，所設置的全臺唯一的癩病防治機
　　　構，不僅作爲癩病研究與醫療的中心，也是癩患者隔離療養、生活機能完
　　　整的獨特「社區」。

　　　「樂生院」自 1930 年創立至 2005 年止，已然經過 75 個寒暑，不僅伴隨臺
　　　灣從殖民到後殖民時代，也經歷從專制集權到民主開放，以及從農業跨到
　　　繁華的工商社會。樂生院爲何能屹立半個世紀以上，歷經劇烈的社會、政
　　　治變遷卻不爲所動？漢生病的污名化、對於漢生病患的社會偏見與排斥，
　　　是極爲重要的因素。然而，在 20 世紀末，藉著國家重大工程「捷運」公共
　　　利益的名義，欲全面剷除「樂生院」的，恐也是對於痲瘋病的排斥心理使
　　　然。

影像 2：2002 年 4 月 初啼。

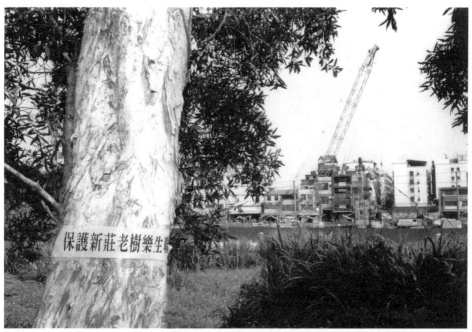

從關心老樹開始的搶救運動（新莊社區大學學員李泰志提供）

圖說：若樂生院長期被臺灣社會所隔離，搶救樂生院的社會運動是如何、又從哪
裡開始的？其實，樂生院的命運在上世紀末就已經被決定了，只是，當捷
運工程的「怪手」即將砍伐院區林木之際，在地團體「新莊社區大學」驚
覺事態嚴重。他們基於生態的角度，關切院區「老樹」的生存，成立「保
護新莊老樹樂生聯盟」，發起院區幾百棵老樹進行樹種調查、認養，以及完
成初步移植工作。繼之，捷運的施工挖去十多公頃的土地和房舍，2003 年
6 月將近 70 位院民在 3 天之內被迫搬遷至組合屋安置，院民因搬遷所承受
的痛苦與傷亡，並未受到社會注意，其後遺症是導致日後院民反對搬遷的
重要因素。

影像 3：2003 年 10 月至 2004 年初 新視野。

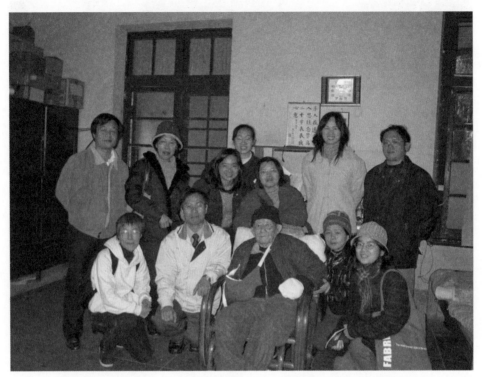

歷史古蹟與醫學人文關懷（新莊文史工作會拜訪金伯伯留影）

圖說：新一波搶救樂生院的運動興起於 2003 年底，由公衛史學者范燕秋發起，
　　　獲得北投生態文史工作室陳林頌、新莊文史工作會的支持，以及跨校醫學
　　　院校學生的響應，關切的出發點包括：公衛史、醫學人文、文化資產等角
　　　度，揭開「樂生院古蹟保存運動」的序幕。此時，北投生態文史工作室、
　　　新莊文史工作會兩單位先後行文至臺北縣文化局，陳情樂生院古蹟指定。
　　　但縣府皆以捷運為國家重大建設為由，而不進行古蹟審查。

影像 4：2004 年 2 月 13-15 日 樂生保存的生力軍。

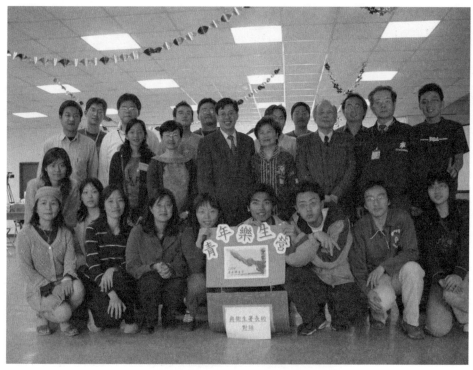

樂生營學生與衛生署長陳建仁合影

圖説：2004 年初，醫學院校跨校學生團體決定舉辦「青年樂生營」，作爲醫學人文在地學習與實踐的起點。在營隊舉辦之前，爲爭取相關部門對此事的重視，青年學生曾拜會衛生署陳建仁署長，獲得積極回應與支持。營隊在樂生院內如期舉行，成員以醫學生爲主，共 30 名，透過癩病醫學與公衛史、院區導覽和訪問課程，認識樂生院。營隊之後，隨即催生了「青年樂生聯盟」，以醫學人文關懷和公共衛生古蹟保存作爲出發點，積極與社區文史團體聯繫，以及以導覽解説的方式使得更多學生和民眾認識樂生院。

影像 5：2004 年 4 月 24-25 日 國際研討會。

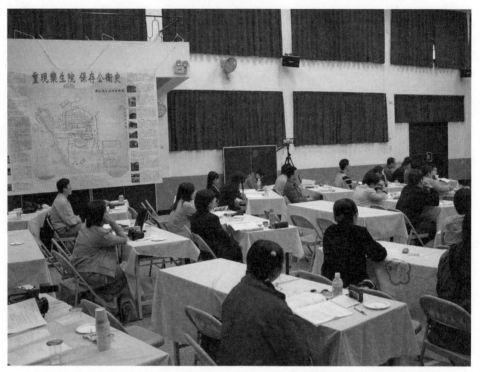

肯定樂生院的多重人文價值（研討會主題：「再現樂生院、保存公衛史」）

圖說：4 月底，由陽明、長庚、臺大、高醫等醫學院學生組成的青年樂生聯盟舉
　　　辦「回首痲瘋百年：樂生院歷史與空間國際研討會」，邀請國內外醫療、公
　　　衛、歷史、建築等領域專業者共同參與，並由新莊三多國小師生帶領與會
　　　來賓及民眾進行院區導覽，揭開樂生院在臺灣疫病史的神祕面紗。

　　　此次研討會重大的意義，不僅是發掘樂生院在臺灣史、公衛史、空間建
　　　築、醫學人文等多方面的意涵，肯定樂生院在文化資產上的價值；而且經
　　　由研討會的聚焦，為關懷樂生的相關工作者，開啓另一重學習、對話與反
　　　思的機會，積蓄運動再出發的豐沛能量。在此次會議期間，日本漢生病友
　　　人權律師團也初次進入樂生院進行院民訪查。

影像 6：2004 年 5 月 5 日 保存古蹟還是關切人？民間版樂生院古蹟會勘。

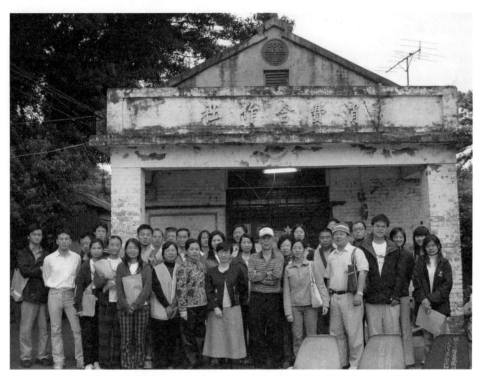

民間版古蹟會勘後，與會社團、學者在樂生院合作社前合影

圖說：李乾朗教授與專家學者以及文史團體會勘樂生院區，他認為樂生院具有名列世界文化資產的價值，不應該由某一單位掌控生殺大權。然而，臺北縣文化局卻回應：先前已經過「協調會」的討論，決定歷史建物將拆遷重組，而不需再討論列古蹟之事。此外，文史社團的此次會勘也引發多位樂生院民的圍觀、議論，院民認為：外來團體關心的是建築物，不是關心人。顯示外來團體尚未與院民建立溝通管道，或在運動策略上尚未有這方面的思考。

影像 7：2004 年 8 月 保存運動的重要轉折，文建會介入協調 樂生古蹟保存。

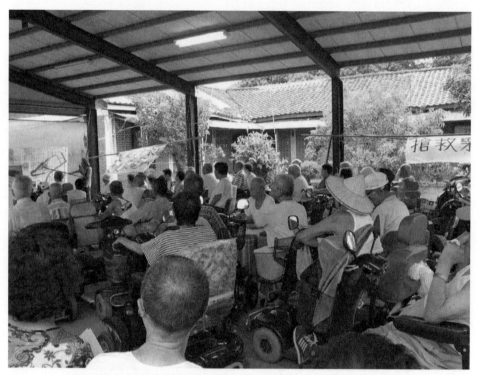

文史團體在樂生院向院民說明捷運機廠如何破壞樂生院區

圖說：2004 年 6-8 月之間，樂生保存運動有一些重大轉折：一方面新莊在地社區、滬尾文史工作室與青年樂生聯盟等持續對臺北縣文化局施加壓力，文史團體提出「樂生古蹟與捷運機廠共構方案」，以及對於捷運機廠工程如何破壞樂生院區，首度對院民做說明，引發院民高度的注意。另一方面，台灣人權促進會也進入院區提供法律問題諮詢。日本律師團也數度到樂生院調查，以日本漢生病人爭取國家賠償訴訟的經驗，鼓勵院民站出來替自己發聲。因此，部分熱心的院民開始出席古蹟陳情的場合。8 月 31 日，文建會介入協調「共構方案」，促成「行政院跨部會協商」。另一重要現象是此時青年樂生聯盟成員流動甚大，加入不少古蹟建築方面的師生。

影像 8：2004 年 9 月 人權訴求的顯現、捍衛家園的呼喊。

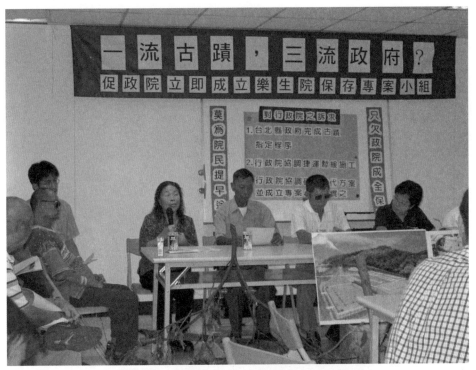

樂生院民召開記者會，譴責砍伐院區老樹

圖說：由於青年樂生聯盟、人權與社區團體在樂生院舉行定期的院民座談，擴大
　　　院民對自身權益的重視。同時，新蓋醫療大樓逐漸成形，院民才發現搬遷
　　　問題嚴重，也就是樂生院前任院長陳京川與院民達成協調的改建計畫，是 1
　　　至 4 樓有坡道的住家建築；然而，眼前院方蓋成的卻是搭電梯才能出入的 8
　　　層樓醫院建築，對於肢體障礙的年邁院民而言，實在有諸多不便。

　　　再加上，9 月中旬出現捷運怪手至院區鋸樹的事件，引起院民強烈反感。此
　　　後，院民陳情開始在古蹟保存之外，增加了「捍衛家園」的訴求。

影像 9：2004 年 10 月 15 日、18 日 樂生院民前往行政院與立法院。

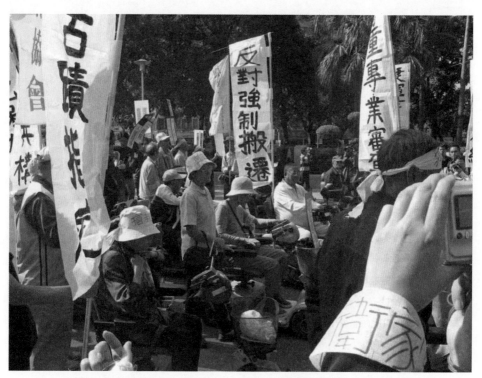

樂生院民前往行政院抗議，國內社團廣泛支援此次行動

圖說：2004 年 10 月 15 日，30 位院民以及各社區團體上百人，向行政院提出四項訴求「確保院民人權，反對強迫搬遷；尊重專業審查，完成古蹟指定；院區原地保存，捷運機廠共構；組成專案小組，捷運機廠暫緩施工」。現場院民面對全副武裝的警察，由於未獲正面回應，轉而至立法院陳情，頂著炎熱的太陽進行長達 4 小時的陳情活動，對於曾經罹患漢生病的院民而言，因排汗不易而相當煎熬。

10 月 18 日，行政院終於召開跨部會協調會，會議決定委託臺大城鄉所劉可強教授規劃替代方案。劉教授於同年 12 月底提出共構方案，預計需延長捷運工期 2 至 3 年，但是，這方案仍被捷運工程單位駁回。

影像 10：2004 年 12 月 樂生院人權議題登場，國際聲援力量
　　　　 出現。

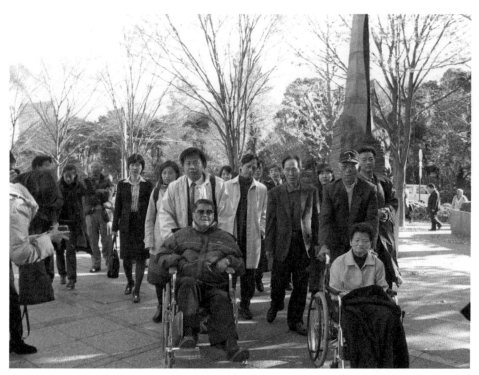

樂生院民代表、戰前病友陳石獅向日本政府提出人權訴訟

圖說：12 月 3 日台灣人權促進會和民間社運團體票選出的年度十大人權新聞，樂
　　　生院因捷運機廠預定地被迫搬遷，成了人權新聞首選。12 月 17 日，在日本
　　　人權律師團的協助下，台權會、台北律師公會代表陪同院民代表陳石獅，
　　　正式向東京地方法院提起民事訴訟，審理結果尚待東京地院開庭決定。同
　　　時，日本律師團也對臺灣政府建議重視樂生院民的權益，並認為違反院民
　　　意願的遷移、破壞院民居住環境等作為，是對院民人權嚴重的侵害。

影像 11：2005 年 1 月 呂秀蓮副總統強硬答覆樂生院民原地安置的請願，引起院民、支援團體、學者激烈的抨擊，並召開記者會回應。

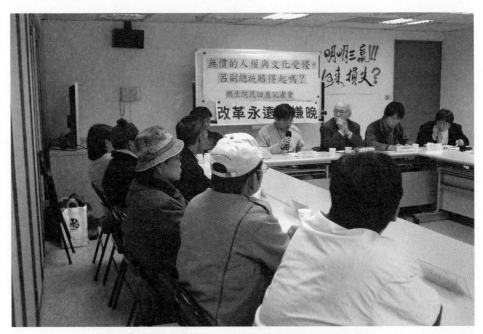

台灣人權促進會召開「樂生院民回應記者會」

圖說：2005 年 1 月 27 日上午 10 時，由台灣人權促進會召開「樂生院民回應記者會」，抨擊呂秀蓮副總統於 26 日參訪樂生院的發言，地點於金山南路二段 200 號 6 樓法律扶助基金會會議室。

呂秀蓮副總統率領人權委員會委員到樂生院視察，院民代表當場陳情：原地安置、度過晚年的希望，呂副總統認為一切已經太晚，且興建新大樓就是要照顧院民的，捷運施工至今也是回應社區的需求。1 月 31 日，行政院政務委員林盛豐行文同意臺北市捷運局「按原工程計畫進行」，樂生古蹟案因此回到原點。

同年 4 月 25 日，新莊市市民代表會對捷運工程問題強烈反彈，認為不應該因為樂生而繼續忍受交通黑暗期，另也有社區人士認為樂生院帶給新莊地區不潔的象徵，希望趕快拆除，完成社區醫療中心的興建。

影像 12：2005 年 1-4 月 臺灣漢生病友人權律師團成立，爲樂生院民爭取人權。

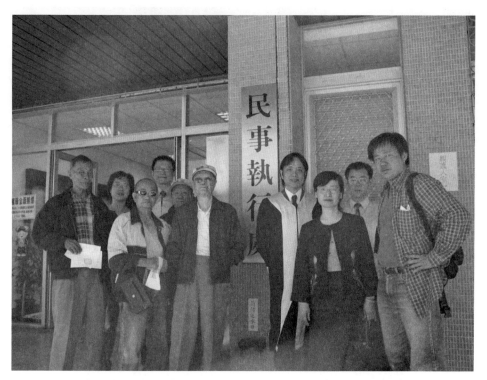

院民代表在律師陪同之下到板橋地方法院提假處分申請

圖說：2004 年 12 月 30 日台北律師公會人權委員會委員馬潤明律師推動成立「台灣漢生病友人權律師團」，並在台灣人權促進會的協助之下，規劃爲期 4 個月的人權訪調，積極與院民溝通基本人權的概念。其後，有 180 位院民簽署委託法律訴訟的同意書。

2005 年 4 月 7 日，在義務律師陪同下，樂生院民呂德昌等 28 人，代表三百多名院民，赴板橋地院出庭，向法院聲請假處分，禁止拆除院舍興建捷運機廠，強調院民居住最高長達 70 年，有使用借貸的依存關係，具有永久居住之權。

影像 13：2005 年 3 月 25 日 立委召開「捷運與樂生療養院共構可行性」公聽會。

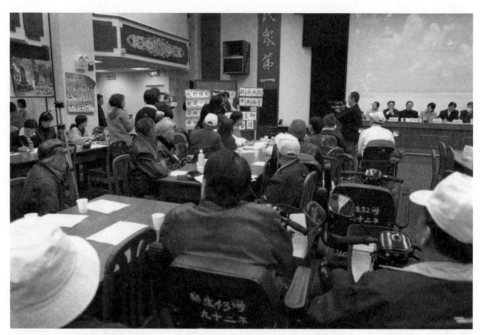

在立法院舉辦的「捷運與樂生療養院共構可行性」公聽會

圖說：3 月中旬，樂生院民在青年樂生聯盟協助下，成立「樂生保留自救會」，並選出 7 位院民代表。3 月 25 日，立法委員林淑芬、王拓等人召開「捷運與樂生療養院共構可行性」公聽會，獲得三項重要結論：一、肯定樂生院的歷史文化價值，應該「原地保存」。二、衛生署必須尊重院民的意願，不得強制院民搬遷；另，院民反應院區醫療品質惡化問題，院方應立即改善。三、行政院應於近期內召集相關單位，就因應樂生院的原地保存方案，舉行捷運機廠工程變更設計的技術協調會。然而，公聽會的成效極為有限。

影像 14：2005 年 4 月 2 日 樂生院人權議題提升至國際互動、交流的層次。

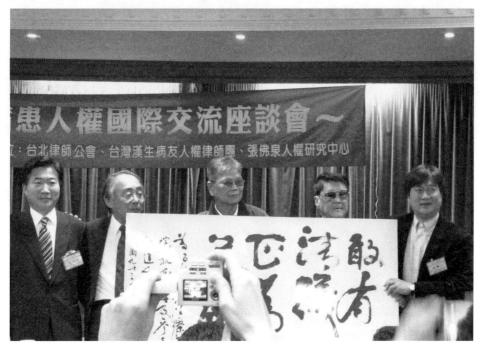

日、臺、韓三國律師合影

說明：台灣人權促進會、台灣漢生病友人權律師團等舉行「從樂生看世界：韓森病患人權國際交流座談會」，與會院民達 30 人，約百餘位各界人士參加。日本、韓國兩國律師除提供該國病友人權爭取的經驗之外，也關切樂生院民的人權問題。

影像 15：2005 年 4-6 月 國際漢生病人權交流活動頻繁。

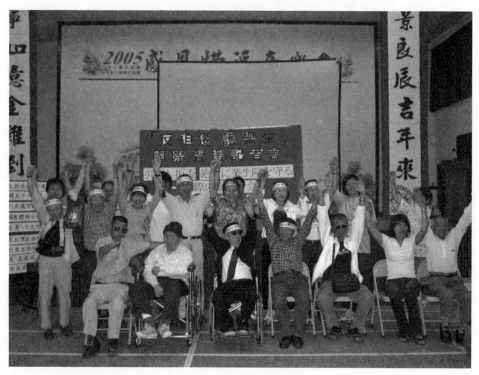

日本漢生病友訪臺、支持樂生院民自救行動（2005 年 6 月 4 日）

圖説：日本人權律師團爲樂生院民進行的人權訴訟，4 月 13 日在台灣人權律師團
　　　長李勝雄律師率團陪同下，樂生院民代表周黃金涼出席東京地方法院召開
　　　第 1 次辯論庭。此行期間，樂生院保存以及反搬遷案，也獲得日本「全國
　　　漢生病療養所協會」的全力支持 6月4日，台權會邀集日本漢生病友來臺，
　　　聲援樂生院民的自救運動。是日，在樂生院中山堂召開「反迫遷、護樂生」
　　　國際聲援記者會，爲漢生病國際人權交流活動的高峰。

影像 16：2005 年 7 月底 樂生院新醫療大樓落成，自願搬遷的院民開始搬遷。

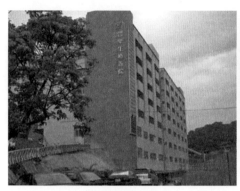 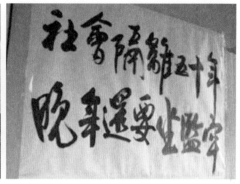

歡喜搬新家　　　　　　　　　　隔離五十年標語

圖說：7 月下旬，樂生院新醫療大樓落成之後，在院方勸說之下，院民陸續遷入新大樓。原先 180 位連署不搬遷的院民，有部分陷入進退兩難之情勢，1 週後有一百多位搬遷至新大樓，剩下約百餘位院民居住在舊院區。但是，新、舊院區的院民對於未來的醫療和生活照顧，皆感到焦慮不安，院民代表透過立委，要求樂生院長召開搬遷說明會，並要求院方和衛生署簽字保證，不會強制搬遷，以及保障新、舊院區生活與醫療照顧相同水準，同時也允諾盡力改善新醫療大樓不符合人性化的設計。

然而，樂生院兩側的捷運機廠工地仍繼續施工，新版「文化資產保存法」頒布和實施，遲遲沒有下落；律師團提請高等法院的行政訴訟被駁回，再提出抗告。我們不禁懷疑：樂生保存運動是否有終止的一天？院民是否能在晚年依據自己的意願、心無牽掛的居住在院區？在國際人權團體一再呼籲，以及國內諸多社團、學者陳情與抗爭之後，我們社會對於漢生病的偏見是否化解？政府部門除了改善新醫療大樓內部設施之外，是否能檢討當初決策的錯誤，做出以「院民為中心」的安置規劃？

一場壯美的痲瘋人權運動 *

張蒼松｜攝影、文史工作者

臺灣民間通稱的痲瘋或癩病，漢文化古籍中以因果報應遭天刑的論調記述，而日本編印的《國語辭典》即載明「天刑病」的用詞，西方醫界則以發現痲瘋桿菌的挪威醫師韓森（Gerhard H. A. Hansen）的名字來命名。西風東漸，近年國人援引「韓森病」、「漢生」等譯名，但直到 2008 年 8 月，衛生署公布施行「漢生病病患人權保障及補償條例」，才將痲瘋病正名為漢生病。無庸置疑，這回「法案及正名」的通過與實施，一定程度受到樂生院原告遠渡東京地方法院打贏國賠官司的啓示。

樂生院原告代表挺直腰桿，冷靜地面對審判長和媒體人，沉穩地陳述過往、披露原委，何等的勇氣和膽識啊！在阻絕六十多年的幽禁時空中踽踽突圍，一點一滴地摒除自卑感，踏出雖然蹣跚但是最堅毅、最莊嚴的一大步。

2004 年 12 月 17 日的起訴、到 2005 年 10 月 25 日的判決，我投入記錄「強制隔離違憲國賠訴訟」，這場堪稱戰後 60 年來向日本政府求償的幾個訴訟當中唯一獲得公平對待的行政訴訟。

我不但是報導者，更想做個支援者，見證臺灣樂生院和韓國更生園原告、在場聲援群眾，以及日本自由法曹團共同建置的文明圖騰，人間的真情大義在肅穆的氛圍中素樸地流露無遺。

---

* 本文原刊於張蒼松，〈解放天刑 一場壯美的痲瘋人權運動〉，《經典雜誌》98 期（2006 年 9 月），頁 88-103；張蒼松，〈一場壯美的痲瘋人權運動〉，《解放天刑：追求真理的仁者紀事》（臺北：台灣人權促進會出版，2007），頁 50-81。

⊙癩病患者，你爲什麼不生氣？

這一波痲瘋病人權運動的濫觴，可追溯到 1990 年 6 月，日本 1 位藥害愛滋原告赤瀨範保寄出的 1 封信開始……

住在鹿兒島「星塚敬愛園」已然 50 年的島比呂志，收到 1 封〈癩患者爲什麼不生氣〉的信，讀完赤瀨杖義直言的見解後，受到極大衝擊。遺憾的是，赤瀨尚未看到人權運動萌芽的跡象，翌年就逝世了，而「爲什麼不生氣」這句話，卻像耳鳴一般充塞島比呂志的腦海。

身爲作家，島比呂志具備針砭時弊的責任與義氣。1993 年，他出版了《癩預防法和患者的人權》一書，但並未得到法曹界任何回應；1995 年 9 月，直接寄發 1 封〈擱置癩預防法，法曹界沒有責任嗎？〉的意見書給「九州律師會聯合會」。

「過去十餘年，我批評日本非人道的癩病對策，幸好，關於癩預防法，已有了明朗的方向，只不過，我在意一件事，應當和人權關係最深切的法曹界，仍停留在旁觀的姿態……」德田靖之律師看過意見書，感到非常慚愧，2 個月後，律師聯合會先就近到熊本「菊池惠楓園」展開人權侵害調查；第 2 年，針對 13 個療養所當中的 5 所進行問卷調查。

1998 年 2 月，律師們爲起訴準備工作奔走，並成立辯護團準備會，一次在九州大學法學部召開「如何恢復人權」的研討會，會中達成「除了訴訟之外沒有更好的辦法」的共識。準備會的主持人八尋光秀及主講人德田靖之的周遭，不少擔任藥害、愛滋、水銀中毒訴訟的律師都站出來了，很快集結成 137 人爲「癩預防法」違憲國家賠償請求訴訟的大陣仗辯護團，而以八尋光秀、德田靖之、久保井攝 3 位爲核心。

當年日本全國仍有癩患者 5,000 人生活在 13 所療養所，然而，不畏存在數十年的歧視眼光、勇敢地出櫃，加入原告組織的只有 13 人。平均每一位原告有 10.5 位律師爲他們維護人權，爲正義而戰的浩然正氣迴蕩天地之間。

⊙滾雪球般的國民人權運動

13 位原告都來自敬愛園和惠楓園，其中，只有 1 位以本名示人。1998 年 7 月 31 日起訴後，13 人的處境極端嚴酷，園內開始流傳衝著他們而來的中傷謠言，某位療養所園長更說出「若要和國家打官司，不退園不行」的重話，用以抑制有意起訴的人數；敬愛園充斥「爲了 1 億圓的賠償金」的誤解，園友以「已經不是人，倒像守財奴」的冷言冷語嘲諷原告，他們面臨八成園友不相往來的無情制裁。

「被強制隔離的生活體驗，數十年來，許多人各自把傷痛深埋內心，如果只是生存在粉飾太平的想像中，可以說這是二重隔離」，每思及此，德田律師期待 13 個療養所都能夠逐漸增加到有一成的原告願意出面爲人權並肩奮戰。

療養所門禁森嚴，前來面會的人不准留宿招待所，於是辯護團分頭往返各療養所之間，再三前去造訪，便投宿原告房間，共食同眠，宛若一家人，就這樣一天天地博得信賴的動能！

⊙人權運動抬頭，律師搏命興訟

這場國賠訴訟掀起了滾雪球般地國民運動，廣泛引起社會大眾和媒體的共鳴，高舉人權運動的旗幟日益鮮明，到了 2001 年 5 月 21 日判決時，光是熊本地方法院的原告已逼進千人大關，再加上東京和岡山地方法院兩地的原告則高達 1,700 人。

辯護團拚上性命纏訟了近 3 年，判決這一天，幾位律師代表預立遺書，效法武士道「重義輕利，輕生樂死，重氣節」的精神——如果敗訴的話，將要從法院的頂樓跳樓自盡。

辯護團備妥「全面勝訴」、「勝訴」、「部分勝訴」、「爲國家的責任定罪」、「不當判決」等 5 面布幛，「熊本地方法院」審判長高坐法台宣讀判決主文，一旁屏息以待的迫田登紀子律師，接獲辯護團指示，抓取布幛奔向大門。門外反覆合唱〈故鄉〉，等待判決結果的支援民眾，突然一片死寂，當「勝訴」2 個大字一出現眼前，群情激越，眾聲喧嘩。

到了第 12 天，小泉純一郎首相表明放棄上訴，並正式向癩病患者謝罪，這是破除偏見和歧視的重要契機，德田律師為歷史性的一刻伏案放聲大哭了 30 分鐘。

臺灣和韓國淪為日本的殖民地時代，都曾同步實施「隔離政策」，療養院內採行「強制斷種」、「強制勞動」和「強制監禁」非人性的高壓管束措施。遭受蹂躪的人性尊嚴，亟待司法主持公道。

⊙重建樂生人尊嚴，不分法庭內外

於是辯護律師們又動起來了，積極地號召來自福岡、熊本、岡山和東京等 9 個城市的律師會，於 2003 年 12 月，由 68 位律師集結成「自由法曹團」，乘勝追擊。

2004 年 4 月 24 日，久保井攝律師首次飛抵樂生院展開先遣作業，經初步調查，日治時代入所的院民還有 27 位健在，除了 2 位患有失智症，其他 25 位都列為賠償對象。

辯護團代表密集到訪，6 月份第 3 度抵臺，雖然已有 15 位院民簽署「訴訟委任狀」，不過多數人仍半信半疑，有人說：「慰安婦原告到東京出庭都領不到賠償金了，哪有希望告得贏……」，有人呼應說：「不可能啦！去了也像慰安婦同款哭著回來。」

約莫半年後，快起訴前，25 位原告都影印了銀行存摺的帳號交給律師，倘若打贏官司就可匯入賠償金，事後有人憂慮這可能是詐騙集團的行徑，趕緊提領戶頭的全部存款，免得落到被盜領一空的下場。

在日本癩病原告勝訴後，厚生勞動省（以下簡稱厚勞省）即制定了「漢生病補償法」。辯護律師根據這項新法，於 2004 年 8 月向日本政府請求補償，而於 10 月份遭到駁回──判定樂生院非日本國內的國立療養所，不符漢生病補償金的給付資格。

2004 年 12 月 17 日，辯護團向東京地方法院提起「請求撤銷決定不給付漢生病補償金」的行政訴訟，一場國賠訴訟的耐久賽於焉鳴槍開跑。

律師團為了訴訟疲於奔命，年餘來到樂生院 15 趟，有時一次來了十多

位，投注全部心力邀約院民代表出庭，除了個性開朗的陳石獅之外，其他多位都經過一番苦勸，或用人情攻勢，或訴之以理、動之以情，也有原告因尿片不離身而婉辭。

原告代表確定後，再反覆對談，律師團用心諦聽的冗長過程，再三推敲情節，斟酌用詞，出庭陳述的證詞，好不容易這才擬稿底定，悉心的任事態度，國內律師看在眼裡，感到不可思議，無怪乎 1 位吳姓律師剴切地指出，臺灣的人權律師，就「仁」的層面來看，較日本晚了數十年。

每趟都同行的久保井攝，以及大槻倫子、迫田學、國宗直子、鈴木敦士、德田靖之等幾位常客，儼然「樂生通」。他們用「擁抱」這種西洋式大禮和原告相迎或告別，開始怯生生的周黃金涼，幾次過後，也能靦腆地張臂送抱；同歡餐會，律師們有備而來，和院民齊聲高歌〈雨夜花〉、〈樂生院歌〉，而律師們和院民同桌進餐，完全拋下日本人公筷母匙的常規，水乳交融，撫慰了院民塵封的心靈——重建漢生病患的尊嚴，也可以在飯桌、在生活中實踐完成，而不是僅止於訴訟一途！

⊙ 不因隔離而耗弱的精神韌性

變調的隔離政策，阻絕了昔日年輕生命的親情、前程和來不及滋長的夢想，卻出其不意地、在囿於一隅的癩瘋病療養院，保有最完好的人情和生命熱力，這些老樂生人營塑了原汁原味的「臺客文化」。上法院要求給個公道的原告「夠臺」，上街頭為保留樂生家園疾呼的自救會成員「很臺」，還有許多礙於行動不便不想拋頭露面的阿公阿婆，都有一股老一輩臺灣長者認命、吞忍的韌性，人人舉頭三尺有上蒼的行事分際，勇於打抱不平的本色，更不會因為隔離而弱化。

「樂生臺客」有委屈但無悲情，忠厚但不畏縮，樸實但不會與時代脫節。院區建構的佛教、基督教和天主教會供給精神食糧，以及輔大醒新社「樂生隊」數十年來無私地一路相伴，熔鑄了樂生人以純粹的人倫，以及與人為伍的良善本質。

挺身打官司的周黃金涼、汪江河或陳石獅，以簡樸的衣著打點自己，卻看

得出力求體面的用心；容或內心有著必然的不安，卻自始至終沉著以對，不亢不卑地迎向審判長和媒體人。

首次的辯論庭，正式出庭前的周黃金涼，不斷地演練 1、2 個小時後將要陳述的證詞，一再地因感傷落淚而停頓，可是一進入法庭坐定，她以堅定的語氣流暢地陳述證詞，直到最後才提高音調指摘：「請把我的家族還給我！請把我的夢想還給我……！」旁聽席上的支援群眾為之動容，周黃金涼順手抹去吞忍的淚，笑容迎人地轉身向席間支援者相詢：「這樣好嗎（應對得宜之意）？」

幾個月後的結審庭，原告代表汪江河伸出十指銷蝕了的「雙手」控訴：「如果不要把我抓到樂生院隔離，在家裡有父母照料我的起居，就不必因為打柴、自炊而受傷，我的手也不會變成這樣！」沙啞而低沉的語音，吐露了 60 年的鬱抑，力道懾人。

⊙把勝利的淚水吞下肚

2005 年 10 月 25 日，判決這一天，辯護團只準備了「不當判決」和「勝訴」2 面布幛，比起 4 年半之前的判決一口氣備妥 5 面的情境，顯然篤定了許多。

不變的是，上一場訴訟的支援者熱情未減，他們有的遠從關西、九州一帶趕赴這場盛會，9 點半已然開始到法院前匯聚。「一〇三號」法庭內外，氣氛一樣凝重。

10 點整，法庭內瀰漫著緊張感，審判長鶴岡稔彥針對韓國原告宣讀判決主文：「原告的請求駁回。原告不是漢生病補償法的對象！」簡潔二句，立即離席……。姜禹錫、蔣基鎮、李幸心和金點任 4 位韓國原告一臉的茫然、錯愕──「磚廠勞動時，沒來由的被職員用木棍毆打，傷口惡化後，在麻醉劑量不足的狀況下鋸腿」、「是個基督徒，拒絕參拜日本神社，遭到監禁」、「親子 4 人一起被強制收容，父親被日籍看護長打得沒法工作，姊弟倆務必達到每天的預定工作量」……，所有侵害人權的事實，難道就這樣一筆勾銷？！

宣判韓國敗訴後，法庭內外籠罩著悲涼況味，久久不散。10 點半，審判長再度登上法台，輪到宣判臺灣原告的命運，當「撤銷被告的不給付決定」才

一說出口，坐在原告律師席的德田律師即刻對著旁聽席的原告打了「OK」的手勢，志工蘇惠卿見狀又撲向鄰座的周黃金涼，相擁而泣；30 分鐘前，為韓國流下憐憫的淚，也為自己的命運憂心，此刻則是喜極而泣，但是也不能盡情地「哭」個夠，免得讓韓國原告倍感心酸。

審判長鄭重地往下逐項細讀判決要旨，濱野泰嘉律師已迫不及待地抓取布幛奔向大門，意氣風發地揭開「勝訴」2 個大字，秋季的穹蒼下，守候佳音的支援群眾，心情千迴百轉，在一陣激情過後，壓抑了的輕微的喜悅，為臺灣感到慶幸，也為韓國獻上祝福。然而，韓國原告和隨行律師整個團隊形象，煥發著團結的民族性，這也是重要的勝利呢！

一項由日本、韓國辯護團及臺灣漢生病友人權律師團共同推動的連署活動，歷時 8 個月，直到判決之前，向東京地方法院呈交「對漢生病補償金不給付決定之撤銷，並早日做出公正判決」的請求書，日本民眾有十四萬兩千多人連署，韓國也有十三萬五千多人熱烈地響應，而臺灣只有一千四百多人簽名支持。就算以全國人口比例作為評量依據，準此不難判讀臺灣社會由來已久的事不關己的心態，我們著實太寒傖！

⊙法曹界、媒體和懇談會合力扭轉乾坤

宣判勝訴後的第 14 天，厚勞省決定提起上訴，辯護團緊急徵召陳石獅前去聲援，他在記者會直言斥責：「我們被日本政府強制隔離，許多原告已是臥病狀態，上訴的話，相當費時，如果不公平解決的話，我們就算死了，也不想閉上眼睛。歧視的對待方式，絕對不可原諒！」措詞凌厲，和平日笑吟吟的石獅伯判若兩人。

從宣判勝訴到決意上訴，日本媒體高度關注這場國賠訴訟，並充分發揮社會公器的功能，監督政府做出公正的裁決。宣判後當天的《讀賣新聞》、《朝日新聞》、《每日新聞》、《東京新聞》……等各大媒體都以「頭版頭條」處理這則焦點新聞，幾篇「社論」也立場一致地站在弱勢原告這一方，提出「舊殖民地當然也要平等補償」的論點；而厚勞省表明上訴後，陳石獅的控訴也普遍引起應有的重視，「NHK」在黃金時段的 7 點夜間新聞，播出陳石獅的控訴。

　　導致一敗一勝的判決結果，問題癥結在於立法時的國會審議，攸關殖民地的療養所是否含括在補償法的對象，實情並未明朗，而以「將來的檢討課題」為由暫且擱置了。

　　不過，2005 年 1 月 23 日，「漢生病問題檢證會」曾前來樂生院瞭解真相，這個由厚勞省委託日本律師公會設置的第三者機構，於同年 3 月份提出的最終報告書指出，樂生院和更生園應視為日本國內的國立療養所同等對待。

　　做出判決後，檢證會副會長內田博文表示，原告們是日本錯誤的隔離政策的犧牲者，和國內原先的患者沒兩樣，理應顧全大局，擴大視野，規劃救濟的形式。

　　補償法起草階段就參與立法的民主黨參院議員江田五月指出：「補償法不問國籍或入所時期，為了凡是日本的強制隔離的受害者的救濟目的而制定。」江田議員也是「促進漢生病問題的最終解決國會議員懇談會」之發起人代表，懇談會於上一波國賠訴訟的過程設立的，成員由 100 名成長到目前的一百五十多名。

　　這個超黨派組織，以「實現真切地解決漢生病問題」為根本，對於這場訴訟做出的判決極端不滿，懇談會傾全力向政府施壓，促使厚勞省修正公告內容，以發揮臨門一腳的效用為己任。

　　2006 年 1 月 31 日，日本眾議院一致通過由自民和公明兩黨執政聯盟和最大在野黨民主黨共同提出的「漢生病賠償法修正案」，第 3 天，參議院審議通過後，由議長扇千景正式對外宣布：「漢生病修正法案通過了！」臺灣樂生院 25 名原告及韓國更生園 124 名原告，每人可獲 800 萬日圓的賠償。

⊙回復名譽之後，能做些什麼？

　　樂生院所有的原告於 3 月下旬已陸陸續續領取賠償金。但是，韓國更生園原告由於當年入所名冊的資格認定尚待查證，6 月 22 日為止，已由開始只有 2 位，遞增為 62 位獲得賠償。

　　樂生院的原告打贏國賠訴訟之後，展現了另一番「臺客」風格。其中有 8 位是院內「聖望教會」的信徒，各奉獻 20 萬給教會；有人忙著送紅包給平日

照顧過自己的院友；有人捐款給「樂生保留自救會」；也有人被問起：「不怕被綁票嗎？」從此夜不閉戶、安然入睡的好夢不再，白天人在屋內也需上鎖；25位原告集資，於4月15日在院內「辦桌」邀宴院民，以及親自送來日本厚勞省出具的「支給決定通知書」的辯護團，隨著這次「日據時代院民回復名譽感恩晚會」的溫馨落幕，也為這場盈溢人性光輝的訴訟劃上休止符。

日本的原告應用賠償金的方式大異其趣，自從獲判勝訴的第2年起，13個國立療養所激起自費出版熱潮。先以群馬縣的「栗生樂泉園」作為抽樣：園內自治會發行的《高原》月刊已印行六百六十多期，把院民往年發表的俳句、短歌、詩、隨筆及詼諧短詩〈川柳〉集結出版，文風鼎盛，還曾培植了文學賞作家哩！

另外，還有14位出版了新作，共16冊；如果回溯1950年，由淺香甲陽出版的《白夢》這本最早在園內付梓的出版品算起，至今累進的出版品多達60冊。

再以「皓星社」發行所為例：勝訴後，出版了來自6所療養所的19位作者共23本書，創作類型更多元，喜見自傳、小說、評論和畫集羅列書香中，這些有心人，都想要用個人的語言見證自身的生命履痕！

⊙超越既往，活出自信

樂生院外的臺灣社會視藝文如草芥，院內豈會因著「勝訴」而開出藝文的花朵？這個現象更突顯樂生院方數十年來對院民的照護全然偏廢了內心世界的原始需求！設若務實的看待既成的失衡狀態，就從此刻開始，自我認同愈益堅實，終能走出另一個生命的出口。

這場為痲瘋病康復者伸張正義的訴訟，讓許多五官已然扭曲變形的老人家的容顏彷彿綻放了強制隔離前的純真微笑，他們將以自信的笑容鏤記「解放天刑，破除歧視，揮別痲瘋污名，恢復天賦人權」的歷史性典範。

不過，就算輸了這場官司，整個過程仍然是一場壯美的人權運動！

參考文獻

ハンセン病違憲国賠訴訟弁護団。2003。《開かれた扉―ハンセン病裁判を闘った人たち》。東京：講談社。

都市規劃、公共利益與社會正義：
從樂生療養院保存運動談起 *

顏亮一｜輔仁大學景觀設計學系副教授兼系所主任

一、前言

　　本文思考與分析的起點乃是樂生療養院（以下簡稱樂生院）的保存運動。樂生院是日本殖民政府於 1930 年在今日新莊地區建立的病院，用來收容與隔離漢生病患者。由於該院區被規劃爲臺北捷運新莊線的機廠用地，並於 2002 年開始動工，遂引發一系列的保存行動。2002 年 4 月，也就是捷運機廠動工前的 2 個月，新莊社區大學、新莊文史工作會、樂生院民等團體共同組成了「保護新莊老樹樂生聯盟」。他們成功地搶救了院內珍貴的老樹，也喚起了新莊居民、媒體，以及其他市民團體對於樂生院文化價值的重視。之後，以陽明大學、長庚大學與高雄醫學大學爲主的一些學生更在 2004 年成立了「青年樂生聯盟」，試圖以更積極的行動來促成樂生院全區建築物與戶外空間的保存。然

* 本文原刊於《城市與設計學報》5：21（2014 年 9 月），頁 115-138。本文爲國科會研究計畫「記憶的異質地方：台北歷史保存之文化政治」部分研究成果（計畫編號：95-2415-H-035-007-）。感謝 2 位匿名評審人提出的批評與建議，使本文的主旨能以更清晰的面貌呈現。自然，文中若有任何疏漏一概由作者負完全責任。本文改寫前的版本曾於「樂生院歷史與空間國際研討會」（2004 年 4 月 24 日，青年樂生聯盟、社團法人台灣社會改造協會主辦）及「第 9 屆國土規劃論壇研討會」（2005 年 3 月 26 日，財團法人成大研究發展基金會、國立成功大學都市計畫學系主辦）以研討會論文的形式發表。此外，樂生院個案曾在不同理論脈絡下於筆者另一篇論文有所探討，參見〈全球化時代的文化遺產：古蹟保存理論之批判性回顧〉，《地理學報》42 期（2006），頁 1-24。

而相關公部門，不管是主導工程的臺北市捷運局或是主管臺北縣文化事業的文化局，都以保存樂生院將會延宕國家重大建設爲由，漠視保存團體的訴求。

　　同年 10 月，保存團體認爲與政府單位的協商沒有具體成效，而樂生院的主體建築群落又預定於 12 月份拆除，便與樂生院民於 10 月 15 日共同至立法院與行政院陳情。在陳情當天，保存團體提出了四大訴求：（一）確保院民人權，反對強迫搬遷；（二）尊重專業審查，完成古蹟指定；（三）院區原地保存，捷運古蹟共構；（四）成立專案小組，捷運暫緩施工。爲了回應這四項訴求，行政院召開跨部會協調會，決議給予樂生院民兩個月的拆遷緩衝期，並委託臺大建築與城鄉研究所教授劉可強研擬樂生院全區原地保留之替選方案。替選方案於兩個月後提出，而捷運局也針對「專家版方案」提出「捷運局版評估報告」。然而，這兩個版本對於工期延長時間與經費增加多寡的認定有相當大的出入，是故保存團體和政府仍未達成共識。就在這個意見衝突的當口，副總統呂秀蓮於 2005 年 1 月 26 日至樂生院瞭解保存議題。在聽完衛生署長、行政院代表、文建會代表與樂生院院方的說明後，她的回應是：「古蹟很重要，但國家要花很多錢，你們願意嗎？你們賠得起嗎？」[1]

　　呂副總統的這段話，正反映了臺灣當今歷史保存事業所遭遇的最大困局：一個城市的發展、擴張與建設勢必和歷史環境與社區文化的保存相衝突嗎？如果從近年來有關土地使用變更與都市更新的計畫案在全臺各縣市造成的結果來看，答案似乎是肯定的。從 1980 年代末期開始，臺北迪化街、三峽民權街、臺南第一街等老街，以至於後來的萬華剝皮寮以及臺北 14、15 號公園，莫不是因爲都市計畫用地的開發而遭受從地景上消失的威脅。樂生院因爲捷運機廠的興建而將被拆除也是都市開發所造成的結果。這些案例的發生不禁讓人懷疑是否都市計畫正是歷史古蹟、社區民眾與弱勢族群的掘墓人。如果由國家所主導的都市計畫眞是文化、社區或弱勢者的敵人，那這種專業體制及專業知識存在的目的及正當性就值得深究。

　　然而，在經驗層次的衝突背後，其實暗藏了一個更根本的課題，那就是都市規劃理論中對「公共利益」的界定。呂副總統在樂生院的談話，轉譯成理論

---

[1] 樂生院保存運動過程的紀錄，可參考青年樂生聯盟行動網頁：http://happylosheng. blogspot.com/，檢索日期：2009 年 3 月 27 日。

的語言就是：「捷運建設乃是全體市民的公共利益，樂生院或許代表了某些團體的局部公共利益，但是為了整體公共利益的大局著想，將之拆除是比較合理的。」事實上，維護公共利益乃是現代都市計畫體制與知識存在的正當性根源之一，正如美國規劃思想先驅塔格爾（Rexford Tugwell）所言：「規劃是追求公共利益的終生志業。」（吳綱立，1998：84）因此，本研究認為從公共利益的角度切入此事件，或許有助於進一步釐清都市建設發展與文化歷史保存之間的關係。在上述理論層次關切下，本文提出以下問題：公共利益在不同的都市規劃理論中如何被界定？公共利益的概念如何在多元文化的社會中實踐？都市規劃專業者能／應扮演什麼角色？

　　以下本文將先簡要回顧現代都市規劃的知識論（epistemology）根源，探討都市規劃與社區之間的張力。接著，藉由當今思想界對於公共領域的反思，提出多元公共利益（multiple public interests）的分析架構。第三，以上述分析架構來審視樂生院保存運動中所浮現的各種都市論述，並分析不同論述所反映的利益。最後，本文主張以社會正義作為判準檢視這些不同的論述，並探討發展另類都市論述與另類規劃實踐的可能性。

二、烏托邦、都市規劃與公共利益

　　要討論臺灣的都市規劃專業，還得從西方現代都市規劃的知識論根源談起，畢竟戰後臺灣的學院論述大半來自西方世界。知識論在此意指探討知識的理論，它關切以下諸問題：誰能理解知識？什麼是知識得以建立的正當性基礎？哪些事物可視為可靠的知識來源（Harding, 1987: 3）？而就都市規劃這個特定領域而言，其核心的知識論問題乃是：我們如何獲得知識？我們如何達致真理、確定性或可靠的行動基礎（Sandercock, 1998: 58）？簡而言之，規劃知識（與實踐）是仰賴何種對知識的看法而被認可為一種科學知識？藉由這樣的反思，或許我們可以在現今的脈絡下重新界定問題、提出理論，走出都市規劃理論作為一種科學知識所面臨的正當性危機。

　　西方現代主義規劃理論受到烏托邦主義（utopianism）深刻的影響，而烏托邦主義依其形態又可分為「空間的烏托邦主義」與「時間的烏托邦主義」

兩種，前者重視烏托邦最終的空間形式，後者則強調建立烏托邦的社會過程（Harvey, 2000）。空間的烏托邦主義可以聖西蒙（Comte de Saint-Simon）、傅利葉（Charles Fourier）、歐文（Robert Owen）等人的思想作爲代表。面對 19 世紀初期都市工業化所造成的種種空間與社會惡果，他們試圖以科學的方法打造理想的城市，從而建立理想的社會。這種規劃的知識論主導了 20 世紀主流的實質空間規劃論述，而由法國建築師柯比意（Le Corbusier）以及其他建築現代主義運動大將所提出的 CIAM（Congrès Internationalux d'Architecture Moderne）宣言則可說是這種思想的終極體現。例如柯比意就曾提出用推土機把整個巴黎鏟平的建議，因爲唯有如此才能建立他心目中充滿空氣、陽光與綠地的烏托邦。

而時間的烏托邦主義則由「理性全盤規劃」（rational comprehensive planning）理論所承繼。理性全盤規劃論者相信藉由科學方法的調查，再依據調查結果進行社會改造工程，將可形成理想社會。這個論述在戰後的歐美福利國家取得了支配性的地位，在這樣的知識論基礎上，以費路第（Andreas Faludi, 1973）爲主的學者借用了新古典主義經濟學的語言例如系統分析（system analysis）等，發展出規劃的程序性理論（procedure theory）。程序性理論顧名思義就是不問目的，只要求確保操作程序合理與手段完整的一種規劃方法。換句話說，它的烏托邦是建立在以理性科學導引的社會過程中。

然而，無論是空間烏托邦主義或者時間烏托邦主義的規劃方法，都建立在幾個知識論基礎，亦即：理性、全盤性、科學方法、國家主導，以及規劃者有能力知道什麼才算是公共利益（public interest）（Sandercock, 1998: 62）。事實上，公共利益乃是近代規劃理論與實務上一個極重要，卻又模糊曖昧、難以界定的概念。許多公共政策的決策者及都市規劃者都深信公共利益是維持社會正義與社會正常運作的基礎，但對於公共利益的定義在不同規劃理論中又多有不同：公共利益指涉的或是生活的基本權利（如空間的烏托邦主義者）、或是都市實質環境的建立（如城市美化運動）、或是有效率的都市管理及合理的資源分配（如好政府運動），又或是由上而下界定出的社會整體利益（如理性全盤規劃）（吳綱立，1998）。其定義雖隨著時代演進而有不同，但是它們都預設一種「普遍性公共利益」的存在。規劃師先構想了一個建立在公共利益原則之上的烏托邦，然後再藉由將其在空間中物質化或在時間中建立社會機制

來改造現有的城市，完成其構想的烏托邦。都市規劃是將城市打造成烏托邦的工具，而國家機器則被假設為中立、無偏頗立場的施行者，來執行這個工具（Sandercock, 1998: 87-88）。然而公共利益這個概念本身卻引發了一些更根本的問題，包括：普遍性公共利益在社會中是否存在？規劃者真的是公共利益的知識權威嗎？規劃者界定的公共利益一定是客觀而中立的嗎？這些對公共利益概念的質疑不是在學院中被提出的，而是在都市社會運動中所浮現的。

在 1950 與 1960 年代，正是「理性全盤規劃」論述主導了美國規劃學院內外的時期。然而這個制度性的霸權到了 1970 年代同時遭到了來自都市學者與規劃專業界的挑戰。左翼的都市學者像是柯斯特（Manuel Castells, 1977）和哈維（David Harvey, 1978）直斥主流規劃往往以公共利益為名，實則常淪為土地炒作的幫凶。而在規劃領域內部，大衛朵夫（Paul Davidoff）主張的「辯護式規劃」（advocacy planning）則提出社區動員、由下而上的規劃實踐方式。他認為所謂公共利益常常只是反映了白人中產階級的利益，而其他的社會團體例如黑人或窮人的利益則不被主流的都市規劃者所考慮。因此，他主張規劃師應該代表這些弱勢團體在國家決策機構內進行折衝，爭取他們被主流規劃所漠視的利益。辯護式規劃的主要目的是要讓所有社會族群都能在規劃過程中爭取其族群利益，它試圖重新建構公共利益的概念，強調追求公共利益也就是要喚起各社會族群的自我意識，讓各族群之間有公平競爭的機會，從而建立社會共同利益（吳綱立，1998：79）。

事隔近 40 年，這些另類的觀點在今天雖未成為美國規劃學界的主流，但它們至少建立了一個論述的戰場，挑戰了主流「理性全盤規劃」的實踐。「辯護式規劃」的論述在後繼者的發展下，產生了諸如「平權式規劃」（equity planning）、「社會學習與溝通行動」（social learning and communicative action）以及「基進式規劃」（radical planning）等理論模型。在這個發展過程中，規劃強調的主體逐漸由國家移向草根社區，同時也擴大了規劃專業的視野（Sandercock, 1998）。其中對規劃最寬廣的視野莫過於傅利曼（John Friedmann, 1987）所主張的：「公共領域中的規劃乃是一種將知識轉化為行動的過程。」在這樣的定義下，所有的社會動員，包括勞工、女性、原住民、同志、社區以及其他弱勢團體等，只要其動員議題與都市空間或都市結構相關，都可以稱為某種形式的都市規劃，因為它們都將空間社會分析所生產的知識轉化為具

體的行動。一百多年前，馬克思（Karl Marx）曾經說過：「哲學家只不過以各種不同的方式解釋這個世界而已，然而更重要的是，改變這個世界！」（Marx, [1845], 1978），社會動員作爲規劃行動（planning as social mobilization）正呼應並體現了他的主張。[2]

和本文特別相關是「社會動員規劃」論述對歷史保存領域產生的影響。1970 年代某些學者開始試圖將社會動員與都市保存結合，並提出社區保存的理念。1970 年代的社區保存倡議者主張，歷史保存運動應該著重於一般人所輕忽的歷史性地景，並重新發現其社會意義。這種保存的實踐方式，可以作爲受壓迫者與弱勢團體藉以重建身分認同的重要工具（Appleyard, 1979; Samuel, 1994; Hayden, 1995; Dubrow, 1998）。而海頓（Dolores Hayden）更進一步將都市地景公共化：「要串連歷史保存與被遺忘的弱勢團體歷史，我們就必須將整個都市文化地景視爲都市公共史（public history）的一個重要部件，同時以創新的方式來詮釋它，使日常地景成爲城市生活史的一部分。」（1995: 11）這也就是說，歷史地景保存除了被用來呈現官方歷史中重大事件或重要人物之外，也可以用來呈現經常被視而不見的弱勢族群在城市中的生活史，伸張他／她們在整體公共領域中的地位。

回到臺灣都市規劃專業形成的問題。臺灣現今都市與區域計畫的框架乃是在 1960 年代後半葉由聯合國的專家協助建立，其背後的理論基礎正是強調整體性、合理性與系統化的「理性全盤規劃」模型。由於這種規劃模型支持的是由上而下中央控制的計畫，正符合當時強勢國家體制之需求，因此長期以來一直是臺灣都市及區域計畫在方法上的理論基礎（張景森，1988：14-15）。然而，正因爲「理性全盤規劃」理論假設國家是中立的，規劃師只對其提出建言，而不介入政治過程，因此規劃專業界並沒有實際對空間與社會的干預能力。它所提出的福利目標像是區域均衡、生活圈建設、都市環境品質改善、生態保護、文化發展等，無一得以達成。更嚴重的是，由於規劃者自外於土地資源分配的政治過程，結果都市計畫往往淪爲替地方勢力參與地方政府分配土地利益時背書的工具（曾旭正，1990：191）。

---

[2] 在此要特別加以說明，本研究乃採取規範式（normative）書寫立場；更精確地說，本文要瞭解的是規劃作爲社會動員的理論（理想）在臺灣本地實踐所面對的課題，以及思索它未來實踐的方向。

　　另一方面，在戒嚴年代，由於國家機器的嚴厲控制，「社會動員規劃」論述在臺灣規劃界幾乎沒有存在的空間。解嚴之後，這個情況開始有些改變。「社會動員規劃」論述在 1990 年代初期被引進臺灣，而規劃實踐的場域也出現了像是「專業者都市改革組織」這樣體制外的規劃團隊。然而大體而言，「社會動員規劃」論述在臺灣都市規劃界仍舊處於相當邊緣的位置。主流都市規劃專業的思考模式仍籠罩在「程序性理論」之下。這個專業仍未對普遍性公共利益的預設認真地反省，以致於沒有察覺到所謂公共利益會因不同的時空或不同的社會立場而改變，而一個放諸四海皆準、以專業者判斷爲依歸的公共利益並不存在。正因如此，當信奉絕對理性的主流都市規劃師（交通規劃專業是其中之一）面對邊緣文化保存與弱勢族群的都市議題時，不是完全視而不見，就是以專業傲慢來界定其利益，再不就是宣稱爲了實現整體公共利益，部分民眾的犧牲是必要的。呂副總統所說的「你們賠得起嗎？」正是終極典範。

　　如果主流的「理性全盤規劃」論述（不管是西方版或臺灣版）無法關照社會中弱勢社群的利益，那「社會動員規劃」論述是否能提出更佳方案呢？依照早期「辯護式規劃」的理想，規劃專業者應該站在社區的立場，在規劃過程中爲弱勢社區發言，將社區利益帶進公共政策的辯論，重新界定公共利益。然而美國的規劃經驗顯示了「社會動員規劃」論述有其限制：首先，如果社會並沒有所謂整體的公共利益，只有個別族群「小眾的」、「局部的」公共利益，那是否這些不同公共利益的衝突注定是一種零和遊戲，造就的是「各團體之間永恆衝突的巴爾幹化社會呢」（Cenzatti, 1987: 440）？其次，在資本主義都市的結構性不平等中，如果不是改變社會結構本身、讓社會產生根本的變革，那麼以「小眾的」、「局部的」公共利益爲出發點的社區動員，如何能對抗「大眾的」、「全面的」公共利益，重構公共利益，而不是被排除在外呢？本文接下來將站在「社會動員規劃」論述的立場，進一步分析公共利益、公共領域與社會正義的關係，盼望能在理論上突破這些限制。

三、公共領域中的多元利益

　　在左翼的基進抗爭中，不論其議題是關乎建築、都市規劃、雕塑、政治

理論、生態、經濟、教育、媒體或公共衛生，「公共」這個論述長期以來一直被用以對抗私人貪慾。它以普遍福利的要求來對抗私有利益，以公開檢驗來對付企業與官僚系統的祕密；它是弱勢團體表達文化身分的場域，也是社會主義的標誌（Robbins, 1993: x）。既然如此，我們或許可以從公共領域（public sphere）的角度來檢討公共利益的問題。德國的批判理論大將哈伯馬斯（Habermas, 1989: 25-26），將公共領域定義為「一個公共論壇，在這個論壇裡，私人會合成一個公眾，並隨時準備迫使公共權威在輿論的正當性基礎上運作」。他認為 19 世紀布爾喬亞階級所建構的公領域可以作為公共領域的代表，在他的模型裡，公共領域乃是在國家與市場之外的市民社會中被建構的。

然而，哈伯馬斯的公共領域概念最常遭受質疑便是歷史上從未存在過這樣一個場域，因為總是有某些人被排除在各種形式的公眾之外。不管是古希臘時期的圓形廣場（agora）、古羅馬時期方形論壇（forum）或是 19 世紀資產階級建構的公共領域，總是有些團體被排除在場外，例如奴隸、女人、勞工階級以及其他各式各樣的弱勢族群（Brill, 1987; Robins, 1993; Deutsche, 1996）。然而對哈伯馬斯來說，重要的並非這個理想情境是否存在過，而是公共領域的運作機制是有助於民主與正義的建構。因此，即便 19 世紀布爾喬亞階級的公共領域是不完美的，我們仍可透過更多團體的包容來改善它，使之成為參與式民主運作的場域。在這個重新形塑的公共領域中，「參與式民主論者必須倡導異質公眾（heterogeneous public）的理想，在這種空間中，人們可以和不同的人比肩而立，彼此認可、相互尊重，但不一定需要彼此完全瞭解對方」（Young, 1990: 119）。這種公共領域是徹底開放的，也因此總是充滿著各種未知的可能性，產生族群之間各式各樣的碰撞或衝突。

然而，這種包容、異質、多元的公共領域模型引發了兩個問題：首先，一旦公共領域徹底開放，是否所有個別團體都可以宣稱它的利益具有完全的正當性？是否會形成不同團體之間新的對立與衝突？在一個權力不對等的社會中，支配者的利益是否無法被挑戰？針對這些問題，本文主張規劃專業者應以社會正義作為終極的判準，因為社會正義是根植在都市規劃理論與實踐中的基本價值。然而，在當今多元化的社會中，什麼才是符合社會正義的規劃與政策呢？筆者認為我們或可借用哈維所提的幾個主張作為參考的標竿。他認為如果採用社會正義作為主要的切入點，正義的規劃與政策應該符合下列各點的標準

（2003: 112-3）：

（一）創造一種使得勞動力剝削降至最低的社會政治組織與生產消費系統。在此勞動力剝削指的是資本家對於勞工創造利潤的佔用。

（二）面對邊緣化的問題，並解放被這種壓迫形式所俘虜的群體。在此邊緣化指的是將某些團體排除在社會分工之外的過程。

（三）授予被壓迫者接近政治權力以及自我表達的力量，尤其是前述的兩類群體。

（四）要注意到文化帝國主義的議題，並用各種手段來去除都市設計方案與公共討論中的帝國主義態度。在此，文化帝國主義指的是社會中的優勢團體將自己的價值普世化，對於其他團體造成的文化矮化。

（五）要能以非排外與非軍事的手段來控制社會，在處理日益嚴重的個人或組織性暴力時，不至於摧毀了人民的自我賦權與自我表達。

（六）要注意任何社會計畫對於未來世代以及遙遠他方居民在生態上的影響，並設法緩和它們所造成的負面影響。

　　換句話說，我們可以拿這些正義的原則來檢視不同團體所宣稱的公共利益是否存在著壓迫其他團體的傾向，正視並排除這些傾向，據以作爲各團體之間對話的起點。

　　第二個問題是，是否一個社會之中只能有一群公眾在單一公共領域中對話？是否只要有機會進入這個官方的、單一公共領域，弱勢族群就能發出自己聲音、自己的觀點，並與其他族群產生平等的互動與對話？近年來有學者開始對這個問題進行探討，例如女性主義學者費瑟（Nancy Fraser）便認爲，布爾喬亞模式的公共領域之中「論述互動總是由風格與禮節的儀式來規範，而這些儀式則關聯且標示了地位的不平等。這些儀式的運作以非正式的方式邊緣化女性與平民階級，同時也阻絕了她／他們以同僚身分來參與對話」（Fraser, 1993: 10）。[3] 換句話說，各個社會團體之間的不對等關係並不會因爲他們得以同時在一個公共領域中現身而獲得解決。例如在規劃的民眾參與過程中，即使社區居民可以參與都市計畫案的討論，但是面對討論桌上的專業術語與規劃者的專業

---

[3] 例如在正式的會議上打斷別人發言的通常是男性，話說得比較多、發言次數較多或較長的也是男性；而女性的發言通常都被忽略或者不被回應。因此，從屬社會團體仍然難以在公共領域中用自己的語言發聲，而支配團體仍將持續主導公共領域中的意見。

習氣，社區居民沒有機會以他們的語言表達他們真正的需求。費瑟因而主張，在結構性不平等仍存在的社會中，各類底層民眾應該在主流的公眾之外形成另類公眾，她稱之為「從屬者的對立公眾」（subaltern counterpublics），在這些平行於主流公共領域發展的另類公共領域中「從屬團體展開了對立論述的創造與流通，藉此形成關乎他／她們身分、利益與需求的對立詮釋」（Fraser, 1993: 14）。[4] 簡而言之，從屬者建構對立公共領域的主要目的乃是要以它們作為培力的基地，以便在權力結構不平等的社會中平衡既有的不平等關係，形成一個在實際上更可能接近哈伯馬斯所謂的「理想溝通情境」。

若正如哈伯馬斯的理論模型所示，公共領域是由以私人利益為出發點的個人所形成的，那我們或許可以參考公共領域的論辯來重新理解公共利益的問題。「理性全盤規劃」中的公共利益概念背後其實預設的是一種單一、全面而普遍的公共領域，一個體制內的公共領域，而國家、議會及規劃師是定義公共利益範疇的行動者。當「社會動員規劃」被提出時，體制內公共領域的正當性受到挑戰，規劃師試圖藉由社會動員在國家體制之外建構多元的公共領域，因而單一公共利益也分化為多元公共利益，特別是先前被漠視忽略的公共利益（例如族裔的公共利益、性別的公共利益、勞工的公共利益等）。但是提出多元公共利益的理論架構並不是要分割社會，而是在權力不對等的社會中，讓底層民眾重新定位自己在公共領域中的身分，找到與主流社會溝通的管道。正因如此，公共利益並非理所當然地、不證自明地存在著，而是在政治過程中被建構的。另一方面，既然都市的公共利益是多元的，那這些不同的公共利益的建構可能在彼此之間會產生重疊、平行、或衝突等現象。在這個狀況下，都市規劃者可以在動態的都市政治過程中重新審視與分析各種局部性的公共利益，找出它們之間共同或是衝突之所在。或許用這樣的方式，可以使得社會公共資源的分配結果更民主、更公平。

---

[4] 20世紀晚期美國女性主義所形成的對立公眾是一個好例子：透過由期刊、書店、出版社、電影或影片的網絡、演講系列、研究中心、學術方案、研討會、聚會、節慶與地方性集會場所形成的對立公共領域，女性主義者創造了許多描述社會現實的用語，包括了「性別歧視」、「性騷擾」、「約會強暴」或「婚姻強暴」等。有了這些語言做武器，女性得以重新鑄造自己的需求與身分認同，從而減少在正式公共領域中不利的程度（Fraser, 1993: 14-5）。

以下，本文將以上述都市多元公共利益的分析架構，嘗試探討樂生院爭議過程所浮現出來的公共利益議題。

四、誰的公共利益？樂生院保存運動中之都市論述

樂生院於 1930 年創立於新莊頂坡角，也就是在今天新莊與迴龍交界處的丹鳳里。當時漢生病雖可以大風子油治療，但大致上被認爲是一種無法治癒，而且原因不明的傳染病。因此，當時醫療體系的做法乃是將病患徹底地與社會隔絕。新莊地區在當時是以一個生產稻米爲主的農業地帶，人口密度不高。頂坡角又離新莊老街有一段距離，因此，樂生院的區位的確有助於將漢生病患者與社會隔離的目的。樂生院成了眞實存在於社會，但是又被社會排斥的地點。根據傅柯（Michel Foucault, 1992: 1-15）的說法，癩病患者被遺棄在無須分析的空間，等待毀滅，其目的在於淨化社會。而這種地點在傅柯來看，是屬於一種偏離的異托邦（heterotopia of deviation），它安置了偏離常態的人們，使主流社會的權力與秩序得以順利運作（Foucault, 1986: 24）。然而，作爲殖民政府的公共建設，樂生院的意義又更爲複雜，因爲它表現了日本殖民政府所欲建構的社會秩序。

根據史學家近年來對菲律賓與印度癩病管理的重新詮釋（Anderson, 1998; Kakar, 1996），殖民政府所建的漢生病監禁所，除了公共衛生的考量之外，它同時也在監禁所內，藉由身體與社會關係的控制，打造一個模範的社會，作爲外界「正常」社會仿效的對象。類似的現象也發生在樂生院。日本殖民政府爲了推展文明醫療的形象，對樂生院中疾病的分類、管理，以及個人生活都有細密的安排，讓患者有以院爲家的生活品質，創造出近代文明進步的生活情境（范燕秋，2004：88-90）。在這個意義上，樂生院又是一個補償性異托邦，以一個完美的眞實空間顯現外在空間與社會的病態與混亂，暗示其需要被以相同的方式來安排與管理，以達成「現代化」、「文明化」的目標。換句話說，監禁所內完美的制度與空間，是一種模範社會的鏡像或倒影。因此，我們可以說樂生院從一開始就是殖民者在臺灣社會中所建構的一個混合了偏離與補償雙重意義的異托邦。

　　然而，從 1960 年代起，僅管樂生院本身的空間配置與空間形態並沒有太大改變，它位處的新莊卻開始在空間結構上產生了巨大的轉變。爲配合當時政府產業政策，新莊成爲外銷工業的生產重鎮。於是，新莊開始出現了密集的紡織、化工與食品工廠，而 1973 年制定的都市計畫更在新莊劃定了頭前與西盛兩個工業區。1980 年以後，新莊進一步成了電力及電子機械器材製造業的生產基地。工業成長不但大大地改變新莊的地景，同時也帶來了大量的城鄉移民。[5] 在樂生院興建後的 60 年間，新莊的都市功能從農業生產基地轉變爲工業生產基地以及大臺北通勤人口住宅區，都市地景也完全改觀，唯有樂生院地處於新莊一隅，而其功能和地景仍大致維持了當年的狀態，慢慢被主流社會遺忘。

　　然而，到了 1990 年代，僅管樂生院本身的空間配置與建築形式大致維持了興建初期的形式，但是它與基地周遭的關係，卻隨著時間的流動而產生了新的變化。而這個地點不再是一個偏離與補償的異托邦了，這個地點的社會意義面臨了重構的壓力。1993 年，爲了解決大量人口通勤所產生的交通問題，臺北都會區的捷運路網規劃了新莊線。依據交通部最初核定的路線方案，捷運新莊線臺北縣段爲沿重新路、中正路至新莊明志路口，而機廠則設在輔仁大學後方的溫仔圳農業區。然而當時的臺北縣政府以溫仔圳農業區即將變更爲住商混合區表示反對，輔仁大學也以學校即將擴建爲由提出異議。隔年，新莊與三重兩市市長及地方民意代表聯合向中央建議延伸 500 公尺至迴龍與樹林三多地區。在地方人士的壓力下，捷運局最後放棄以塭仔圳爲機廠用地的方案，決定將機廠設置於樂生院的現址。它所持的理由包括了：公有地取得較容易、迴龍地區人口持續增加、樂生院原本就有改建計畫等。於是在 1994 年，交通部出面與樂生院主管機關省衛生處進行樂生院用地協商，在「有償撥用、就近安置、先建後拆」等原則之下，將樂生院指定爲捷運機廠用地。依當時大眾捷運法的規定，捷運路線規劃無須召開公聽會，因此規劃過程完全是官僚內部作

5　從 1973 年到 1990 年間，人口的社會增加率都維持在 60% 以上。在 1947 年時，新莊總人口數只有 1 萬 5 千人左右，到了 1980 年，總人口數到了 17 萬 8 千人。除此之外，大臺北地區的通勤人口也是新莊人口增加的原因。1984 年以後，大漢橋與中山路陸續完工，新莊與臺北市之間的交通更為便利，因此也帶來了不少的通勤人口。因而到了 1996 年，新莊人口已達到了 34 萬 6 千人。

業。同年 8 月環評報告經環保署審查原則通過後，行政院便核定新莊線路線，捷運機廠也進入細部設計階段（陳歆怡，2006：98）。

　　上述過程清楚地顯露出「理性全盤規劃」在臺灣運作的狀況：國家體制內的專業規劃者（交通部、捷運局的專家）站在一個自以為外在於政治的立場，以符合理性程序訂定捷運路線。至於國家體制內部的公共領域（民意代表、地方輿論等），由於共同利益而形成的「公眾」為追求「公共利益」而要求國家改變捷運路線，將一個鄰避設施（捷運機廠）挪移至一個最弱勢團體的居住空間（樂生院）。更有甚者，提出原有方案的專家竟也能配合這個新的決策，以符合程序理性的方式發展出理性的論述（公有地取得較容易、迴龍地區人口持續增加、樂生院原本就有改建計畫）。結果符合「公共利益」的理性決策在經過公共輿論的施壓下，迫使樂生院民成了新莊都市開發下的犧牲者。

　　然而，2004 年，也就是新莊線正式動工 3 年後，由於保存團體的呼籲與行動，樂生院透過大眾媒體的報導成為全國性的公共議題，從而也在官方的公共領域之外開拓了新的論述戰場。在這個新的論述戰場之中，相關的利益團體一一浮現，其中較重要的包括了樂生院民、青年樂生聯盟、台灣人權促進會、中央政府各相關規劃單位、新莊地方政治團體以及相關科系的學術工作者（包括本文作者）等。這些利益團體由於自身在當今社會與空間中的實踐，分別對樂生院這個歷史性場所投射了不同的想像，並發展出不同的都市論述。由於不同團體的想像間可能分享了相同的空間形式，而同一團體成員對空間的想像也不見得完全一致，因而這些都市論述是分歧而零散；儘管如此，大致上我們仍可指認出幾個主要論述，包括了「重大交通建設論述」、「文化保存論述」以及「人權保護論述」。以下本文將對這些都市論述做一個初步的分析與定位。在上述幾個都市論述之中，最具主導性的是「重大交通建設論述」。根據捷運局的說法，新莊線全線通車後不但可以有效改善三重、新莊、蘆洲地區進出臺北市區之交通狀況，更可促進沿線之土地發展，增加地方稅收。然而捷運完工除了上述物質性利益之外，它還有很強的象徵意義。根據紐約市立大學教授李安如（Lee, 2005）的研究，臺北捷運不但提供了市民前所未有的高品質空間體驗，也拉抬了臺北在全球城市競爭中的籌碼，因此捷運成了臺北市民自我認同的象徵。在物質與象徵兩個層面的支持之下，「重大交通建設論述」建構了屬於「市民大眾」之公共利益。因此，呂副總統才能振振有詞地對院民「曉以大

義」；在保存運動者提出替代方案之際，捷運局才能以技術不可行、不符合工程規範等理由，拒絕和保存運動團體溝通；[6] 也因此 2007 年 3 月臺北縣長周錫瑋才有機會帶領民眾在樂生院張貼強制拆遷公告，要求院方與院民在同年 4 月 16 日以前自行遷離。

然而，「重大交通建設論述」所指涉的公眾及其公共利益，在保存運動展開之後逐漸受到挑戰。保存運動者首先質疑捷運局的工程技術理性，有的對於捷運機廠的軌道設計表示有更改的空間（喻肇青、賴澤君，2007），有的則指出樂生院其實位於斷層地帶，根本不適合大規模的開發（蕭仲光、楊長義，2007）。除此之外，也有人指出捷運沿線的房產預期漲幅、剷平樂生院後所開挖的砂石等其實都關係了新莊地方政治人物的利益，也難怪民意代表不分藍綠都舉著「要捷運，求生存」的牌子到中央陳情（邱毓斌，2007）。換句話說，隱藏在交通建設所帶來的表象公共利益之後的，其實正是政客、開發商與地主的利益。對他們來說，樂生院的歷史意義並不重要，樂生院唯一的意義就在於它是最容易徵收的機廠用地，是間接促進都市土地開發的重要空間。

第二支重要的都市論述是「文化保存論述」，它可以說是催動樂生院保存運動的主要力量。「文化保存論述」所提出的時空想像包括兩個面向，一是醫療文化的保存，二是建築文化的保存。在醫療文化上，樂生院呈現出不同於現代醫療空間的一個歷史性的見證。它對於醫生與病患關係起著重新詮釋與定義的潛力。誠如青年樂生聯盟在提交臺北縣文化局的古蹟指定陳情書中所言：

---

6 舉例而言，樂生院古蹟審議的訴求其實早在 2001 年 3 月 22 日開工前就由樂生療養院提出。隔年，6 位古蹟學者至現場會勘後，全數強烈要求保存樂生院，並呼籲捷運暫且停工，另覓機廠地點或變更機廠設計。然而，當時捷運局拒絕變更計畫，並提出極端偏離事實的評估：「若現地部分或全部保存，則增加之工程費用均在百億以上，完工期限均延遲 3 年以上。」這對當時的文化保存產生關鍵性的負面影響，也迫使文化單位捨棄現地保存而採異地拆遷重組的方案。然而，臺大建築與城鄉所教授劉可強提出樂生院與捷運機廠共構的專業方案，以及桃園縣文化局與文建會暫訂古蹟後，捷運局開始一次次修正過去的說法，原地保存的「可行性」大增。然而，捷運局仍舊持續強調可行方案的困難，一貫地在各個場合恐嚇文化單位要擔負賠償，意圖嚇阻文化單位進行指定的作業。捷運局長甚至說出「保存 40% 是捷運局的底線」這樣的說法。見「快樂‧樂生──青年樂生聯盟行動網頁」：http://happylosheng.blogspot.com/ 。

從醫學教育的角度，可以看到樂生院中所發展出相互扶持的病友社群及猶如小社區的環境，此一即將走入歷史的產物提供了今日慢性病患社區化的絕佳典範，這些意義與價值都是在樂生院原地保存的前提下始得以展現出來。

這種都市論述可以進一步被詮釋爲全臺灣社會的公共利益，因爲這個空間型態的保存可以作爲一個教育場所，讓市民大眾重新理解與反省疾病與社會的關係。而在建築文化上，樂生院在建立臺灣建築文化主體性扮演了關鍵角色。例如歷史建築學者李乾朗認爲，當初日本統治者興建樂生療養院，是劃時代的觀念，因此樂生院是具有特殊意義的古蹟。[7] 而另一位古蹟保存專家夏鑄九也說，樂生療養院是日本政府在殖民時期，在海外建立的第 1 個集中營式癩病隔離所，因此具有文化、古蹟保存價值。[8] 事實上，在一份樂生院空間型態的調查報告中，就曾建議放棄樂生院地景整體的保存，而只保留在形式上較精緻的醫院主體（王字型建築）。但是由於樂生院區整個被拆除了，所以這棟建築物將以解體之後在未來捷運機廠的附近重新組構。這個建議似乎也是捷運公司較能接受的一種妥協方案。[9] 當然，這只是某些建築學者的想法，並不能代表建築學界的意見。但無論如何，就臺灣歷史文化的建構來說，建築型態學的想像符合了關心臺灣文史人士的利益。第三是以人權爲出發點的都市論述，這個論述的正當性建基於樂生院民這個弱勢族群的利益。樂生院民可以說是臺灣社會裡弱勢中的弱勢，長期遭受社會的歧視。由於歷史的因素，他們被迫與社會隔離，只能在院區中度過一生。雖然如此，樂生院的空間環境至少還提供院民本身一個不錯的社會交流場所。相較之下，遷居後的新醫療大樓倒像是把他們關到一個不見天日的牢籠之中，許多院民表達了他們的看法，像是：「我只是想要門打開，能有日頭、有風、有樹，安捏啦」、「這裡有自然的空氣跟風，到那邊就沒有了，也沒辦法自由活動。住在新大樓很像在監獄」、「房間大、小是沒有差啦，可是出來就完全沒有空間可以喘口氣，如果走廊能夠做寬一點，大家出來還有地方聊聊天，可是現在走道卻那麼窄，上下樓層又沒有代步車可移動

---

[7] 《中時晚報》，2004 年 8 月 30 日。

[8] 《聯合報》，2005 年 11 月 17 日。

[9] 在筆者參加的多次會議中，這個方案一再被臺北縣文化局提出。

的道路，人就是只能待在室內，是一種精神虐待」（陳歆怡，2006：122）。因
而，在 2004 年 8 月 31 日，一個由文建會召開的協調會裡，樂生院民呈遞了一
份公開信給臺北市捷運局，希望盡量保存院內建築，讓他們安享晚年。[10] 這樣
的訴求，也召喚了許多不同的人權團體參與保存運動，這些團體包括了：台灣
人權促進會、綠色公民行動聯盟與勞動人權協會等。

　　值得一提的是，在整個保存運動發展過程中，當以文化保存作爲訴求的都
市論述和主流的交通建設論述陷入僵局時，人權保護的都市論述竟然意外地藉
由全球與在地兩個層面的串聯與動員，促使文建會將樂生院指定爲暫定古蹟。
在 2005 年 5 月中旬，兩位青年樂生聯盟的成員，陪同兩位樂生院的院民前往
瑞士日內瓦，在世界衛生組織開會地點，向國際媒體控訴臺灣政府對院民醫療
人權的侵害。他們提出了四點訴求，包括要求世界衛生組織關心臺灣漢生病患
者的處境、要求聯合國的全球性漢生病調查將臺灣納入範圍、反對臺灣政府強
制拆除樂生院、反對臺灣政府以迴龍醫院作爲安置病患的政策等。這個行動果
然引發了國際人士的迴響。同年 6 月 6 日，日本漢生病病友團體國際愛地芽協
會（IDEA）理事長森元美代治，帶領了國內外樂生支持者與院民三十多人去
拜會衛生署與行政院，表示政府須爲樂生院改建決策不當向院民公開道歉，同
時須立即停止脅迫院民搬遷的行爲，承認院民享有終身在園保障的權利。然
而，這個保存運動最具戲劇性的轉折，乃是日本與臺灣的律師團在 2005 年帶
著日本殖民時期就入院的院民，跨海到日本進行補償訴訟成功。[11] 此舉無異是
由國際性的觀點間接地肯定了樂生院民居留原地的權利，這個情勢自然給政府

───────────

[10]《中國時報》，2004 年 9 月 1 日。

[11] 就在 2004 年，曾協助日本漢生病患打贏國賠訴訟的律師久保井攝在受理訴訟期間，發現
　　臺灣還有收容戰前漢生病患的樂生院，便來臺瞭解。經調查後，樂生院內有 25 名病友
　　符合求償資格，於是，代這 25 名病友向日本政府求償。在此同時，日本律師也代韓國
　　痲瘋病院小鹿島更生園的病友提出求償。由於這個原因，臺、日、韓三國的律師團與其
　　他人權團體便展開了一個國際性的串聯，支援臺、韓兩國痲瘋病友對日本政府的求償行
　　動。在 2005 年 10 月 25 日，東京地方法院針對臺灣與南韓痲瘋病患的索賠官司，判決臺
　　灣 25 名原告勝訴，但是南韓的 117 名原告則被判敗訴。臺灣的訴訟，裁判長菅野博之以
　　「臺灣的療養院確實屬於國立療養院」之理由，判決日本政府要補償臺灣病患。然而在另
　　一個法庭，裁判長長鶴岡稔則以「補償對象不包括日本統治下的住院病患」為由，駁回
　　南韓的請求。

帶來了一定程度的壓力。最後，文建會在樂生院民、保存運動團體與學術界的壓力下，終於在 12 月 13 日將樂生院指定爲「暫定古蹟」，依法在 6 個月內不得破壞。雖然在 6 個月之後，文建會並未將樂生院指定爲正式古蹟，但是暫定古蹟的指定至少替保存運動找到一段緩衝時間，擴大了保存論述所創造的對立公共領域。

五、解構／重構都市論述

前文所提及的三支都市論述代表了三種對樂生院位址未來都市意義的不同期待，而這些看法則分別以不同方式界定了都市公共利益，並形成彼此之間的競合關係。若根據相對主義式多元文化的標準，既然上述各論述都有一定程度的理性基礎作爲後盾，都具有一定程度的正當性，理當可於此前提下於正式公共領域中產生理性的對話，謀得共識。然而我們不可忽視的現實是，這些論述誕生的脈絡乃是一個存在著結構性不平等的社會，其中國家和地主階級交換利益壟斷了社會資源的分配，頑強地抗拒任何對這種共謀結構的挑戰。大眾交通建設的都市論述正遮掩了這個結構，並形成一種文化霸權（hegemony），支配著社會對公共利益的想像。因此，表面上多元主義的論述對話事實上反而結構性地支持了霸權論述。面對這種情勢，作爲公共領域中關鍵行動者的規劃專業者，應站在什麼立場、採取什麼策略介入這個過程，才能讓規劃結果不致犧牲任何弱勢團體的利益呢？筆者在此提出的建議是借用哈維的社會正義原則來重新檢視與判斷上述三種都市論述的正當性，再綜合檢驗結果，據以提出規劃方案。

根據哈維所提出的規劃正義判準，「重大交通建設論述」似乎和表 1 的第 3 項、第 4 項、第 5 項與第 6 項有所衝突。首先，捷運機廠當初的規劃完全忽視了樂生院民這個邊緣族群的存在，這展現了一種文化帝國主義的心態，牴觸了第 4 項的原則。而政府面對拆遷問題時不但沒有提供他們表達意見的政治管道，還出動軍警以暴力壓抑保存團體的抗爭行動，這違反了第 3 項「授予被壓迫者權力與自我表達」與第 5 項「以非軍事手段控制社會」的原則。再者，由於捷運局大規模開挖樂生院所在的山丘，不但使得原有的老樹被迫遷移，也對

當地的水土保持造成了不利的影響，這點又和第 6 項「緩和未來世代與當代他方居民生態之負面影響」有所扞格。不過，我們也不可否認捷運新莊線的正面作用，因為一旦它完工後，新莊市民進出臺北市的通勤時間將會大幅縮減，如此一來新莊市民的生活品質將大幅提高。如果我們將大眾運輸系統視為一種都市集體消費（Castells, 1977），捷運的興建確實有均衡大都會中心與邊緣發展的效果。這倒是在某個程度上符合了第 1 項主張之「創造一種降低勞力剝削的生產與消費系統」。

相對而言，「文化保存論述」符合了第 2 項、第 4 項與第 6 項的標準，而未和規劃正義的原則產生矛盾。公衛學界和建築學界皆倡議保存樂生院的歷史性建築，而保存歷史性建築本身就是對未來世代負責任的表現。另外，這也是一種根除文化帝國主義的手段，因為這將可以在觀念上除去一般人對漢生病患者恐懼與排斥的心理。而就其去除漢生病患者刻板印象的效果而言，這也在某個程度上符合了解放邊緣團體的定義。類似地，「人權保護論述」也呼應了第 2 項、第 3 項與第 4 項的標準，因為該論述關照了邊緣群體的議題，同時也賦予了樂生院民接近政治與自我表達的力量（參見表 1）。

表 1　以規劃正義的標準來檢驗不同的都市論述

都市論述 規劃正義的判準	交通建設	文化保存	人權保護
1. 降低政治組織與生產系統對勞動力的剝削	○		
2. 解放邊緣團體		○	○
3. 授予被壓迫者權力與自我表達	×		○
4. 去除都市設計方案之文化帝國主義心態	×	○	○
5. 非排外與非軍事化的社會控制	×		
6. 緩和未來世代與當代他方居民生態之負面影響	×	○	

說明：×代表衝突；○代表符合；空格表示無直接關連。

在這個前提下，似乎浮現出第四種都市論述，可以緩和前三種都市論述之間的衝突，同時結合它們之間共通之處。這個論述或可稱為「區域發展論述」，該論述主張在今天這個文化產業日漸重要的年代，新莊其實有很好的機會以地方文化產業為導向，從傳統工業區轉型為環境更好的文化旅遊區。以目

前的條件來看，新莊市可以結合輔仁大學的學術資源、副都心及新交通系統設立後帶來的中產階級人口、五股的傢俱製造業、泰山的玩偶產業，再加上樂生療養院以及其他在地歷史文化古蹟，將新莊地區打造成為一個文化重鎮。在這種願景下，樂生院扮演了一關鍵性角色，因其展現一種以臺灣本土醫療文化、尊重臺灣人民人權為取向的前瞻視野。另外，由於樂生院的發展和臺灣以及世界性的公衛史息息相關，因此可以以之為主題，發展成「醫療文化園區」，甚至可以請文建會向聯合國教科文組織申報為世界文化遺產。[12] 這種都市論述乃是從院民局部公共利益的角度出發，找尋與其他局部公共利益的重疊處，藉以建構不同於原有主流公共利益論述的另類公共利益論述。換句話說，「區域發展論述」或許有機會重新塑造既有的公共領域，將公共利益的討論導引至更符合社會正義原則的方向，創造一個更民主與更平等的城市。

「區域發展論述」促發了一些新的方案與行動。首先，青年樂生聯盟尋求建築、工程界的專家學者協助，再次研擬樂生院整體文化地景保留計畫。2007年 2 月，劉可強、喻肇青等學者與英國欣陸工程顧問公司共同提出「樂生保留90% 案」，其中現存建築可保存 90%，同時也可以提供社區開放公共空間與公園用地。相對地，北市捷運局與臺北縣府也在社會壓力下軟化了態度，自行提出保留 41.6% 的方案，然而該方案仍然要挖去樂生院僅存範圍的大半部分，更得強迫院民搬遷至新的醫療大樓。儘管雙方對保存方式有巨大的歧見，但是至少興建捷運與歷史保存已不如初始時所顯現得那麼極端對立。可惜的是，儘管公部門與市民團體的對話空間才剛打開，北市捷運局與北縣府就不顧一切依其所提出的 41.6% 保留方案於 2008 年 12 月 3 日以優勢警力強制迫遷院民，展開拆除工作，最後只留下了 18 棟建築物在原地。

持續了 5 年的樂生院保存運動結束了嗎？先前討論的都市論述對話空間消失了嗎？都市開發再一次封鎖都市文化地景保存的可能性了嗎？「理性全盤規劃」實踐仍高高凌駕於「社會動員規劃」的實踐嗎？社會正義被都市規劃專業棄之不顧了嗎？如果就樂生院原地保存的目標來看，答案或許是肯定的；但是從關心文化、人權與社會正義的保存運動者的觀點，新的運動才正要展開，誠

---

[12] 這個構想是由筆者與參與保存運動的學生與學者共同討論出來的，並由筆者具名，在2004 年 6 月 30 日《中國時報》時論廣場版以〈救樂生，興文化〉的標題刊出。

如一位社運人士所言：

> 如果不是從「我們失去了什麼」，而是從「我們得到了什麼」的角度
> 來看，今天樂生保存運動的格局，未必不能從這續住的十八棟開始、
> 再向外延伸的……所以，我是這麼來理解院區裡的圍籬的：它是一個
> 「從此開始」的起點，隔著牆，我們要他負起責任、推倒了牆，我們
> 起碼還有一個四十棟的樂生院，將來，我們還要他們履行承諾，把中
> 山堂、笹川紀念館、王字型第一進、貞德舍、竹雅舍，還給我們，我
> 們要坐著捷運去樂生院的……不要忘了，「樂·生·院·還·在」。

　　的確，保存運動仍然持續著。2009 年 3 月，青年樂生聯盟邀請國際愛地
芽協會（IDEA）在臺灣舉辦「反省與轉化——全球漢生病聚落跨國申請世界
遺產暨安養權利保障」國際研討會暨工作坊，邀集各國的工作者進行人權、醫
療與家屬關係等項目的經驗交流。會中聯合國教科文組織專家西村幸夫更肯定
樂生院申請世界文化遺產有望，因為跨國申請乃是受到聯合國教科文組織歡迎
的世界文化遺產申請方式，且在近年來有越來越多即將申請成功的案例。西村
幸夫認為：「樂生院符合多項《世界遺產公約執行作業要點》中的提名原則，
尤其在第 6 項『與人權歷史唯一有關之提名項目』，樂生院可以說是本條約精
神的展現場所。」

　　除此之外，在 2007 年成立的「樂生社區學校」也持續地在樂生院內運作
到 2009 年。在樂生保存運動的過程中，部分參與者發現樂生院所在的迴龍地
區有許多新住民、原住民、和中低收入戶家庭，工作忙碌的家長沒有許多時間
陪伴孩童，因此提出社區學校的構想，一方面提供南新莊居民的公共空間，另
一方面則可讓他們真正認識樂生院，進而改變對樂生院的刻板印象，甚至進一
步願意主動使用這個空間、參與樂生文化園區的設計規劃。樂生社區學校由來
自北區各大專院校的學生義務擔任課程老師，發揮自己的所學專長，開設各
種才藝課程。至 2009 年 2 月為止，已舉辦過 3 屆社區學校，並且辦理過 2 屆
暑期夏令營，開累積有 28 種不同的課程。在成立後 2 年間總共招收了 300 人

次，讓兩百多個新莊迴龍地區家庭走入樂生。[13]

　　以上兩個例子都明示了樂生院保存運動仍然保持著活力、持續不斷地進行著，而其未來發展值得進一步觀察。

六、結語：新的規劃實踐、新的規劃主體

　　本文以樂生院保存運動作為思考的起點，探討都市規劃理論中幾個重要課題，包括規劃實踐的模式、公共利益的界定以及城市發展與文化保存之關係。本文首先回顧都市規劃專業的發展，並指出理性全盤規劃預設的公共利益所遭遇的困局。其次，本文借用多元公共領域的概念，提出多元公共利益的分析架構。多元公共利益的概念揭示了幾個重點：

（一）公共利益不是單一的，而是多元的。規劃師應該關心的不只全盤的公共利益，而是代表了各種過去被忽略社群的多元公共利益；

（二）提出多元公共利益的理論架構並不是要分割社會，而是在權力不對等的社會中，讓弱勢者重新定位自己在公共領域中的身分，找到與主流社會溝通的管道；

（三）公共利益並非理所當然、不證自明地存在著，而是在規劃的政治過程中被建構的。

　　接著，從多元公共利益的角度，本文點出了不同團體對樂生院這個歷史性場所提出的都市論述，包括：「重大交通建設論述」、「文化保存論述」與「人權保護論述」。本文分析了這三支論述所反映的局部公共利益，同時也說明了它們對保存運動的影響。而就規劃策略而言，本文主張規劃者首先應致力於拆解前述三種代表不同公共利益的都市論述，將不符合社會正義原則的部分加以排除，而符合社會正義原則的部分則要被強化。在解構與重構既有論述之後，才有機會提出超越既定思考視域、更具公共性的新規劃方案。

　　本文最後要特別指出，在樂生院保存運動中我們看到了新規劃方式與新規劃主體的浮現。首先，保存運動挑戰了國家體制內的規劃運作，並將規劃過程

---

[13] 更多的訊息請參考樂生社區學校網站：http://loshengschool.blogspot.com/ 。

本身「社運化」。這在相當程度上已經接近一種「社會動員式規劃」，顛覆了主流規劃傳統由上而下的分析與決策規則。在這種新規劃場域中，規劃主體不再限於所謂的政府官員或專家學者，社會動員中的參與者也逐漸創造出新的決策參與空間。樂生院的個案中，有學生團體和院民在這個過程中不斷地成長與自我培力（self-empowering），並孕育出某種從屬者的對立公眾。青年樂生聯盟的成員在保存運動中跨越了自己的專業界線（他／她們來自不同的科系），不斷地在真實的鬥爭中學習最實際的規劃知識；而樂生院的院民們，則是從逆來順受的個人，逐漸地轉變為具有高度自我認同、積極參與公共事務的社區團體。藉由提出各種替代性方案、將人權議題國際化、歌謠創作、街頭抗爭等過程，弱勢者找到了串連他們生活經驗的語言，並且發展出諸如文化保存、人權保護、區域發展等新都市論述。而這些新論述的出現，改變了正式公共領域所設定的議題，提供一般大眾理解這個議題另類的思考方式，使之不再將議題簡化為保存與發展的二元對立，進而創造出更為平等與民主的對話空間。最後，讓筆者以一首樂生院保存的運動歌曲來與所有關心樂生的朋友相互共勉，並以之結束本文：

> 怪手啊　挖　挖　挖
> 挖攏不停
> 捷運逼咱搬厝　心內不安
> 政府官員　侵害人權
> 你咁賠得起　你咁賠得起
> 咱就互相照顧　互相扶持　繼續拼下去
> 走街頭　走到瑞士　走到總統府
> 日本勝訴　咱的官員　也是踢皮球
> 政府官員　侵害人權
> 你咁賠得起　你咁賠得起
> 咱就互相照顧　互相扶持　繼續拼下去！[14]

---

[14] 歌名為：〈你咁賠得起？〉，詞由青年樂生聯盟、黑手那卡西及樂生院民共同創作，曲改編自日本時代〈樂生院之歌〉。收錄於《被遺忘的國寶》，發行人：樂生保留自救會、青年樂生聯盟，發行日期：2005 年 12 月 25 日。

參考文獻

吳綱立。1998。〈規劃思潮與公共利益概念的演變——建構一個新的規劃典範來尋找公共利益〉,《人與地》179/180：74-86。

范燕秋。2004。〈從樂生療養院看傳染病隔離的歷史空間歷史〉,《回首痲瘋百年——樂生院歷史與空間國際研討會》論文,青年樂生聯盟、台灣社會改造協會主辦。

張景森。1988。〈戰後台灣都市研究的主流範型：一個初步的回顧〉,《台灣社會研究季刊》1(2-3)：9-31。

陳歆怡。2006。《監獄或家？台灣痲瘋病患者的隔離生涯與自我重建》。新竹：國立清華大學社會學研究所碩士論文。

喻肇青、賴澤君。2007。〈樂生院保存技術的討論與評估過程說明〉,《建築師雜誌》393：94-103。

曾旭正。1990。〈規劃理論與社會變遷：七○年代程序性規劃理論論戰的回顧〉,《台灣社會研究季刊》3(1)：177-193。

劉北成、楊遠嬰譯,Foucault, Michel 原著。1992。《瘋癲與文明》(*Madness & Civilization: A History of Insanity in the Age of Reason*)。臺北：桂冠。

劉厚君。2002。《新莊社會變遷的研究》。桃園：中央大學歷史研究所碩士論文。

蕭仲光、楊長義。2007。〈斷上的樂生基地與捷運機廠如何共構？新莊捷運機廠工址位斷層擾動帶之工程特性分析〉,《建築師雜誌》393：104-107。

Anderson, Warwick. 1998. Leprosy and citizenship, *Position* 6(3): 707-730.

Appleyard, Donald. 1979. Introduction. In *The Conservation of European Cities*. Cambridge: MIT Press.

Boyer, M. Christine. 1994. *The City of Collective Memory: Its Historical Imagery and Architecture Entertainments*. Cambridge: MIT Press.

Brill, Michael. 1987. Transformation, Nostalgia, and Illusionin Public Life and Public Place. In I. Altman and E. H. Zube (eds.). *Public Places and Spaces*. New York: Plenum Press.

Castells, Manuel. 1977. *The Urban Question*. Cambridge: MIT Press.

Cenzatti, Marco. 1987. Marxism and Planning Theory. In John Friedmann. *Planningin the Public Domain: From Knowledge to Action*. Princeton: Princeton University Press.

Deutsche, Rosalyn. 1996. *Evictions: Art and Spatial Politics*. Cambridge: MIT Press.

Dubrow, GaleL. 1998. Feminist and Multicultural Perspectiveson Preservation Planning. In L. Sandercock (ed.). *Making the Invisible Visible: A Multicultural Planning History*. Berkeley: University of California Press.

Faludi, Andreas. 1973. *Planning Theory*. Oxford: Pergamon Press.

Foucault, Michel. 1986. Of Other Spaces. *Diacritics* 16(1): 22-7.

Fraser, Nancy. 1993. Rethinking the Public Sphere: A Contribution to the Critique of Actually Existing Democracy. In B. Robbins (ed.). *The Phantom Public Sphere*. Minneapolis: University of Minnesota Press.

Friedmann, John. 1987. *Planning in the Public Domain: From Knowledge to Action*. Princeton: Princeton University Press.

Habermas, Jürgen. 1989. *The Structural Transformation of the Public Sphere: An Inquiry into a Category of Bourgeois Society*. Cambridge, Ma.: The MIT Press.

Harding, Sandra. 1987. Introduction: Is There a Feminist Method? In Sandra Harding (ed.). *Feminism and Methodology*. Bloomington: Indiana University Press.

Harvey, David. 1978. On Planning the Ideology of Planning. In Robert W. Burchell and George Sternlieb (eds.). *Planning Theory in the 1980s: A Search for Future Directions* (pp. 213-234). New Jersey: Rutgers Univ Center for Urban.

Harvey, David. 2000. *Spaces of Hope*. Edinburgh: Edinburgh University Press.

Harvey, David. 2003. Social Justice, Postmodernism and the City. In Alexander R. Cuthberted. *Design Cities: Critical Readings in Urban Design*. Malden, MA: Blackwell.

Hayden, Dolores. 1995. *The Power of Place: Urban Landscapes as Public History*. Cambridge: MIT Press.

Lee, Anru. 2005. *The Social Production of a Subway System: Reading Taipei's MRT in the Context of Global Cities*. Unpublished Working Paper.

Lefebvre, Henri. 1991. *The Production of Space*. Cambridge, MA: Blackwell.

Marx, Karl. [1845]1978. Theses Feuerbach. In B. C. Tucker (ed.). *The Marx-Engels Reader* (second edition). New York: Norton.

Robins, Bruce. 1993. Introduction. In *The Phantom Public Sphere*. Minneapolis: University of Minnesota Press.

Samuel, Rahpael. 1994. *Theatres of Memory*. New York: Verso.

Sandercock, Leonie. 1998. *Towards Cosmopolis*. West Sussex: Wiley.

SanjivKakar. 1996. Leprosy in British India, 1860-1940: Colonial Politics and Missionary Medicine. *Medical History* 40: 215-230.

Sennett, Richard. 1977. *The Fall of Public Man*. New York: Knopf.

Vale, Lawrence J. 1995. The Imaging of the City: Public Housing and Communication. *Communication Research* 22(6): 646-63.

Young, Iris M. 1990. *Justice and the Politics of Difference*. Princeton: Princeton University Press.

Zukin, Sharon. 1995. *The Cultures of Cities*. Cambridge: Blackwell.

主題四
博物館展示作為人權運動的策略

日本漢生病患者、痊癒者的歷史：以當事人爲中心的展示 *

西浦直子｜國立漢生病資料館學藝員、一橋大學博士 **

張安琪　翻譯｜國立政治大學臺灣史研究所博士

蘇惠卿　審訂｜國立海洋大學海洋法律研究所副教授

姚惠耀　校訂｜國立臺灣師範大學臺灣史研究所碩士

一、序言：漢生病資料館的設立及至重新開放爲止的活動

在 2007 年 3 月末，位於東京都東村山市的漢生病資料館，更名爲「國立漢生病資料館」，建築物與展示內容皆更新並重新開放。本文主要檢討此次重新開放前後所發生的問題，在此之前，筆者欲先概述國立漢生病資料館的前身，即「高松宮記念漢生病資料館」（1993 年 6 月設立）的設置經過，以及至重新開放爲止的活動。在此須先言明，這部分與 2004 年 4 月在臺灣樂生院舉辦的「樂生院歷史與空間國際研討會」中，筆者以「高松宮記念漢生病資料館的設立與活動」爲題的報告，多少會有重複之處。

高松宮記念漢生病資料館設立於 1993 年 6 月 25 日，以日本全國的漢生病療養院院民的共通經驗爲其展示內容。其與東京都東村山市國立漢生病療養院多磨全生園（漢生病療養院、原第一區府縣立全生病院）比鄰而設。由漢生病痊癒者主動策劃漢生病患者、痊癒者與日本漢生病政策歷史的展覽，並親自舉

---

* 本文原刊於范燕秋主編，《東亞近代漢生病政策與醫療人權國際研討會論文集》（臺北：國立臺灣師範大學臺灣史研究所，2010），頁 285-296；日文版刊於同書，頁 296-308。

** 校註：學藝員爲日本博物館策展與研究人員的職稱，職務內容包括博物館資料的蒐集、整理、保存、展示、運用，以及教育普及、研究調查等。詳見〈学芸員になるには〉，《文部科学省》。網址：https://web.archive.org/web/20150207201914/http://www.mext.go.jp/a_menu/shougai/gakugei/1288649.htm，檢索日期：2019 年 12 月 10 日。

辦向社會訴求避免再次發生同樣的偏見、歧視以及排擠等之活動。在歷經終生絕對隔離政策及社會的排擠之中，因存在被否定而躲躲藏藏的漢生病患者和痊癒者，爲了能夠自己講述這段歷史與人生，而建造博物館這個場域。並且，他們運用其功能，此可與日本其他被歧視者爲實施同樣活動而設立的博物館（有關水俁病、被歧視部落、朝鮮人之強制拘提及強制勞動等的博物館）並置，深具意義。

高松宮記念漢生病資料館設立的背景在於，日本新發生病例數減少，從而造成漢生病療養院院民高齡化及入院人數下降，漢生病痊癒者體認此現象的加速，爲了「留下自己這一段歷史」，而長期推動各種啓蒙運動。這些活動是以《全患協運動史》[1]的編纂、各療養院院史的紀錄、痊癒者的著作或相關文書、實物資料的收集等各種形式來進行，漢生病資料館則爲其成果。

設立之後，持續進行各種活動的原動力在於「當事者要親手策展，並親口訴說這段歷史」。漢生病患者、痊癒者所推動的運動，由於社會仍存在歧視與偏見，長期以來無法從社會得到支援，過去主要由痊癒者自立推進。痊癒者意識到如果不主動記錄自身受害之處，這段歷史就無法留下來，即便設立資料館也是一樣。因此，在1990年，以財團法人藤楓協會[2]成立40週年爲名，開始籌設漢生病資料館。爲了設立資料館，首先成立了漢生病資料調查會，當時許多社會著名人士及各療養院院長都列名爲漢生病資料調查會委員。[3]但是，實際負責籌劃的是，以日本各地漢生病療養院[4]的院民，[5]及資料館所在地的東京

---

1 全國漢生病患者協議會，《全患協運動史　漢生病患者的奮鬥記錄》（一光社，1977）。

2 從事支援漢生病痊癒者回歸社會等活動的團體。最初由高松宮宣仁擔任總裁，後由高松宮妃喜久子接任，在2003年解散。其前身爲癩病預防協會（1931年設立）。解散後，這些活動由社會福祉法人交流福祉協會承辦。該協會到2009年3月爲止，一直接受厚生勞動省的委託，負責經營高松宮記念漢生病資料館、國立漢生病資料館。

3 高松宮記念漢生病資料館營運委員會編，《高松宮記念漢生病資料館　開館5週年的歷程》（東京：高松宮記念漢生病資料館，1998）。

4 雖稱爲「漢生病療養院」，但是絕大部分院民早已痊癒，目前各療養院的實際狀況，反而是作爲有高度照護需求的高齡院民的居住、療養設施。

5 實物資料及照片資料是以多磨全生園院民大竹章、佐川修爲中心，自日本各療養院和相關設施收集而來的，文獻資料也同樣是由全生園的山下道輔爲中心所收集的。此外，再加上各療養院院民協助提供各自收集的資料，彙整爲漢生病資料館的典藏資料。現在也

都東村山市國立漢生病療養院多磨全生園園長[6]（當時）爲中心，進行規劃、資料收集、架構展示內容、撰寫解說及圖片說明，乃至展示的製作，幾乎完全由痊癒者親手執行，並於1993年正式開館。此後，也是以鄰近的多磨全生園院民爲中心，持續穩定運作。

常設展是由「皇室」、「先驅者們」、「療養院的生活」、「事件與運動」、「文學生活」、「創造生存的價值」、「兒童與學校」、「醫學」等各部分所構成，狹小的展示室裡陳列著實物資料、照片、文書、痊癒者的作品等資料，展示內容雖然樸實，卻也因此深具扣人心弦的力量。企劃展則是以各療養院的介紹爲中心，從各該療養院自治會借用資料等，每年展示2次。也曾舉辦過療養院院民創作的照片或繪畫等作品展，盛況一時。

此外，資料館的活動不僅是展示而已，也負擔行政部門、學生等的進修活動，或提供小中學校、護士學校等團體來館參觀時的導覽服務。這個活動計畫的內容由以下組成：日本漢生病歷史以及漢生病療養院的導覽影片，搭配多磨全生園院民的口述活動，以及配合口述歷史的展示解說。透過這樣的導覽，院民將其心聲親自傳遞給訪客。這些活動是在偏見及歧視、嚴酷的隔離政策下倖存至今的漢生病痊癒者，藉由資料的保存及其展示，以及口述歷史等形式，將自身的歷史傳達給後世。不論是作爲院民們曾經存在過的證明，或是作爲向社會質疑應有的態度的方法，這些活動都是非常重要。

二、漢生病資料館更新的原委（1）——到基本計畫確定爲止

2001年5月，由於原患者（原告）們在「癩預防法違憲國家賠償請求訴訟」中獲得勝訴，促使資料館大幅擴充其規模。時任首相的小泉純一郎發表「雖然是極端的特例，但政府決定放棄上訴」、「期望早點解決問題」等的談話，漢生病資料館的擴大規模即爲落實政府態度之一環。於2002年5月，在

以這些資料爲中心，構成館藏資料。參照前揭《高松宮記念漢生病資料館　開館5週年的歷程》；大竹章，《無菌地帶　癩病預防法之真實》（草土文化社，1996）。

[6] 成田稔，整形外科、復健治療科醫師。現爲國立漢生病資料館館長。

厚生勞動省健康局長的主導之下，設置「漢生病資料館設施重新整理等檢討懇談會」（下稱：懇談會）。以長期擔任厚生勞動省的醫系官僚且為漢生病政策的中心人物，對於癩預防法的廢除亦有密切關係的大谷藤郎為首，包含全療協的代表、擔任資料館營運委員的痊癒者，以及外部的博物館關係人等為成員，制定擴充高松宮記念漢生病資料館的方針。漢生病資料館的重新整理自此展開。

隔年，2003 年 6 月，在懇談會之下設置「有關漢生病資料館擴充之基本計畫制定委員會」，開始規劃具體的計畫及方案。當時僅有 2 名成員的漢生病資料館學藝員，分別是以懇談會及基本計畫制定委員會的祕書，及以設置於基本計畫制定委員會之下的展示作業班的成員之身分參與計畫。然而，至 2005 年 3 月完成基本計畫為止，過程中頗多波折，未必全以反映漢生病痊癒者的聲音為中心而制定基本計畫之內容。簡要說明其過程如下：資料館方面認為該基本計畫內容應屬自設立以來累積許多活動成果之原資料館的擴充規模，其應繼續承襲以相關人士（痊癒者）為主體的活動內容，再加以擴大資料館之規模。一部分委員則將基本計畫內容定位為建立「新資料館」，因雙方意見有所不同，而影響到制定基本計畫的進度。即使針對關於資料館的理念說明，也對於是否加入「學習錯誤的隔離政策歷史」之文句，無法獲得一致意見，最後必須委由懇談會主席決定，以致原本欲將痊癒者所承受的苦難歷史廣為宣導之資料館的使命，變得曖昧不明。而且，關於展示內容，原本希望能復原過去療養院內貧窮且難以為繼的生活情景（復原在高松宮記念漢生病資料館時代展示的寮舍），也因為有反對意見，以會「給來館參觀的訪客衝擊」等的理由，致使展示之內容無法完全反映出痊癒者實際體驗的苦難。這個現象完全反映出日本社會對於漢生病歷史的看法，尤其針對錯誤的隔離政策的理解，即使在癩預防法違憲國家賠償請求訴訟之後，仍不一致。原本擴大資料館之規模是屬於政府用來確認國家錯誤政策，撫慰被害人之補救措施，連在這樣的場域中，都受到日本社會對漢生病的歷史，特別是對於對隔離政策認知不同的影響。

最後，2005 年 3 月由厚生勞動省製作的「關於擴充漢生病資料館基本計畫書」，針對資料館的理念與目的，記載如下：

【目的】

基於「為早期及全面的解決漢生病問題之內閣總理大臣談話」、「關於漢生

病療養院等給付補償金之法律」前文及其第1條（旨趣）、第11條（回復名譽等），作爲政府實施普及、啓發活動之一環，透過推廣及啓發對漢生病之正確知識，消除社會之偏見、歧視，並回復患者、原患者之名譽。[7]

【理念】
- 致力於有關漢生病知識之普及或促進理解。
- 致力於消除涉及漢生病的偏見及歧視、社會排擠。
- 從自古長期以來對漢生病之偏見、歧視，特別是錯誤的隔離政策之歷史學習教訓，彰顯承受苦難或被害的人們所受的體驗，和他們面對苦難不屈不撓的態度。
- 以回復因漢生病而遭受的苦難或被害之人們的名譽爲目標，致力於培養尊重人權的精神。
- 致力於實現與因漢生病而遭受苦難或被害的人們的共生。

以上概略敘述至擴充爲止的經過，2005年春以後，不論是展示還是建築計畫等，爲重新開放之準備，漸次被實際推動。

三、漢生病資料館重新開放之經過（2）──至重新開放爲止之階段

高松宮記念漢生病資料館的常設展，簡單陳列及展示足以生動地傳達痊癒者的痛苦與在療養院之困難生活的實物資料或相片。其中，也展示超脫苦難而創造出的優秀藝術作品等，強烈傳達出痊癒者人性的強韌。同時，痊癒者的口述活動，發揮與展示內容的加乘效果，對於漢生病至今仍然持續存在的偏見，給予參觀者強烈的印象，這代表資料館存在的意義在於提供痊癒者本身自我實現的場域。

---

[7] 2008年6月11日，「關於促進漢生病問題解決之法律」在參議院審查時無反對意見，完成立法程序。該法第18條（回復名譽及追悼死者），明文規定應設置國立漢生病資料館，成為設置國立漢生病資料館的新依據（詳後述）。

　　然而，自重新開放進展到具體更新展示內容的階段時，以前是由當事人自己親手製作展示內容，2002 年以後，轉由以任職的學藝員為中心進行籌劃，再由展示業者製作展示內容。當然，我們學藝員就新的展示內容，也盡可能承襲痊癒者意向，作為策展的目標。然而，如後所述，學藝員畢竟不是痊癒者。因此，作為表達因漢生病而遭受的痛苦，以及在苦難之中不屈不撓堅強活下來的人生之主體，其說服力完全無法與痊癒者相比。這意味著，我們認為應該由當事人主導資料館展示的內容，再將展示內容或解說等加以系統性的整理，並追加過去的展示未能表達的部分。特別是增加前近代漢生病患之處境的展示，例如從發病到入院的苦惱、1953 年癩預防法抗爭以來的經過、與痊癒者共存共榮所需的醫療知識，以及至少應有海外關於漢生病之資訊等素材。

　　與此同樣重要的是，認知到不僅國家有其責任，社會亦有該負的責任。所謂社會，是由我們一個一個的個人所組成的。有參觀者提到，包含參觀者的非當事人，我們所抱持的偏見、躲避的態度，長期以來讓患者及痊癒者受苦，這也是資料館欲傳達的重要訊息之一。因在行政措施上實施「啓發」而獲得知識，表面上社會似乎對漢生病患者、痊癒者的偏見，已有所解決，然而在心理層面上，至今仍殘存著根深蒂固的歧視。如何藉由展示的內容，向來館的訪客提醒這個問題，乃是我們這些非當事人策展的重點。因此，過去的展示著重於呈現患者、痊癒者，特別是院民因終生絕對隔離政策，所遭受到的強烈痛苦，而在嚴峻的療養院生活之中，如何找回自我生存的意義，也是展覽重點。重新開放後的展示除了上述內容之外，如何具體且強而有力的向社會提出訴求：默認國家政策，而具體造成人們強烈的痛苦，實為重要的課題。

　　在展示之中，若僅僅呈現當事人的苦難是「因國家政策而遭遇的痛苦」的話，則參觀者只會想到「國家是可惡的」，而無法察覺到我們自身正是構成歧視患者、痊癒者，令他們深受痛苦之社會的一分子。漢生病患者、痊癒者的痛苦，並非僅由名為「國家」之存在所給予的，而「與參觀者無直接關係」。至今為止，許多的非當事人面對各式各樣有關社會歧視的問題時，經常要求當事人以「遺忘」此種殘暴之態度來解決。我們不能繼續以這種殘暴的態度來對待當事人，當然也不能以其他新的暴力手法加諸於他人身上。我們身為非當事人的學藝員，今後承襲資料館展示工作上，必須考慮到在展示國家之漢生病政策錯誤的同時，也必須明確指出社會偏見、歧視所犯的罪行。

　　但是，所謂追究社會的罪行，即是指出參觀者內心深處的黑暗面。在許多層面的意義之下，對於因畏懼社會的眼光或閒言閒語，而在無意識中避免與周遭爲敵的痊癒者而言，欲追究參觀者的社會加害性，也許會令他們躊躇不前。再者，若欲提醒人們意識到不管其外貌成爲如何悲慘的病態，仍不改其身爲人的本質，以及注意到其外貌的改變可以引導人們對其悲慘與痛苦經歷感到共鳴的話，要如何呈現其外貌的改變，爲一大課題。例如，對於痊癒者而言，呈現導致偏見與歧視之因素的症狀或後遺症，絕非愉快之事。時至今日，對於有嚴重後遺症的痊癒者被媒體報導一事，仍有許多痊癒者的內心感到抗拒。甚至，有些痊癒者認爲，不應去做這種可能招致社會無情的閒言閒語侵犯的行爲。雖然資料館的功能之一即是在批判施加於漢生病患者、痊癒者的「無情、冒犯語言」之行爲的愚昧及冷酷，但是否即可以在展示中，使用違逆痊癒者自身想法的表現手法？面對這樣的矛盾，很令我們苦惱。

　　在另一方面，就痊癒者而言，「現在」所能談論的身爲「承受了嚴酷歧視的被害者」的人生，並非痊癒者人生的全貌，這點有必要留意。在以「痊癒者爲中心的展示」時，這是非常重要的重點。對於痊癒者以被害者之身分，「現在」所被要求的口述的內容，也是同樣的。在國家賠償訴訟裁判之後，被強調與流傳的敘述，就僅有因隔離而受苦的被害者這樣消極的面向——換言之，如何不被「所有人都假定的現實主義」——所吞噬。而且，我們雖不是當事人，但透過徹底的思考當事人的經驗及想法，介於當事人與來館的非當事人之間的地位，在深思如何進行展示的表現時，必須避免受到這種假想的寫實主義所影響。當然這個論點並非表示「太過眞實會讓參觀者產生嫌惡，所以將殘酷的展示用比較和緩的方式表達」，這樣不負責任的話。僅展示療養院內的生活就只有辛苦而已、照原樣描摹「身爲被害者的患者、痊癒者」的印象，對漢生病資料館而言，並非如此即代表「眞實的」反映了痊癒者的人生。如何展示在喪失人生希望之下，仍堅強求生的人們的悲慘境遇，以及在此種嚴酷環境中仍艱辛生存的人生，這是資料館最重要的任務，要達成這項任務，未必得依據假定的眞實而獲得。例如，必須藉由遺忘才能度過艱難痛苦的生活，而有一些異常的行爲，[8]或者爲了因一直在絕望之下生存，而變得對自己的人生漠不關心的殘

8　例如，依據多磨全生園院民故渡邊立子的回憶，她的哥哥和北條民雄在跳盂蘭盆會的舞

酷，正是我們想傳達的患者的眞實，希望透過這些，讓參觀者跨越患者與健康者間的鴻溝，對於否定患者人性的殘酷有所共鳴。作品的展示，也是定位在傳達痊癒者爲了展現精神不死的成果。

與此相關的是，我們不能將每一位當事人的人生都化約爲「患者、痊癒者」的單一面向，並直接用於展示，然後以爲一切即將結束。同時應該要注意不能再犯以下同樣覆轍：以「漢生病」這一個造成大家不願意表明身分的原因，將願意浮出檯面的人總括爲所謂的當事人，而無視於每個確實存在的個人。要對抗遺忘，甚至是以非當事人所想像的劇本來對待當事人，其根據在於，非當事人能如何體會身爲具體個人的當事人所承受的痛苦，及其所經歷的人生。此舉是爲了培養參觀者在日常的生活中，能察覺與同理身邊人的痛苦，這正是資料館所設定的最終目標。在展示的最後部分之所以設置證言影像，其目的係因每一位當事人是獨立個體且具有不同的想法，因此，我們這些非當事人想要傳達的是，超越歧視問題的「類型」，在許多情形下我們都必須具備反躬自省的意念。[9]

由於上述的意圖，展示的內容最後是由「歷史展示」、「癩療養院」、「活下去的證據」，以及證言影像和現在的療養院等單元所組成。此外，在這裡要順帶一提的是，做成這個結論的過程中，我們這些非當事者的學藝員的內心有過許多迷惘。

此外，在某種意義上，對當事人而言也同樣困難的課題是，於呈現「漢生病的歷史」、「痊癒者的體驗」、「度過艱苦生活的證據」時，如何超越療養院的不同，以及宗教觀的差異，「呈現以全部日本漢生病患者、痊癒者爲集合體的共通經驗」。筆者認爲，大概在以前的展示中，不太注意各展示主題中的個別性。但是，如果考量到對抗偏見與歧視的一開始，原則上就存在個別的關係

蹈（盆踊り）時，像發狂似的不斷跳舞的異常表現，令人想到是爲了發洩「無所安頓心情的出口」。多磨盲人會記念誌編纂委員會編，《望鄉之丘》（東京：多磨盲人會，1979）。

[9] 這次新採用「證言影像」的部分，是以四十多位痊癒者爲對象，請每一位「以身爲1個人」（而非身爲痊癒者）的身分，訴說他們的想法。並沒特別要求口述者針對因爲「罹患漢生病而受到之侵害」闡述其感受，而是請口述者講他想要講的話。其中當然有提及因爲政策所受之侵害的，也有人談到現在的生活意義，以及回歸社會後，在日常生活中碰到的各種經驗。

性，則如何根據區域、時代以及設立療養院的主體，呈現偏見與歧視的差異性，仍有許多尚未解決之處。檢討由當事人表達給我們的異議、不滿中有關這部分的內容時，就能發現當事人是以他各自的經驗與回憶，來檢視展示的內容。這個問題，無疑是未來必須解決的問題之一。

在此要附帶一提，當我們面臨上述的問題，並在重新規劃、製作展示內容的同時，又要面對厚生勞動省對於解說文內容的詳細檢查，一而再的被要求修正內容。2007 年 3 月，漢生病資料館重新開館。

四、「國立漢生病資料館」開館以後──由非當事人展示「瘂瘉者之痛」之意義

重新開幕後，國立漢生病資料館受到諸多批判。

其一是，對於近代以後的隔離政策，並未將國家的責任明確的突顯出來。雖然當初展示製作的目標是呈現出國家與社會雙方的責任，但無可否認的，在面臨種種壓力下的結果，國家的責任被淡化處理，變成著重在強調社會偏見。關於此結果，是我們能力之不足，也是無可迴避的責任，今後應該加以改善。

然而，與此意見同時屢屢被提出的另一個批評是──資料館的展示將歧視與其被害的責任「轉嫁」給社會，關於此意見則是我所不能同意的。國家的隔離政策若沒有社會對漢生病患者的偏見便無法成立的，從實施強制隔離以前就已有的偏見與歧視的歷史就是最好的明證。例如，幼兒時期發病，且爲周遭的人們知曉，由於無法忍受其兄弟遭受欺負，以及人們的冷言冷語，而無奈住院的院民。此經歷很清楚的傳達出隔離政策是依附在社會的偏見之上的。在歧視──被歧視的光譜上，我們這些非當事人其實是屬於歧視者這一邊的，反過來說，並不是把所有的責任都轉嫁給國家政策，就可以解決問題。

學藝員們也感受到不少的問題點。有一些意見認爲，以前的展示比較扣人心弦。確實，以前的資料館展示是在狹窄的陳列室中，將實物資料排列展示，反而比較能清楚展現在偏見和隔離政策之下，被強迫處於不被期待境遇的患者、瘂瘉者的「全貌」。資料館重新開放之後，承接製作展示業務的廠商運用其專業的展出技術，卻反而讓瘂瘉者抱怨「我們過去的生活並沒有像展示內容

那麼好」。當然，我們必須負起這個責任。漢生病資料館並非用來誇示展示技術、或多餘產出，也不是讓參觀者只有在現場才能「體驗」氣氛的場所。

最欠缺的是，讓參觀者對痊癒者所受之痛苦感同身受的設計。這是因為相關資料的不足，以及我們學藝員也欠缺讓資料充分傳達訊息，以及產生共鳴的能力。比如說，在還沒有化學療法的時代，被宣告得到「癩病」時，當事人所受到如墜落到地獄般的感受；孩童患者入院後，他／她們在療養院因思念父母而在傍晚時分暗自垂淚的心情，以及因喪失知覺的手足而進行所謂的患者作業，以至於症狀更加惡化時的絕望。更甚者，在療養院生活的人們，看到其他病患症狀日益嚴重時，心想「總有一天，我也會變成那樣吧！」而喪失求生欲望，變成對一切毫不關心、無動於衷。展示的內容要讓參觀者可以想像遭遇這種境遇的殘酷，並且感同身受。因此，我們希望致力於不依賴最新的器材和影像設備，只透過患者、痊癒者所建構、使用，並充滿其血淚的資料，使參觀者獲得共感，並警覺到自己可能也是讓他們流淚的元兇之一，然後學習到教訓，不會再忽略、排擠其他因某種理由而受苦的人們。這正是痊癒者所希望的目的，也是我們繼續承襲他們長久以來艱辛所推動之活動所要達到的任務。

如前所述，痊癒者的高齡化和人數減少是眼前無法迴避的現實。屆時，就資料館而言，實現「消除偏見和歧視」、「回復患者、痊癒者的名譽」等任務，將由無漢生病經驗的學藝員們所負責。我們身為非當事人，如何才能找到傳達當事人所受痛苦的方法呢？

痊癒者在策劃展覽時，「想傳達什麼內涵？」是奠定於其自身的經驗。因此，重新開幕前擺滿實物資料的展示方法，即使非常簡樸，也能打動參觀者的心，因為展示中涵蓋了當事人的「訴求」。

但是，我們並非當事人，即使與當事人使用同樣的語言、同樣的態度來說明同一件事，也不過是將自身未曾經歷過的事，表現得像是自己親身經歷過而已，這無非就是欺騙。策展也是相同，如何將自己感同身受的感覺、內心的共鳴表現在展示上，是一大考驗。若僅僅單純的羅列資料，是無法傳達任何訊息。唯有策展人想試圖藉由資料來傳遞、發出某種訊息，資料才會對參觀者傳達出這樣的意義。

今後，漢生病資料館中所謂「以痊癒者為核心的展示」，其意義應是整合、傳達患者、痊癒者每個人的經驗、想法，以及他／她們每一人都與我們同

樣是一個獨立個體等觀念。對於前述，也是我們現在被置疑的，「想傳達什麼內涵？」，屆時我們可以達到何種程度呢？

五、結論

2008 年 6 月，於國會的定期常會中，參、衆兩議院皆在無反對意見下，一致通過「關於促進漢生病問題解決之法律」。該法的制定，乃在日本國內的國立漢生病療養院院民日益減少的狀況下，爲維持其生活和醫療照護，以及開放院區、保存設施，因此取代「關於癩預防法的廢止之法律」。在其第 4 章第 18 條（回復名譽及追悼死者）規定：「國家爲了回復原漢生病患者等之名譽，除應設置國立漢生病資料館，並推廣及啓發對漢生病政策之歷史的正確知識外，爲追悼亡者，家屬如欲遷葬存放在國立漢生病療養院中之遺骨時，應給付其遷葬費用，或爲其他必要措施。」

本條文中所謂「回復原漢生病患者等之名譽」，係指建造一個原本被社會排擠、疏遠的患者、痙瘲者及其家屬，都能自由自在、理所當然生活的社會。實現這個目標的責任，落在構成這個社會的非當事人身上，爲此，國立漢生病資料館作爲博物館，應充分發揮其功能，以期達成這個重大的使命。「關於促進漢生病問題解決之法律」的立法背景，是與療養院院民的高齡化及人數減少的情形下，「希望直至最後一人都能在療養院中安度餘生」的願望有關，同時，也希望能將資料館打造成讓大家認識到院民遭受的社會歧視、家庭離散，以及被收容於療養院，最後只能寄望「在療養院安度餘生」的悲慘命運。藉此，反省造成此境況之社會的冷酷面。

再次重複強調，當事人之所以留下自身經驗，是希望社會不再重蹈悲慘歷史的覆轍，且長期以來持續發聲，無非是對至今仍存在的，因疾病或身體障礙而產生的歧視、偏見提出警告。此一目的必須一直傳承下去，我們應該比任何人都不能忘記痙瘲者的這些心願。

參考文獻

大竹章。1996。《無菌地帶　らい予防法の眞実とは》。草土文化社。

多磨盲人会記念誌編纂委員会編。1979。《望郷の丘》。東京：多磨盲人会。

多磨全生園患者自治会編。1979。《倶会一処：患者が綴る全生園の七十年》。名古屋：一光社。

全国ハンセン病療養所入所者協議会。2001。《復権への日月》。東京：光陽出版社。

全国ハンセン氏病患者協議会。1977。《全患協運動史　ハンセン氏病患者の闘いの記録》。名古屋：一光社。

西浦直子。2008。〈当事者の人生を非当事者が展示するということ―ハンセン病資料館リニューアルを通じて―〉。《博物館問題研究》31：14-22。

成田稔。2008。〈あなたは、やさしいか？―成田稔先生の講演ノート―〉。《博物館問題研究》31：1-5。

成田稔。2004。〈わが国の癩（らい）対策における隔離の時代的変遷〉。《歴史評論》656：2-19。

高松宮記念ハンセン病資料館編。2004。《高松宮記念ハンセン病資料館　10周年記念誌》。東京：高松宮記念ハンセン病資料館。

高松宮記念ハンセン病資料館運営委員会編。1998。《高松宮記念ハンセン病資料館　開館5周年のあゆみ》。東京：高松宮記念ハンセン病資料館。

稲葉上道。2008。〈ハンセン病資料館が持つ意義〉。《博物館問題研究》31：6-13。

漢生病患之再現與發聲：
論「樂生博物故事館」之展示建構與詮釋 *

陳佳利｜國立臺北藝術大學博物館研究所教授

一、前言

　　1930 年，日本殖民政府於臺北縣新莊設立了樂生療養院，開始有組織地隔離痲瘋病人。[1] 上千名痲瘋病患曾被迫在此隔離與治療，忍受疾病與歧視的雙重煎熬。2002 年，這群幾乎被社會所遺忘的院民們，拒絕因捷運工程而搬遷，引發了一連串的守護家園運動。2007 年底，在「博物館手創行動小組」推動下，樂生博物故事館於樂生療養院中開幕，展開自身被隔離與遺忘的歷史重建。

　　解嚴之後，隨著地方意識的抬頭，各地文史工作室紛紛成立，結合地方政府與公部門的資源，推動著臺灣大大小小地方與社區博物館的興起，而社會政治氛圍的轉變，也使得過去被嚴格消音的歷史，如二二八事件，透過博物館與紀念碑的興建而獲得正視（陳佳利，2007a）。此外，政黨輪替也使得從前陰森森的監獄，如曾經囚禁許多政治犯的綠島或景美監獄，在民進黨執政 8 年期間，轉型成為記錄臺灣政治與人權運動的白色恐怖紀念園區，並於 2018 年正

---

* 原文題名為〈身障者之再現與發聲：論「樂生博物故事館」之展示建構〉，刊載於《台灣社會研究季刊》80 期（2010 年 12 月），頁 287-319。

[1] 自挪威漢醫醫師於 1873 年發現致病的桿菌後，痲瘋病也稱為漢生病，尤其近年來樂生院民致力於去污名化運動，因此一般學者也改稱之為漢生病人。然而，探討痲瘋病的隱喻及其污名伴隨之社會歧視，是本研究的重點之一，因此本研究部分文獻回顧及訪談引用稿，仍保留其原始脈絡及文本的稱呼。

式成立國家人權博物館。[2] 然而，背負著污名化過往的樂生院民，他們的歷史與生活空間似乎承載著臺灣社會最醜陋的過去，任何的保存與展示，既不能帶給地方榮耀，也無法符合任何當權者或黨派的利益與認同政治，而難以獲得官方高度的支持與重視。

環顧美國、挪威及日本等國，早在 20 世紀中開始紛紛設立漢生人權園區或博物館，來見證人類文明發展的黑暗面並保留相關醫療及漢生病人的生活史。在臺灣，樂生保存運動始終得不到公部門的支持與重視，而在院區保存為人權園區的規劃進度上也十分緩慢，且因為捷運工程的拆遷，以及院民陸續搬遷及凋零，整體院區及建築物的毀壞加劇，保存與整修不易等種種難題。在這樣的脈絡下，筆者試圖經由文獻來回顧痲瘋病的意涵及樂生療養院的建構過程，並於 2007 年底至 2008 年 8 月間，參與觀察手創行動小組的部分工作，蒐集展覽規劃相關文宣並攝影記錄展覽內容，以瞭解樂生博物故事館的展覽內涵，並思考博物館展示漢生病患及身心障礙的意義、衝突，與相關的倫理議題。期間，為了瞭解工作小組建構該館的過程及理念，除了訪談 2 位參與工作的核心成員外，也觀察 2 位院民的導覽，作為輔助資料。在徵詢受訪者的意見後，本文中的受訪者均採半匿名之方法來敘述。[3]

---

2 該園區目前也因政黨再次輪替而有不同的命名，並引起多方的爭議與重視。2002 年文建會召開「研商景美看守所登錄歷史建築及整體規劃事宜會議」，決議籌設「臺灣人權景美園區」，於 2007 年 12 月 10 日正式開幕啟用，並交由彭明敏基金會營運。2008 年底文建會文化資產總管理處籌備處接管後，於 2009 年 2 月 27 日公布將改名為「景美文化園區」，引發民進黨及人權團體強力抨擊，而改為「景美人權文化園區」。2018 年 3 月，在文化部召開幾次專家及受難者代表所組成的諮詢會議後，幾經討論折衝協調後，決定以國家人權博物館為名正式成立，下轄白色恐怖景美紀念園區與白色恐怖綠島紀念園區，以兼顧人權及白色恐怖歷史與紀念意涵（Chen, 2019）。

3 筆者於 2007 年底，獲悉並認識了這群籌劃樂生博物故事館的工作小組。2008 年初起，就陸續從旁協助樂生博物故事館的建構，如捐贈展覽櫃及提供文物典藏編碼諮詢，但並不參與任何決策或蒐集及展示文物工作。2008 年間，為了瞭解該館的源起與建構過程，也先後訪談 2 位參與工作的成員：小靚（2008 年 6 月 26 日）、Friday（2008 年 8 月 20 日），並運用帶領學生參訪時，與參與導覽的 2 位院民互動，瞭解其心得與看法。

二、痲瘋病及其隱喻

　　根據文獻記載，痲瘋病是人類最古老的疾病之一，最早存在於印度、埃及和中國等文明古國（謝楠光，2004），中世紀時隨著十字軍東征，也曾遍及西方世界，困擾人類文明達數千年之久（劉北城、楊遠嬰譯，1992）。至於痲瘋病的定義，根據劉集成（2004：2）研究指出，「痲」與「瘋」各有來源：「痲是因其外形稱之，由痲瘋患者身上的各種斑塊、腫瘤、爛瘡而來，因此又有屬（癘）、癩、痢、麻的別稱，現代醫學解釋『痲』字也有另一層意義，指的是痲瘋病造成患部痲痺無知的病徵。」至於「瘋」原爲「風」之意，意指傷風、風寒，乃是致病的原因。因此中國古醫書中也稱痲瘋病爲大風或癩疾，直到明初才出現「大痲風」的稱呼（劉集成，2004；梁其姿，1999）。

　　意指傷風病理的字源是如何轉變爲現代意指精神疾病的「瘋」字，如今已難考證，然而在挪威籍漢生醫師於 1873 年發現致病的痲瘋桿菌之前，民間對於痲瘋病的起因有各種推論與臆測，除了傷風以外，還有毒蟲致病、花柳病及因果報應等說法。其中以因果報應說，影響最爲深遠。此說法認爲人之所以會患痲瘋病，是因爲個人或祖上缺德，導致子孫必須受此報應，因此中國古代形容痲瘋病是「不仁之疾」，而日本人稱痲瘋病爲「天刑病」，意味著來自上天的懲罰（劉集成，2004）。

　　桑塔格（刁筱華譯，2000）指出，疾病向來被視爲破壞社會與道德之隱喻。早在希臘時代，疾病可能被視爲因爲個人或祖先，乃至社會集體犯罪，而以天譴、魔鬼作祟等因素出現。而基督教時代的來臨，更加強了疾病的道德隱喻。Manchester 和 Roberts（1989）的考古研究指出，英國在中世紀設立了兩百多個療養院，對患者直到死都採取絕對隔離，除了防止傳染，也是將這些「不道德」的病患驅逐於社會大眾的視線之外。傅科曾經估計，在中世紀盛期，整個基督教世界的痲瘋病院多達一萬九千多個，而這些機構與制度並未隨著痲瘋病在西方世界的絕跡而消失，其精神轉變爲現代社會體制下的各種隔離異己的空間，如精神病院與教養院，繼續施行監控與隔離技術（劉北城、楊遠嬰譯，1992）。

三、進步殖民帝國的國恥

　　在臺灣，麻瘋病雖然隨著明末清初的中國移民而大量出現，並在各種養濟院內療養（謝楠光，2004），[4] 然而正式且大規模的強制隔離與治療，則始於日治時期。明治維新後的日本，在工業生產與國力各方面，都企圖直追西方強權，然而在西方世界絕跡已久、象徵落後與不文明的麻瘋病，卻仍然在日本國內及其殖民地臺灣、韓國等地流行，被視為國恥（劉集成，2004）。19 世紀末，發現麻瘋桿菌的漢生醫師相信其傳染力，並積極鼓吹強制隔離政策，藉由國際麻瘋大會的召開與推廣，隔離政策成為 20 世紀上半葉全球普及的防治趨勢（劉紹華，2018）。因此，如何結合現代西方醫學、人口統計與規訓制度，消滅象徵落後不文明的麻瘋病，使其統治下的殖民地邁入現代化國家，便成為日本殖民治理的重要計畫（李尚仁，2004）。

　　針對麻瘋病，1931 年，日本公布「癩預防法」，確立了隔離治療的原則（范燕秋，2014）。根據記載，日本殖民政府自 1900 年至 1939 年，共進行 8 次麻瘋病患人數統計調查，[5] 發現臺灣麻瘋病患人數雖然遠較日本國內少，但就人口比例而言，卻比日本本地高，加上臺灣社會對麻瘋病患普遍較沒有戒心，疾病容易傳染並有成長的趨勢，使得殖民政府不得不正視這個問題（范燕秋，2005）。因此，以醫療及慈善為名，優生與隔離監禁為實的「臺灣總督府癩病療養所樂生院」於 1930 年成立，為臺灣第 1 家公立的麻瘋病療養院。其運作一方面透過強制通報與收容，來集體隔離病患；另一方面，也透過現代化的設施，如完善的下水道、淨水系統與醫療設施等，以建全公共衛生（翁文啓，2004；劉可強、陳育貞，2007）。然而，直到 1953 年特效藥 DDS 運用於治療

---

[4] 另根據謝楠光（2001）整理的臺灣地區癩病大事紀，早自清代 1736 年彰化縣長秦士望先生首先設立專門收容癩病的養濟院，而後 1880 年清政府又在新竹成立養濟院，兼收容癩病病患。然而，日本殖民政府佔領臺灣後，便關閉所有的養濟院，使得 19 世紀末的癩病治療落到馬偕醫院院長戴仁壽博士等外籍醫師身上，戴仁壽博士並於 1927 年在馬偕醫院設立癩病專治門診。

[5] 根據賴尚和（1952）研究整理，日本統計調查顯示 1900 年臺灣有麻瘋病患 811 人、1918 年有 641 人、1926 年有 756 人、1930 年有 1,084 人、1935 年有 850 人、1936 年有 827 人、1938 年有 824 人、1939 年有 832 人（頁 89-90）。

之前，並無法有效治癒痲瘋病。因此，除了消極地處理病患的傷口與截肢外，只能透過隔離與監禁，希冀待病患逐漸凋零後，痲瘋病就得以絕跡。

在空間規劃上，樂生療養院可以分為行政區與病舍區。行政醫療區以王字形建築，延續隔離精神分為「有菌」與「無菌」區，而中間則以消毒更衣區作為區隔，防止醫病交互感染（范燕秋，2005）。而病患院舍的配置，除了以重症與否來區分外，也有以院民居住地來命名，如發動各地方政府捐款興建予其鄉親居住的漁翁舍（澎湖）與高雄舍等；院區內並有中山堂、市場、教堂、佛堂、監獄與精神病人專門病舍等，宛如社會的縮影（潘佩君，2004）。此外，為了防止病患逃跑，樂生療養院設立之初即在周圍架設鐵絲網。1945 年戰後，改名為「臺灣省立樂生療養院」，仍繼續延續日治時期強制隔離的政策遺產[6]（范燕秋，2009）。

在強制隔離制度下，公權力以公共衛生為由，剝奪了各種人權，院民不只沒有行動與遷徙的自由，連生育權也被剝奪；結婚前必須先辦理結紮手術，而死後也要在院內火葬場火化。[7]雖然如此，也有些院民以不公開結婚為應對策略，在院中生兒育女。這樣嚴厲的監禁系統直到 1950 年代，隨著特效藥的發明後才慢慢開始鬆動。1954 年，樂生療養院解除了周圍的鐵絲網（黃龍德，2002）；1955 年，在床位不足及醫療技術與觀點的改變下，臺灣逐步接軌國際趨勢，取消強制收容的實際作為（范燕秋，2009）。在法規上，1962 年「臺灣省癩病防治規則」公布實施後，明定非開放性病患不需住院隔離；1982 年，才結束對開放性病患之隔離（張鑫隆，2007；蘇惠卿，2007）。面對這遲來的自由，多數院民卻選擇繼續留在樂生療養院終老。究其原因，除了在漫長的隔離歲月中，院民們逐漸對樂生療養院產生「家」的認同外（陳歆怡，2006），

---

[6] 范燕秋（2009：121）指出：「由於所謂政策遺產是一種系統性的偏見，它涉及先前法令規則制定所建立的觀念認知、機構人員，以及接受法令權威的患者以及社會大眾。因此，政策制度運作有其慣性，其運作所造成的疾病認知或污名一旦形成，也就難以驟然消失。」

[7] 一般而言，一旦進入樂生療養院，除了少數重大事故可特別申請短暫外出外，終其一生都無法離開療養院。短暫外出主要以親人過世奔喪為主，其餘不假外出則視為逃逸，一旦被逮捕，則需關禁閉懲罰。另外，雖然依照規定院民結婚前必須辦理結紮，但仍有院民並不辦理結婚手續並在院中懷孕生子。

多數病患因爲併發症而導致肢體與顏面上的殘疾，也難以重返社會謀生。社會大眾普遍對痲瘋病患的歧視與排斥，是他們選擇繼續留在樂生療養院的主要原因。

如前述，在特效藥發明及引入治療前，多數樂生院民並未得到有效的醫療照顧，使得許多人因併發症而導致顏面與肢體上的殘疾，從而成爲一般社會定義下的身心障礙者。而痲瘋病人如何被隔離與監禁，反映社會如何標示及排除異己，尤其是對身心障礙社群的歧視。范燕秋（2005）指出，日本殖民政府爲了加強強制通報與隔離，動員了官方與社會的力量，污名化痲瘋病並造成社會的恐懼感。張鑫隆（2007）則以法律的角度分析，認爲針對痲瘋病患所制定的各種法令規範，乃是以公共利益之論述，進行優生主義與人權迫害之實，其執行過程更加深社會對痲瘋病患的歧視與偏見。作爲社會教育重要機構的博物館，其展覽與教育，也往往加強主流文化與意識型態，影響並形塑社會的觀點與偏見。如何記錄與再現身心障礙社群隱藏的歷史，其中牽動到展示方法與觀看等複雜的倫理議題，除了使許多策展人卻步，也讓身心障礙社群因爲擔心社會大眾的歧視而不願意曝光。面對這自古以來即飽受污名與歧視的痲瘋病患及其相關的歷史，博物館該如何展示與再現？樂生博物館如何隨著保存運動的展開而逐漸成形？博物館該如何蒐藏、建構與展示來自社會底層的聲音與歷史？這些都是本章所要探討的議題。

四、紀錄與揭露：
「停格的歲月──痲瘋村紀事」攝影展

在樂生博物故事館成立之前，有關樂生的影像，除了公視及慈濟大愛台等媒體紀錄播放外，也已透過攝影師的鏡頭，於樂生療養院之外的展覽空間中展示。1995 年與 1996 年間，記錄樂生院民生活的「停格的歲月──痲瘋村紀事」攝影展，先後於臺北市立美術館及清大藝文中心展覽。該展覽源於擔任攝影記者多年的周慶輝，厭倦了每日跑新聞的枯索生活，於 1990 年至 1992 間，決定租屋於樂生療養院旁，每日到療養院內與院民共同生活，記錄並捕捉他們生活的點點滴滴，藉由觀照他人的痛苦，努力追求自己痛覺的復原方式。

　　談到選擇樂生院民作爲攝影主題之理念，周慶輝表示只想單純的當個說故事的人：「從宗教、生活、醫療，拍到患者面對死亡，想拍出的，是空氣中擴散的痲瘋病菌氣味。」（趙民德，1995）然而，除了透過感官來傳達樂生的氛圍外，隱藏其中的是對社會的諷喻。周慶輝認爲：「中國古代形容痲瘋病是不仁之疾，但若論麻木，許多痲瘋村外的正常人，枯竭的心靈與消極的生命動力，只怕比村內人更麻木。」（清華大學藝術中心，1996）似乎希望透過展覽，激起社會的迴響與痛覺。然而，這種企圖卻意外地先刺痛了院民。

　　在臺北市立美術館的展覽中，爲了展出院民生活的各個面向，並且呈現他們許多人也如同一般人，在入院前也擁有健全的家庭生活，因此，有一件展出作品，主題爲 1 位痲瘋病患兒子的結婚照。然而，平凡的結婚照在痲瘋村的主題下展覽，並於臺北市立美術館曝光後，引起家屬極大的反彈。「被同事看到了以後怎麼做人？」是這對年輕夫婦最直接的反應，而院民也不甚瞭解他們的私生活會在公共的空間展出，接受公眾目光的檢視，使得部分院民感到隱私與自尊受到侵犯。根據記者呂玲玲（1995）採訪報導，得知痲瘋病患通常不願曝光，寧可放棄自身的權力，也會努力保護家人的名聲，但也有些病人認爲，「如果能夠讓大眾關懷痲瘋病患，個人曝光的犧牲無所謂」。

　　根據報導，周慶輝對於未徵得被攝影者的同意就展出，承認在做法上「不夠周延」，但不認爲展出紀實攝影是一項「錯誤」，也不考慮停止或取消展覽；然而爲了尊重被攝影者的感受，他同意與院民協商，並取下較具爭議性和正面攝影的照片（呂玲玲，1995）。以紀錄與保存歷史的珍貴影像而言，周慶輝的紀實攝影無疑深具意義，然而以展覽的角度思考，被停格的人物影像，透過攝影美學化的處理手法，讓樂生院民飽受歧視的外觀特殊性，成爲公眾觀看的對象，其所引發的複雜的倫理議題，恐怕不是攝影師原始的動機與理念所能涵蓋，而博物館與展覽也似乎自此留給院民負面的印象。

五、樂生博物故事館的展示建構與內涵

　　2002 年，政府宣布因捷運工程而要拆除樂生療養院，此後，地方文史工作者、院民及學生團體便開始展開保衛家園運動，並獲得學界與人權團體聲

援，陸續組成保護新莊老樹樂生聯盟（2002）、樂生青年聯盟（2004）及樂生
保留自救會（2005）等團體，進行一連串的抗爭並舉辦各種藝文活動。2005
年，於日治時期被強制隔離於樂生療養院的 25 位院民控告日本隔離侵害人權
勝訴，並於 2006 年獲得賠償。2006 年，樂生療養院獲文建會指定為暫定古
蹟，暫時免於拆除。然而隨著暫定古蹟 6 個月的期限到期，臺北縣政府與捷運
局以捷運為國家重大工程，保存樂生將延誤通車與地方繁榮為由，使得最後的
拆除勢不可免。隨著各種保存運動與抗爭越來越激烈，2007 年夏天，「尋找樂
生的美麗與哀愁──樂生博物館手創行動小組」正式展開建構博物館工作，並
於 2007 年 12 月 12 日，於樂生療養院成立 77 週年開幕。本章將分析樂生博物
故事館的籌備過程、理念及展示手法，希望透過記錄這一段由樂生青年協同漢
生病人所設立的小型博物館，來思考博物館要如何為底層的邊緣團體發聲，並
透過文物展示與口述歷史，來記錄其文化與記憶。

（一）樂生博物故事館的籌備與命名

不同於公部門或私人財團所設立的博物館，樂生博物故事館基本上可說是
由參與樂生運動的青年所發起推動，在相當有限的人力、物力及部分院民的支
持下，以院民及保存運動為展示敘事主體的社區型博物館。然而，居民一開始
並不認同博物館的設立。與保存運動相比，以蒐藏及展覽為主的博物館，似乎
顯得沒那麼迫切，甚至隱含對保存運動的一種退讓與否定，似乎唯有即將消逝
的文化與主體，才會迫切地採取博物館的保存策略。樂生院民，甚至工作團隊
也對於博物館這個名詞有所疑慮，認為那是放死人的東西。因此，其定位與命
名也從一開始的博物館，到後來的故事館之間徘徊，最後採取並用的名稱──
樂生博物故事館。之所以如此，工作成員小靚表示：

> 就是因為擺不平大家的想法，後來的想法也認為不需要擺平。最真實
> 的狀態就是，嗯～並用的，確實有人認為它是博物館，有在做事的人
> 認為它是故事館，其實這件事並不衝突，那就把它放在一起。[8]

---

8 2008 年 6 月 26 日，訪談博物館手創行動小組成員思靚之訪談稿。

她表示，在這個過程中，一直有互動跟討論，然而「大家對於博物館是什麼，怎麼做，其實都不會一樣，目前都還是不一樣」。固然一開始是以博物館的名稱籌備，而工作團隊也以博物館手創行動小組爲名，但後來推動相關業務的同伴們認爲，博物館除了給院民一種放死人東西的負面聯想外，也與樂生院方（官方）所主導籌備，以院史爲展示重點的博物館有所重疊。因此，他們希望經由故事館的名稱，說明這只是一個說故事的地方，一個記錄與訴說屬於居民故事的空間。

（二）凝結的傷痛：物件的蒐藏與再現

從名稱的設定與折衝協調過程中，可以發現手創行動小組對於博物故事館的內容與名稱，沒有固定的框架，而是隨著籌備過程中的討論與互動，在反思與相互妥協中逐漸成形。籌備期間，如同臺灣許多社區博物館所面臨的難題，手創行動小組必須在有限的資源下，進行文物徵集與展示規劃。況且，隨著捷運工程的進行與院區拆遷在即，許多記錄地方歷史與院民生活的珍貴文物轉眼即將消失，使得籌備工作更形迫切。

在展品蒐集方面，他們並不汲汲於蒐集文物，而是希望透過與院民的互動，一點一滴的探索與構思。因此，手創行動小組決定採取尋寶與口述史的方式，利用週末邀請民眾參與，共同爲院民打掃房舍並與院民聊天，一方面增進互動，一方面也可以瞭解他們的生活環境與點點滴滴。慢慢的，他們發現許多院民們日常生活所使用的物件，有的已經失去主人，靜靜地躺在角落，有些則繼續陪伴著它們的主人，度過美麗與哀愁的歲月。在探訪尋寶的過程，小組成員無意間發現了院民保存的成堆成袋的過期藥膏跟紗布，經過聊天訪談才知道紗布是傷口時時潰爛的院民生活必需品，根據樂生保留自救會會長李添培的回憶：

較早期入院來醫治的院民，常常是外傷比較嚴重的一群。那時社會普遍物資缺乏大家都不好過，樂生院內也不例外。要是紗布不夠用又沒錢進新紗布，院方就會叫我們把用過的紗布直接拿去滾水裡面煮，當作消毒。因爲自己那時還年輕，還曾經負責替醫院煮紗布的工作。所

以，老一輩的院民，只要外傷嚴重的，其實都或多或少有囤積紗布和藥物的習慣。[9]

除了院方要求重複使用外，院民們基於不安全感，也會清洗後儲存紗布以防萬一。這些不起眼、現在醫院用過即丟的紗布，在樂生院民的悲歡歲月中，卻扮演著重要的角色。手創行動小組因此決定蒐集這些紗布，定名為〈以紗布為名聯展〉，藉以隱喻存在於院民與社會間尚未凝結的傷口，作為開幕的展覽主題之一。

從絲毫不起眼的一支刮皮刀、一把特製湯匙、一張照片到一捆紗布，這些因為傷殘不便而巧思運用的生活物件，背後都隱藏這群社會邊緣人的故事，訴說著異於常人的生活樣態與經驗。物件，因此成為凝結傷痛的表徵。

（三）展覽主題與空間架構

隨著文物蒐集的過程，手創行動小組也開始思考：如何透過物件來呈現這個空間裡盤根錯節的人物關係，以及所承載的時間感？除了院民的生活用品外，樂生博物故事館也很重視院址所在地區的歷史與生態。因此，他們結合了文史工作者的考古挖掘成果，展出古代遺址如化石與古墓等，以彰顯該區悠久的歷史。樂生博物故事館展覽主題，可分為以下四個區塊（樂生博物故事館，2008）：

1. 樂生前傳：展出 500 萬年前的群聚化石、圓山文化人的考古遺址與楊仰峰大龜墓。
2. 日治時期的臺灣總督府癩預防樂生療養所：展出 1930 年下水道孔蓋、小林總督寄贈憲澤亭等。
3. 漢生病友的解放之道：藉由音樂、影像與文獻等，側記漢生病友去污名與樂生療養院保存運動。
4. 樂生院民的日常生活：旨在展示院民們在院內的食衣住行、宗教信仰、工作、育樂、婚姻及面對疾病、年老與死亡等生命狀態的故事。

---

9 資料來源：「尋找樂生的美麗與哀愁：以紗布為名聯名展」。網址：http://losheng-museum.blogspot.com，檢索日期：2008 年 7 月 30 日。

　　整個展覽呈現簡樸的氣氛與獨特的手感，在這裡並沒有所謂專業博物館的展示設計，展示說明以手寫標示爲主，而燈光則以居家使用的立燈與一般照明。此外，他們也運用現有的牆壁置物格作爲部分的展示櫃，而其餘展櫃則是透過各方的協助才得以解決。[10] 在展示空間方面，經樂生保留自救會會長李添培理事長，以國際愛地芽協會臺灣分會（IDEA Taiwan）理事長的身分努力爭取協調後，才向院方取得部分閒置空間的鑰匙。除了狹長的「阿萬師的估物商行」特展室外，手創行動小組利用閒置的院方會議室（第 1 間展覽室）和院長室（第 2 間展覽室）作爲展覽之用，整個空間稍顯侷促，四個主題的空間區隔也因此不甚明顯。

　　就展覽內容與參觀動線而言，觀眾一進入博物故事館，很容易看到位於展覽室中央的院區模型，方便導覽解說樂生療養院因捷運工程被拆除及保留的現況，成爲整個博物故事館視覺的中心焦點。而環繞在院區模型四周的物件，除了依序展出樂生院區挖掘的化石、骨灰與墓碑外，也展示從建築物拆下的各式匾額及看板，如圖書室和樂生醫院介壽堂匾額。引人注意的還有外科門診須知及福利社理髮部等看板，看板上的題款及年代等資訊，能夠協助觀眾想像過去院民的生活方式。而近年來樂生保存運動相關新聞剪報、遊行標語及照片等，如標示「全區保留捍衛樂生」的布條，及懸掛於第 2 間展覽室中間的「國家認錯保留樂生」的旗幟，也都佔據了重要而顯明的位置，說明了博物故事館與樂生保留運動理念上的緊密相連。

　　雖然較不明顯，但在博物故事館各個展櫃及角落裡，也展示院民的居家文物、照片與口述史等，希望讓民眾瞭解樂生院民日常生活的各個面向與故事，內容包含院民所擁有的物件，如入院證與日常用品鍋碗瓢盆等，以及呈現院民們因肢障等因素所導致的各種生活樣貌，如照片、紗布與拐杖等。最後，雖然展出內容有限，也發現不少院民透過寫作、畫畫甚至音樂創作，抒發他們漫長隔離的歲月，如茆伯伯手繪的院區建築圖。

　　從四大主題來看，雖然工作小組企圖以重要考古遺址來強調其保存價值，但是一般社區或醫療類型博物館很少出現的化石，甚至圓山考古遺址的赫然出

---

10 如開展時，利用私人美術館換展空檔借來的臨時展櫃，之後則由筆者主動將國立臺北藝術大學博物館研究所募得卻閒置未用的 4 個展櫃捐出，使得部分文物得以獲得較好的保存。

現，不免引起考古學者的質疑，[11] 也分散了展示院民生活經歷及保存運動之焦點與主題。另外，展示樂生保存運動之相關報導與物件，內容直指國家的錯誤與責任，立場鮮明，與其他漢生病資料館的展示觀點大不相同。以日本爲例，西浦直子（2009）指出，1993 年成立的高松宮記念漢生病資料館，展覽原由漢生病痊癒者親手製作並口述訴說，常設展內容包含「皇室」、「先驅者們」、「療養所的生活」、「事件與運動」、「文學生活」、「創造生存的價值」、「兒童與學校」、「醫學」等各部分。然而自 2002 年，該館逐漸轉由博物館專業人員（學藝員）規劃設計，並於 2007 年更名爲國立漢生病資料館重新開館，展示理念也在各種壓力下，稀釋國家責任，強調社會大眾對漢生病患的偏見是造成歷史悲劇的主要原因。[12]

（四）特展室：阿萬師的估物商行

在居民眼中，又是如何看待博物館這個正式又陌生的機構呢？對於博物故事館，院民典型的反應是：「我的東西沒有什麼價值。」但也有一些院民遺憾地表示：「很多有紀念價值的東西早被丟掉了，現在蒐集到的不算什麼古董……。」長期過著與世隔絕生活的他們，自然不太瞭解博物館的意義，也擔心所剩物件不具有博物館典藏價值。然而在博物故事館籌備過程中，部分院民也逐漸地從被動化爲主動。如在南臺灣四處打零工，並曾從事資源回收工作的茆伯伯，於民國 60 年代（約三十多歲）時入院，個性較爲內斂的他，總是默

---

[11] 2008 年 11 月 7 日，研究者參加第 3 屆博物館研究雙年學術研討會，以「從隔離到再現痲瘋──樂生博物故事館蒐藏與展示建構」為題發表本論文，與會的考古學家何傳坤教授即對該地出土之圓山人文化遺址提出質疑，認為該主題的展示內容需要進一步的研究與鑑定。

[12] 學藝員西浦直子（2009）說明其中轉變並解釋其理念：「新開幕之後，國立漢生病資料館招致諸多批判。其一是，對於近代以降的隔離政策，國家的責任並未明確地顯示出來。雖然展示製作中所期待呈現國家責任與社會責任的方針，但在種種壓力下的結果，是呈現國家的責任稀薄化以及強調社會偏見的展示，這是無法否認的。……然而，伴隨如此意見而屢屢被提出的批判──資料館的展示是將差別與其被害之責任『轉嫁』給社會，關於此意見是我所不能同意的。國家的隔離政策，是因由社會對漢生病患者的偏見才能成立的，沒什麼比從強制隔離以前的偏見與差別之歷史來開始述說更為重要的。」

默參與各項抗爭、保存相關活動，也曾代表國際愛地芽協會臺灣分會（IDEA Taiwan）[13] 前往日本拜訪當地的療養所和文物館，卻不常在公開場合，特別是各種會議上表達自己的意見。然而，有撿東西習慣的他，在打造博物館的過程中，卻變成樂生博物故事館的靈魂人物。

手創行動小組無意間發現茆伯伯收集了好多古早味的東西，驚呼連連，茆伯伯驕傲的神情溢於言表，他說：「這當然啊，咱家嘛親像估物商行啦，什麼東西都可能找得到……。」[14] 環繞在他所蒐集的各式物件中，有說不完的故事與回憶，因此行動小組特地另闢一室，稱為「阿萬師的估物商行」，讓茆伯伯隨心所欲地展示他的蒐藏品。

在這間特展室中，除了擺放許多院民及茆伯伯個人日常生活用品外，如鍋碗瓢盆與電視等，也發現牆上貼著一幅幅手繪的院區建築圖。之所以如此，是因為喜歡和來到院區民眾分享院區聚落變遷的茆伯伯，[15] 發現比手畫腳也很難說清楚這些房舍空間的關係，因此乾脆一筆筆的畫下已被拆除記憶中的房舍，讓參訪民眾能夠隨著他簡單的素描，走進歷史的時空中。在導覽過程中，茆伯伯還拿著一把小刀當作導覽指示棒，口沫橫飛地對參觀的學生，分享其中的由來與故事：

> 這些東西是紀老師來到這裡之後，我就慢慢地找，都是在社區裡面找
> 到的。這個臉盆架是日本時代的，我另外放了一個臉盆在上面，還有
> 這個桌子，下面的腳是可以活動的，這些東西是從沒人住的房間揀出

---

[13] 根據國際愛地芽協會臺灣分會網頁資料說明，IDEA（the International Association for Integration, Dignity and Economic Advancement）是一個國際性的組織，在全球已有 30 個國家設有分會，擁有三萬多會員，大部分是漢生病人及康復者，其宗旨在於協助解決漢生病人及康復者的社會歧視問題。聯合國經濟與社會理事會認定為特別諮詢機構的非政府組織（NGO），臺灣為第 31 個成立分會的國家。網址：http://groups.google.com.tw/group/ideataiwan?hl=zh-TW，檢索日期：2008 年 10 月 1 日。

[14] 資料來源詳見「尋找樂生的美麗與哀愁：以紗布為名聯名展」。網址：http://losheng-museum.blogspot.com，檢索日期：2008 年 7 月 30 日。

[15] 2018 年研究者再訪樂生院區，發現茆伯伯以拆下來的家具木材製作成建築模型，在傍晚時分點上燈光，一棟棟的院區建築在茆伯伯的巧手下，彷彿重生並再現過去的歲月痕跡。

> 來的，都是沒人要的東西，電視也是最早的，黑白的。[16]

除了分享物件的由來外，茆伯伯也不時地在導覽中穿插個人的經歷與故事，賦予文物新的意義與生命力。

六、身心障礙與攝影

除了展示院民日常生活物件外，樂生博物故事館也展出相關的攝影作品，內容與策略和「停格的歲月──痲瘋村紀事」有何不同？其中牽涉的倫理議題又為何？本文接著要探討身心障礙攝影的修辭與社會功能，並比較兩個展覽中的攝影作品。Thomson（2001）分析攝影再現身心障礙的視覺修辭（visual rhetoric），將其分為以下四種類型：（一）奇特的（the wondrous），如透過仰角，拍攝坐著輪椅攀上高峰的身心障礙者，讓人感到不可思議。（二）感傷的（the sentimental），將身心障礙者建構為受苦且需要施捨的，最常攝影的對象為孩童，也常被運用在慈善宣傳活動中。（三）奇風異俗的（the exotic），透過空間安排及有景深的攝影，常見於西方殖民主義將少數民族物化的攝影手法，並建構為奇風異俗、古怪的。（四）寫實的（the realistic），以平等的修辭，希望獲得觀者的認同，進而引發觀者的社會或政治行動。

Berger（1980）討論攝影的社會功能時，提出兩種截然不同的用途，分別是私人與公共用途。前者如家庭照與生活照，為一般人生活記憶之記錄與延伸，換句話說，即使照片只能擷取生活片段而無法保存拍攝時的完整社會脈絡，且隨著歲月流逝後再觀看時，雖然容易產生新奇感或對過去的相貌感到不可思議，但生活照的觀賞仍在個人與家人的記憶與意義脈絡下解讀。然而公共用途的照片，如廣告與新聞攝影所捕捉的事件或場景，雖然提供了訊息，卻與我們的生活經驗無關。Berger（1980: 56）因此認為：「如果公共攝影促進了記憶，那也是對不可知的或陌生人的記憶。而攝影的暴力即透過其陌生無知

---

[16] 2008 年 6 月 1 日，國立臺北藝術大學博物館研究所師生參觀樂生博物故事館時，茆伯伯導覽之錄音逐字稿。

（strangeness）所表達。」

在這樣的脈絡下，作爲紀實攝影的「停格的歲月──痲瘋村紀事」展，其內容是攝影師透過鏡頭，以攝影美學角度所記錄的樂生院民生活面貌。研究者依攝影主題將作品分爲以下三種類型：首先是日常生活剪影，如：〈廊夏日影〉、〈用餐〉及〈痲瘋村裡的菜市場〉等照片，這系列較少聚焦在單一個人或局部肢體，以較長的鏡頭攝影、自然且生活化地捕捉院民的生活動態，最符合寫實的精神。其次，爲變形的肢體特寫：這系列展示照片聚焦在院民受痲瘋桿菌感染後扭曲變形的肢體特寫，如〈戴滿戒指的手〉、〈詳端自己〉與〈雙腳殘缺的病患整理菜圃〉等，其中〈戴滿戒指的手〉以特寫的手法呈現 1 位院民戴滿戒指扭曲變形的十根手指頭，而〈詳端自己〉則聚焦在院民用變形的雙手固定自己的照片並予以凝視之場景。在這系列照片中，院民的臉孔均未出現，而是以其變形的四肢爲攝影主題。

最後，是跟死亡有關的議題。正如周慶輝（1996）希望「從宗教、生活、醫療，拍到患者面對死亡」，以呈現空氣中擴散的痲瘋病菌氣味，因此，一系列攝影作品也詳細地記錄院民們面對治療與死亡過程，如〈開刀前〉、〈等待死亡〉、〈覆蓋壽衣〉、〈出殯前的禱告〉及〈爲好友送葬〉等，其中〈開刀前〉與〈等待死亡〉以院民的臉部特寫，細緻地捕捉了院民空洞而無奈的眼神，而〈覆蓋壽衣〉則呈現院民往生後躺在棺木中的僵滯臉孔。[17] 與死亡相關系列作品充分呈現院民終生以院爲家的悲涼處境，從生病、死亡、出殯到火化，他們沒有一般的家族成員來協助處理後事，全部由其他院民擔任各種角色協助完成人生大事，死後也只能火化並供奉在院內的祠堂。

先不論拍攝和展示這些肢體變形與死亡相關作品是否獲得當事人及其親屬同意等倫理議題，尤其是〈覆蓋壽衣〉等作品，展示了一般只有家族才能觀看的遺容，[18] 然而若仔細分析其攝影作品，不難發現有許多主題聚焦在院民異於

---

[17] 除了版權問題外，因考量再現身心障礙之倫理議題，本文也不欲刊登該展覽照片。文中所討論之相關照片，可見 Chou Ching Hu! 網頁：http://www.chouchinghui-art.com/works/Out_of_The_Shadows。

[18] 根據報導，周慶輝說著死亡的大課題，其實也蘊存著心中的翻騰：「拍完死亡病患後，心裡常有或多或少的罪惡感，那是一種拍到真實死亡面貌的興奮，和事後良心道歉的一種矛盾。」（賴素鈴，1995）

常人的肢體與面貌，混雜著感傷與奇風異俗的修辭，其特殊的題材與專業的攝影手法，雖然能有效地吸引觀眾的目光，但在開啓觀眾另類視野的同時，也使得院民成爲美學欣賞與觀看的客體，或者更糟糕的，透過系列攝影作品猶如展演一場怪異秀（freak show），相當程度地滿足觀眾好奇心與窺視欲望。

相較而言，缺少美感包裝的樂生博物故事館，雖然也有展示院民的照片，卻不僅限於視覺意象，而是有歷史脈絡的並列各種不同物件與影像，照片影像也較少聚焦在院民異於常人的肢體特點，因此大幅度的避開上述缺點。以樂生博物故事館中的「漢生病友的解放之道」及「樂生院民的日常生活」兩個展覽主題而言，也運用不少攝影作品，如院民拄著拐杖漫步在院區中或在日本進行訴訟獲得勝訴的照片，這些照片較少聚焦在院民受麻瘋桿菌感染後扭曲變形的肢體，部分照片並展示他們入院前自行拍攝的生活照，讓觀眾瞭解：院民在入院前也擁有自己的事業與家庭。例如展覽室的一個角落裡，展示了秦家海入院前擔任陸軍上士時，因優異的表現獲得四星寶星獎章執照，該執照下方也拼貼了不同時期與家人的生活與大頭照，讓觀眾不會只關注在他受病魔摧殘與隔離監禁後變調的人生。

七、聆聽身心障礙：展示脈絡與空間

既使如此，Hevey（2006）犀利地批評道，無論攝影師將身心障礙者建構爲積極樂觀的，或奇特、感傷的，往往都忽略他們的聲音與感受，成爲攝影師物化的對象，並建構爲對照正常世界的它者。就這一點而言，樂生博物故事館除了展示生活照與日常物件外，部分物件也搭配了院民的口述描述之聲音檔及文字，作爲展覽說明。例如展覽中的衣物與毛巾，就配上院民口述的聲音檔，茲節錄如下：

> 服裝改革可以說是游天祥在改的，當時醫院一年阿，一個月一包衛生
> 紙，草的衛生紙粗粗的，幾個月才有一條毛巾，發來的毛巾是〔連

到〕的，[19] 八個人去分一條，過去病人手腳不方便，毛巾不寬，所以
要兩條，這次如果跟人要毛巾，下次再還給對方，一人用兩條……
（聲音檔 H3，展示説明文）

這樣由院民口述的展覽説明雖然不多，也無法呈現完整的口述內容，但可以吸
引觀眾去聆聽放在旁邊的口述錄音，提供民眾直接暸解院民之經歷與心聲的機
會。

對比於臺北市立美術館正式、令人矚目且以藝術欣賞為主的展覽空間，在
偏遠寂靜的院區所建構的樂生博物故事館，並不會吸引一般的美術館觀眾，參
觀的多是關心樂生保存運動的社群，在歷史空間與場域中參觀展示，聆聽樂生
青年與院民的解説，其觀看與閱讀也因此較能貼近院民的生活與脈絡詮釋，也
避免了一般觀眾好奇的眼光。更重要的是，樂生博物故事館展示是以院民及院
區保存運動歷史為敘事主體，內容包含療養院成立背景與樂生保存及去污名等
運動，部分院民也參與規劃，與「停格的歲月──痲瘋村紀事」攝影展從外部
觀點觀察記錄，並著重攝影美學之視覺影像再現，顯然有很大的差異。

八、弱勢主體多元發聲的博物館實踐

一般而言，觀眾並不習慣在博物館中觀看身心障礙社群相關主題的展覽，
然而，是否因此博物館就應該排除相關議題之展示？答案顯然是否定的。博
物館應該如何透過蒐藏與展示手法，致力推動多元文化並改變社會對於各個弱
勢團體的歧視與刻板印象，是值得進一步反思的。隨著醫學的進步，漢生病在
臺灣已經逐漸絕跡，在可預見的未來，纏繞人類達千年之久的漢生病及相關案
例，即將步入歷史，成為遺跡。在臺灣，面對這段糾纏傷痛與歧視的過往，究
竟該採取怎樣的態度與策略，來保留或是遺忘這段歷史？作為博物館，樂生博
物故事館的存在價值又為何？首先，作為國際癩病史研究組織登錄為世界六十

---

[19] 意指早期院方發給院民的毛巾是未經裁切連在一起的，而院民因為手腳不方便，需要比
較長的毛巾，才容易握住使用。因此，他們相互協議借用，將 2 人份的毛巾長度裁切為
1 條，以利使用。

幾個漢生療養院之一的樂生療養院，其見證臺灣醫療及公共衛生史的歷史地位與意義是無庸置疑的。其次，近幾年因保存運動所吸引的學生與青年團體的投入，樂生療養院成為臺灣 21 世紀初，一個不同世代、背景的人所匯聚與交流，藉由觀照他人，思考臺灣社會與自身的場域。最後，作為社會教育的場域，樂生療養院及院民所走過的悲歡歲月，也「提醒我們必須深刻地反省人類社會長久以來對於各種疾病的污名和標籤」（潘佩君，2004：95）。

然而，強調歷史意義與文物保存的博物館，也帶給院民不少的疑慮。正如院民在樂生保存運動中對學界所提出的疑問：「難道他們只重視這個房子，而不在乎我們？」強調文物保存的博物館，是否也成就了樂生療養院成為名符其實的歷史遺址？除了以歷史的角度思考外，或許更重要的是探索樂生博物故事館對於院民的意義，並且如何透過博物館的角色與功能，積極挑戰社會的偏見與歧視，並朝向以身心障礙者為主體的博物館實踐。Snyder 和 Mitchell（2006）將自 19 世紀以來，為身心障礙人士所設立的慈善與醫學研究機構，如療養院、收容所，及庇護工廠等，稱為身心障礙之文化場所（cultural locations of disability）。在這裡，透過所謂客觀的病理學，將身心障礙人士分類、定義為異於常人，並大幅度地違背其個人意願，將他們分配到各個身心障礙文化場所，持續標示並強化社會對他們的標籤。因此，他們主張惟有透過個人敘述（personal narrative）、藝術表演及電影等非科學的論述，才能鬆動主流文化對身心障礙的認識。

事實上，自 2002 年起，各校學生大規模的投入樂生保存運動，早已經創造了新的社運典範。此外，各個藝文團體持續不斷地參與投入，在社運中亦屬罕見（游崴，2007）。歷年來在樂生療養院所舉辦的藝術活動，包括「樂生影展」、「生命、音樂、大樹下」、「理想藝術節」及與院民共同創作的「樂生那卡西」等，也逐漸地將身心障礙文化場所，轉變為不同世代與團體交流的藝術場域。值得一提的是，長期關心勞工與弱勢團體的黑手那卡西樂手莊育麟，透過邀請院民共同製作《被遺忘的國寶》專輯，希望翻轉社會對痲瘋病人的污名，「從中創造一個新的意涵」（莊育麟、盧貞穎，2006：110）。其中，多位院民加入作詞、演唱的行列，如院民富子阿姨寫了〈每天早上蟬在叫〉，表達了生活在樂生的心聲。參與創作也使得院民們的身分，從傳統病患的被動形象，轉變成為具主動創作力量的藝術家。

　　樂生中的這些活動，運用各種藝術的能量與創意，希望逐漸扭轉世人對漢生病人的負面觀感。延續相似的精神，樂生博物故事館除了應持續並擴大院民參與博物館的建構過程、讓自己邊緣化的歷史受到正視外，更重要的是藉由博物館對外開放的展示與空間，提供院民與一般大眾分享記憶的平台。在這裡，院民們可以成為最好的解說員，漫長的歲月與磨練，使得不少院民能在家園中侃侃而談，分享生活的這塊土地上的人物與故事。

　　然而在樂生療養院這個充滿創傷記憶與病痛的生活場域裡，院民會如何面對觀眾並詮釋其遭遇呢？回憶與分享，對他們而言又有何意義呢？LaCapra（2001）研究猶太浩劫倖存者的反應，指出倖存者反應可分為兩種不同的類型：一為不斷透過訴說或演出來重複經歷創傷場景（acting out），另外則是透過反省與思考來理解災難對個人的意義（working through）。而陳佳利（2007b）研究廣島原爆紀念館倖存者及其家屬的留言條，也證實這兩種不同的回應，部分倖存者傾向透過描述與訴說來將個人的創傷經驗與回憶和其他觀眾分擔，而這些回憶與描述幾乎都集中在描述原爆發生的那一天，並連結個人目前處境與社會現況；另外從倖存者家屬的留言也發現有不少倖存者，因為太過於傷痛而無法訴說，並將創傷記憶深埋在心底。2008 年 6 月，筆者與學生參觀樂生博物故事館時，雖然並不是每位院民都會參與博物館導覽工作，但在參觀過程中，不時有院民主動以其個人經歷為基礎，積極參與導覽，與學生分享入院過程、被迫與家人分離及控訴過去醫護人員之不人道對待。舉例而言，飽讀詩書、精通書畫並擔任保留自救會委員的湯伯伯，民國 40 年就讀建中時，檢查出罹患痲瘋病而被迫入院。[20] 他在醫院入口處講解過去醫護人員與病人如何透過消毒區進行隔離與醫療時，也曾激動地描述當時的醫療情況：

> 你現在看到醫院很多病人他的手奇形怪狀，並不是因為痲瘋病而變
> 成這樣⋯⋯因為開刀失敗。那時你不讓他開刀你怎麼辦⋯⋯那有一
> 個護士給病人打血管打十三次沒有打中的⋯⋯整個醫院及醫護人員

---

[20] 湯伯伯 1933 年出生，於 1951 年就讀建中時入院，其生平經歷，詳見馨頤整理的口述歷史。網址：http://medforlosheng.blogspot.com/2007/03/blog-post_19.html，檢索日期：2009 年 9 月 7 日。

> 從上到下沒有把病人當成人在看，如果你是醫生有把病人當作……當作人在看，在醫學上來講，不會發生說醫院裡有病人那麼多發生自殺……。[21]

回憶、訴說與分享，希望讓民眾更加瞭解他們數十年來所承受的苦痛，並控訴公部門不人道的對待，遂成為部分院民回顧這段傷痛過往、獲得心靈慰藉的一種方式。

九、小結

從以公共衛生為名所展開的隔離監禁，再以捷運工程公共利益為由進行拆遷，樂生博物故事館的建立，將一直以來隔離隱蔽的漢生病院，轉型成為對公眾展示與解說的社會教育空間。不同於一般的博物館，樂生博物故事館範圍不限於展示區，而是將整個未拆除保留的院區，都視為是活生生的、「持續呼吸吐納的有機博物館」（樂生博物故事館，2008）。這個概念雖然類似於生態博物館，將整個院區的聚落、人與動植物等，都視為博物館所要積極保存的範圍（張譽騰，2004），但在內涵上，樂生療養院可以成為基進的基地／空間（顏亮一，2005）。[22] 藉由歷史空間與展示的互動、院民的現身說法，甚至再加上藝術作品與歌曲演唱，樂生博物故事館應該成為眾聲喧嘩（heteroglossia）的場域，以反駁社會上單音獨鳴（monoglossia）的威權壓迫與獵奇目光，進而引發思辨精神，讓樂生博物故事館成為批判性教育的場域。[23]

---

[21] 2008 年 6 月 1 日，國立臺北藝術大學博物館研究所師生參觀樂生博物故事館時，湯伯伯導覽之錄音逐字稿。

[22] 顏亮一（2005）運用傳科異質空間理論，指出異質空間包含了數個不相容的基底場所，提供了基進的基地／空間。因此以樂生療養院為例，除了作為建築文化、醫療史或交通建設為訴求之都市想像外，也可以經由人道主義的想像，而串連、動員世界各地的漢生人權團體，達到古蹟保存之目的。

[23] 事實上，因為參與樂生保存運動，已經讓許多大學生，甚至高中生經由認識與瞭解樂生院民的經歷，而激發他們對社會的批判與人權的關注。此外，也有小學教師運用該場域

　　2008 年 7 月 18 日，歷經多年的努力，漢生法案終於在立法院通過，除了補償與公開道歉外，決議文內也明列要求「文建會應進行樂生院區整體規劃及文化資產保存工作、院區建物修復、成立醫療史料館及經營『漢生人權森林公園』，並進行文史網站建置與紀錄片拍攝等工作」（樂生保留自救會，2008）。這項法案的通過，似乎也讓樂生博物故事館目前所累積的成果，可以得到延續與保存。展望未來，設立博物館仍然面臨了許多挑戰。首先，博物故事館原本的展示空間：王字形醫療大樓第一進，因捷運工程已於 2009 年初陸續拆遷，使得相關文物與展覽只好暫時遷至尚未拆除閒置的病房空間，在缺乏專業的典藏空間下，文物保存狀況實在堪憂。其次，雖然陸續有不同的樂生青年團隊，蒐集並應用文物來進行特展，持續述說樂生的故事，然而可惜的是，團隊之間並沒有良好的交接，以至於樂生博物故事館階段所蒐集的物件，許多已經遺失或者下落不明。[24] 最後，由衛生福利部統籌，預計於 2024 年完成的國家漢生病醫療人權文化園區，為經營博物館事業所欠缺的人力與經費，注入可觀的資源。2017 年至 2018 年，衛生福利部樂生療養院委託財團法人臺灣大學建築與城鄉研究發展基金會（2018），進行樂生院區王字型周邊建築之調查研究與修復再利用計畫，該計畫書中提出將王字型與周邊建築整修保留作為博物館，並針對展示主題進行初步規劃，期望在樂生院史及醫療史的展示架構外，也有一間展示院民生活及口述史的空間。公部門的介入與操作，並以醫療史料館為定位的博物館，似乎也宣示了將側重官方醫療史的建構，勢必影響由樂生青年及

進行教學，成功地引發學生對於弱勢團體與人權議題的思考與關懷（林佳樺，2007）。

[24] 2009 年，博物故事館已因捷運工程而被迫搬遷。2009 年初，透過工作小組與院民的接力與協助，以紙筆及相機完成博物故事館文物初步登錄及打包工作，並搬至醫療大樓第二進的空間。根據「樂青訪調小組」於 2018 年的分享，拆遷之後，青年樂生聯盟起初並沒有致力於蒐集和保存文物，主軸仍是爭取遷移機廠及重建樂生。2013 年起，每年寒暑假辦理工作坊，招募志工一同打掃斷水、斷電的「保留非續住區」，並發現荒廢且嚴重漏水的王字型大樓二、三進中，尚有許多遭棄置的文物，因此於 2016 年秋天參加輔大的醫學博物館人才培訓工作坊，開始學習文物登錄與典藏方法。截至 2018 年 10 月本文修改時，雖然由不同成員所組成的策展團隊已不再使用博物故事館的名稱，但仍陸續蒐藏文物和辦理展覽，並於 2018 年舉辦「病行：醫路樂生」展。展覽內容除了院史之外，也展出院民入院歷程、疾病及婚戀育兒等主題，呈現院民在隔離政策下，如何面對污名病痛並且以院為家的經歷。

部分院民所思索規劃，以院民及保存運動爲敘事主體的蒐藏展示方向。未來如何協商、合作並整合各種資源，在拆遷後有限的院區內，持續運用樂生青年與院民策劃展覽過程中，所發展的詮釋與溝通機制，延續古蹟與記憶，創造批判性與省思的空間，是值得持續觀察的課題。

參考文獻

刁筱華譯，Sontag, S. 原著。2000。《疾病的隱喻》（*Illness as Metaphor and AIDS and Its Metaphors*）。臺北：大田。

西浦直子。2010。〈日本漢生病患者、痊癒者的歷史：以當事人為中心的展示〉，《東亞近代漢生病政策與醫療人權國際研討會論文集》。臺北：國立臺灣師範大學臺灣史研究所。

呂玲玲。1995。〈痲瘋村紀事 攝影展興波 家屬抗議遭侵權 作者允諾會補救〉，《聯合晚報》，2006 年 11 月 22 日第 4 版綜合新聞。

李尚仁。2004。〈醫學、帝國主義與現代性：專題導言〉，《台灣社會研究》54：1-16。

周慶輝。1995。〈行過幽谷──痲瘋村紀事〉。Chou Ching Hu! 網頁。

周慶輝。2005。《臺灣攝影家群像：周慶輝》。臺北：躍昇。

林佳樺。2007。〈這裡叫「樂生」！記森小訪樂生療養院〉，《人本教育札記》221：90-93。

范燕秋。2009。〈臺灣的美援醫療、防癩政策變動與患者人權問題〉，《臺灣史研究》16(4)：115-160。

范燕秋。2010。《疾病、醫學與殖民現代性：日治臺灣醫學史》。臺北：稻鄉。

范燕秋。2014。〈樂生療養院與臺灣近代癩病醫學研究：醫學研究與政策之間〉，《臺灣史研究》20(1)：151-218。

翁文啓。2004。〈臺灣公共衛生的一顆明珠──行政院衛生署樂生療養院〉，《文化新莊》11：15-21。

財團法人臺灣大學建築與城鄉研究發展基金會。2018。樂生療養院行政值日室、茶水間、倉庫、總務室、車庫、物品發放室、指導室、老人病房、消毒室、太平間、醫生休息室、檔案資訊室調查研究與修復再利用計畫案，衛生福利部樂生療養院委託，未出版。

張譽騰。2004。《生態博物館：一個文化運動的興起》。臺北：五觀。

張鑫隆。2007。〈漢生病患基本人權之侵害與救濟〉，《律師雜誌》329：67-85。

梁其姿。1999。〈中國痲瘋病概念演變的歷史〉，《中央研究院歷史語言研究所集刊》70(2)：399-438。

莊育麟、盧貞穎。2006。〈被遺忘的國寶：樂生人權鬥士之聲影〉，《人本教育札記》208：110-111。

陳佳利。2007a。〈創傷、博物館與集體記憶之建構〉，《台灣社會研究季刊》66：105-43。

陳佳利。2007b。《被展示的傷口：創傷與記憶的博物館筆記》。臺北：典藏出版社。

陳歆怡。2006。〈監獄或家？台灣痲瘋病患者的隔離生涯與自我重建〉。新竹：國立清華大學社會學研究所碩士論文。

游崴。2007。〈帶一把吉他，黑手走進樂生院——莊育麟談樂生那卡西〉，《典藏今藝術》178：130-133。

黃翰荻。2005。〈攝影做為一種抓取或吸吮的模式〉，《臺灣攝影家群像：周慶輝》。臺北：躍昇。

黃龍德。2002。〈說起樂生療養院〉，《文化新莊》9：23-26。

趙民德。1995。〈痲瘋村紀事 說出真正人的生活〉。1995 年 11 月 13 日，《大成報》。http://www.chouchinghui-art.com/works/Out_of_The_Shadows/20/134。檢索日期：2020 年 3 月 28 日。

劉可強、陳育貞。2007。〈「樂生院」——臺灣重要世界文化資產的價值〉，《中華民國建築師雜誌》33(9)：88-93。

劉北城、楊遠嬰譯，Foucault, M. 原著。1992。《瘋癲與文明》（Madness & Civilization: A History of Insanity in the Age of Reason）。臺北：桂冠。

劉紹華。2018。《麻風醫生與巨變中國：後帝國實驗下的疾病隱喻與防疫歷史》。新北市：衛城。

劉集成。2004。《樂生療養院志》。臺北縣：臺北縣文化局。

樂生保留自救會。2008。〈漢生法案三讀過，忘記傷痛，擁抱人權史蹟——樂生、愛地芽國際聲明稿〉，2008 年 7 月 19 日苦勞網新聞資料。http://www.coolloud.org.tw/node/24055。檢索日期：2008 年 9 月 29 日。

樂生博物故事館。2008。〈樂生博物故事館簡介摺頁〉，未出版。

潘佩君。2004。〈醫療文化的珍貴資產——新莊市署立樂生療養院〉，《文化視窗》70：92-95。

賴尚和。1952。《中國癩病史：中國癩病學之演進》。臺北：國立臺灣大學公共衛生研究所癩研究室出版。

賴素鈴。1995。〈周慶輝展出停格的歲月麻瘋村紀事今起在北市美述說人間的一齣悲劇〉，《民生報》，2006 年 11 月 11 日第 15 版文化新聞。

謝楠光。2001。〈認識癩病〉，《基層醫學》16(6)：143-148。

謝楠光。2004。〈中華民國臺灣與國際癩（痲瘋）病防治史〉，《臺灣醫界》47(2)：39-42。

顏亮一。2005。〈全球化時代的文化遺產：古蹟保存理論之批判性回顧〉，《地理學報》42：1-25。

蘇惠卿。2007。〈台灣漢生病防治政策對人權的影響〉，《法律扶助》17：17-20。

Berger, J. 1980. *About Looking*. New York: Vintage Books.

Chen, C-L. 2019. Introducing Human Rights Education within a Memorial Museum Framework: The Challenges and Strategies of Taiwan's National Human Rights Museum. *Museum Management and Curatorship* 34(6): 562-576.

Hevey, D. 2006. The Enfreakment of Photography. In Lennard J. Davis (ed.). *The Disability Studies Reader* (pp. 367-378). London: Routledge.

LaCapra, D. 2001. *Writing History, Writing Trauma*. Baltimore: The Johns Hopkins University Press.

Manchester, K. & Roberts, C. 1989. The Palaeopathology of Leprosy in Britain: A Review. *World Archaeology* 21(2): 265-272.

Snyder, S. L. & Mitchell, D. T. 2006. *Cultural Locations of Disability*. Chicago: The University of Chicago.

Thomson, R. G. 2001. Seeing the Disabled: Visual Rhetorics of Disability in Popular Photography. In P. K. Longmore & L. Umansky (eds.). *The New Disability History: American Perspectives*. N.Y. & London: New York University Press.

作者與譯者簡介

（姓名排列依筆畫順序）

西浦直子（ニシウラ　ナオコ, Nishiura Naoko）
日本國立漢生病資料館學藝員、一橋大學博士。

姚惠耀
國立臺灣師範大學臺灣史研究所碩士，碩士論文〈戰後臺灣軍中樂園研究（1951-1992）〉，獲中研院臺灣史研究所獎助訪問、中研院近代史研究所近代中國婦女史碩博士論文獎。研究興趣為近代東亞的性／別史、政治史、醫療史，以及文化研究等領域。現從事研究助理工作。

洪意凌
因為社會學而找到了一條探索自己與世界之關係的道路。目前在國立清華大學社會學研究所擔任助理教授。曾書寫便利商店民族誌。近期則以臺灣痲瘋病醫療、痲瘋病人的生命經驗與社群為書寫重點。

范燕秋
國立政治大學歷史學系博士。曾任教於國立臺灣科技大學；現任國立臺灣師範大學臺灣史研究所教授，長期兼任衛生署及衛生福利部漢生病病患人權保障及推動小組委員。研究專長為臺灣醫療衛生史，講授臺灣醫療史、身體史、社會文化史、社區文化資產、博物館等課程。著有《宜蘭縣醫療衛生史》、《疾病、醫學與殖民現代性：日治台灣醫學史》、《多元鑲嵌與創造轉化：臺灣公共衛生百年史》、《一棟建築的前世今生：樂生院「恩賜治療室」文史調查》等論著。

張安琪（譯者）

國立政治大學臺灣史研究所博士，論文研究以〈臺灣寺廟土地財產的近代化（1895-1910）〉為題。目前任職於國立臺灣博物館。

張蒼松

日本東京寫眞專門學校報導攝影科（藝術組）畢業。1993 年，〈望鄉夢斷——癩瘋病患的宿命〉刊載於《皇冠雜誌》與《自立晚報》；2001 年 7 月，以〈超越天堂的地方〉為題於《中國時報·浮世繪》呼籲保留樂生療養院；2003 年起，撰寫〈搶救樂生療養院——為世界級文化資產請命〉、〈還樂生人一條生路〉、〈呼喊正義，傳誦樂生〉、〈樂生的陣痛，人文的胎動〉、〈為後樂生時代祝禱〉等陸續於《浮世繪／聯合副刊／人間副刊》頭題刊出，支援樂生院保留運動。2004 年底至 2006 年 2 月止，全程記錄「強制隔離違憲，國賠訴訟」；2006年 7 月出版《解放天刑——追求眞理的仁者紀事》及同名攝影個展，將樂生保留運動的訴求直接帶進「臺北縣政府」。

張鑫隆

日本京都大學法學博士，國立東華大學財經法律研究所暨法律學系副教授。近年主要從事勞動法、社會保障法及原住民族土地問題之研究。

陳佳利

英國萊斯特博物館學研究所博士，現任國立臺北藝術大學博物館研究所教授。早期研究領域偏重社區博物館與居民之文化認同型塑關係、博物館與創傷記憶、蒐藏研究等，近來則更關注博物館與當代的人權與社會議題、反思博物館的社會角色並關懷其與弱勢及身心障礙團體之互動。著有 "*Museums and Cultural Identities: Learning and Recollection in Local Museums in Taiwan*"（Saarbrucken: VDM Publishing House）、《被展示的傷口：創傷與記憶的博物館筆記》及《邊緣與再現：博物館與文化參與權》（臺大出版中心，2015），並編輯《蒐藏：懷舊與流行的百寶箱》（典藏出版社，2007）。

陳歆怡

國立清華大學社會學研究所畢業，曾任報紙、雜誌採訪編輯，現為自由撰稿人。著有《考古台灣：穿越時空的蒐尋、解謎與保存》（經典雜誌，2017），與林欣誼合著《古道電塔紀行：舊東西輸電線世紀回眸》（台灣電力股份有限公

司，2018），與王舜薇、張瓊方合著《文明初來電：新店溪水力發電百年記》（台灣電力股份有限公司，2019）。

森川恭剛（モリカワ　ヤスタカ, Morikawa Yasutaka）

日本九州大學法學博士。現任琉球大學法文學部總合社會系統學科法學教授、人文社會學部國際法政學科教授，日本刑法學會、漢生病市民學會成員。研究專長爲刑法、犯罪論等，著有《性暴力的罪的行爲與類型：女性主義與刑法》（《性暴力の罪の行爲と類型：フェミニズムと刑法》，法律文化社，2017）、《漢生病與平等的法學理論》（《ハンセン病と平等の法論》，法律文化社，2012）。

潘佩君

國立中正大學社會福利學博士，現職爲大仁科技大學社會工作系助理教授。學生時期受到樂生療養院院民生活史的啓發，參與最初青年樂生聯盟的發起，撰寫〈樂生療養院院民面對搬遷政策的主體性研究〉碩士論文，以及〈醫療文化的珍貴資產──新莊市署立樂生療養院〉（《文化視窗》70，2004 年，頁 92-95）等文。畢業後投入高齡者和身心障礙者領域的研究與教學工作，目前兼職擔任衛生福利部聯合國身心障礙者權利公約條文講師，並參與推動高齡者園藝輔助療法相關社區行動方案。

鄭根埴（Chŏng, ·Kŭn-sik, Kuen-Sik Jung）

南韓首爾大學社會學博士，現任首爾大學社會學系教授、韓國國家人權委員會委員，曾於美國哈佛燕京學社、芝加哥大學、臺灣中央研究院、日本京都大學，及德國柏林自由大學等機構訪問。

顏亮一

美國加州大學洛杉磯分校都市規劃博士，目前任職輔仁大學景觀設計學系副教授兼系所主任。主要研究領域包括動員式規劃、文化地景與政治，及都市非正式性。著有《記憶與地景：2005-2009 論文選》（田園城市，2009）一書以及數十篇學術論文，譯作則有《空間正義》（開學文化，2019，Edward Soja 原著）。

蘇惠卿

國立海洋大學海洋法律研究所副教授。現爲衛生福利部漢生病病患人權保障及推動小組召集人。